中华名优中药系列丛书

中国重楼

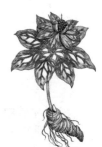

夏从龙 段宝忠 主编

全国百佳图书出版单位
中国中医药出版社
·北京·

图书在版编目（CIP）数据

中国重楼 / 夏从龙 , 段宝忠主编 . -- 北京 : 中国
中医药出版社 , 2024.8
　　ISBN 978-7-5132-8650-3

　　Ⅰ . ①中⋯ Ⅱ . ①夏⋯ ②段⋯ Ⅲ . ①七叶一枝花—
介绍—中国 Ⅳ . ① R282.71

中国国家版本馆 CIP 数据核字 (2024) 第 021413 号

中国中医药出版社出版

北京经济技术开发区科创十三街 31 号院二区 8 号楼
邮政编码　100176
传真　010-64405721
河北品睿印刷有限公司印刷
各地新华书店经销

开本 787×1092　1/16　印张 15　彩插 0.5　字数 283 千字
2024 年 8 月第 1 版　2024 年 8 月第 1 次印刷
书号　ISBN 978 – 7 – 5132 – 8650 – 3

定价　79.00 元
网址　www.cptcm.com

服 务 热 线　010-64405510
购 书 热 线　010-89535836
维 权 打 假　010-64405753

微信服务号　zgzyycbs
微商城网址　https://kdt.im/LIdUGr
官 方 微 博　http://e.weibo.com/cptcm
天猫旗舰店网址　https://zgzyycbs.tmall.com

如有印装质量问题请与本社出版部联系（010-64405510）
版权专有　侵权必究

《中华名优中药系列丛书》编委会

《中国重楼》编委会

郑加梅（大理大学）

赵飞亚（丽江旅游文化学院）

陶爱恩（丽江旅游文化学院）

黄林芳（中国医学科学院药用植物研究所）

蒲婷婷（大理大学）

管　鑫（大理大学）

廖彬彬（大理大学）

总前言

中医药是中华民族五千年的实践积累，其中蕴含着深厚的科学内涵，是中华文明的瑰宝，为中华民族的繁衍昌盛和人类健康做出了卓越贡献。中药是中医药学的重要组成部分，是我国历代人民在漫长的岁月里与疾病做斗争的重要武器。我国地域辽阔，药材资源种类丰富，应用历史悠久，大部分常用药材已形成公认的名优品牌，如"川广云贵""浙八味""四大怀药"等，不仅是药材商品市场的金字招牌，也是地区经济富有文化特色的金字招牌，在中医临床上享有盛誉，因而，对其系统整理、努力发掘、继往开来是一项崇高的历史使命。

近年来，中药在基础性研究方面取得了长足的进展，由于化学药物的不良反应日渐突出，从天然产物中寻找和开发新药已成为世界医药界研究的热点。2016 年，国务院发表《中国的中医药》白皮书，将中医药发展上升为国家战略，中医药事业进入了新的历史发展时期；此外，国家先后出台了一系列中药材产业发展的纲领性文件，使中药材产业化呈现出良好的发展态势，各地积极推进中药材品牌建设，重装推出了一批历史悠久、品质独特的中药材名优品牌，有力推动了中医药全产业链发展。在国家"一带一路"倡议下，中医药在国际上有了更为广阔的发展空间。为及时总结和推广中药材研究的成果，积极推动名优中药材的研究、应用及产业发展，由中国中医药出版社策划，编者团队与相关单位合作，邀请了全国在中药材教学、科研、生产等领域有影响的 200 余位专家学者参与，组织编写了《中华名优中药系列丛书》。该丛书选择名优药材品种，广泛吸纳了全国科研工作者的最新研究进展及作者的科研心得，从药用历史、本草学、栽培与加工、品质评价、化学成分、药理作用、炮制与制剂、临床应用及产业发展等方面，系统介绍名优中药材的相关研究与应用成果，旨在将名优中药材从科研到生产的最新研究成果，介绍给广大业界

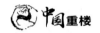

人士。这是首套专门介绍全国名优中药材的丛书,相信本套丛书的出版,对于进一步开展名优中药材的研究及合理利用,以及推进中药材产业的健康和可持续发展具有积极意义。

本套丛书在编写出版过程中得到了诸多单位和专家、学者的帮助和支持,参阅了大量的文献资料,特别是得到了中国中医药出版社的大力支持,在此一并致以深切的谢意。尽管我们在编写过程中竭尽所能,但由于涉及交叉学科领域广,错误和疏漏之处恐难避免,敬请广大读者批评指正,以便再版时修订提高。

丛书编委会

2021 年 9 月

编写说明

    重楼药用历史悠久，最初以"蚤休"之名记载于《神农本草经》《本草纲目》《植物名实图考》《中华本草》等书籍。重楼药用部位为根茎，主治惊痫、痈疽、蛇毒、无名肿毒等，被奉为"外科至药"，沿用至今。《中华人民共和国药典》记载重楼为云南重楼或七叶一枝花的干燥根茎，其味苦，性微寒，有小毒，归肝经，有清热解毒、消肿止痛、凉肝定惊等功效，用于疔疮痈肿、咽喉肿痛、毒蛇咬伤、跌扑伤痛、惊风抽搐等症。目前国内市场以重楼为主要原料的中成药有云南白药系列、宫血宁胶囊、季德胜蛇药、楼莲胶囊等80余种，生产厂家100余家。截至2022年，有关重楼专利为7971项，特别是近5年有关重楼的专利数增长迅速，说明重楼越来越受到人们的重视。

    目前已报道的重楼属植物有40余种，主要分布于亚欧大陆温带和热带地区，我国主要分布在云南、贵州、四川、广西等地，以云贵高原至四川邛崃山区一带最为集中。其中，云南分布的重楼属植物有19种，占全国总数的79%。我国24种重楼属植物中濒危物种就有20种，均属于国家Ⅱ级保护植物，有15种被列入IUCN濒危物种红色名录。随着重楼的用药范围不断扩大，其可用于日用品（如云南白药牙膏）等生产，企业及民间用药需求量大幅攀升，要实现重楼产业健康、可持续发展，如何实现重楼的资源保护和可持续利用已成为研究者的当务之急和研究的热点问题。

    本书是编者在长期对重楼资源调查、品质评价、栽培技术等方面研究的基础上，对其相关文献进行了系统的梳理，从重楼的本草考证及古方、重楼属植物资源及分类、重楼栽培及加工、重楼药材质量评价、重楼化学成分及药理作用研究、重楼的产业现状等方面进行了较全面的归纳总结。本书编者以充分发挥云南气候和生物资源的优势为目的，为促进我国中医药现代化，打造云南"绿色能源、绿色食品、健康生活目的地"及建设民族团结进步示范区，助推脱贫攻坚略尽绵薄之力，为云南生物医药产业发展助威加油，使重楼产

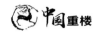

业健康可持续发展，更好地服务于人民。同时，希望本书可为重楼相关研究、种植、产品研发及应用提供参考。

本书编写过程中得到西南民族大学刘圆教授、重庆三峡学院周浓教授等学者的指导并为本书提供了部分图片，得到了大理白族自治州科学技术局、大理大学中药资源与民族药创新团队、大理白族自治州众多重楼种植基地的大力帮助，本书的出版得到了大理白族自治州科技计划重大项目（D2019NA03）、云南省高校滇西道地药材资源开发重点实验室、云南省李剑专家工作站、宋经元专家工作站经费支持！其他支持单位和专家在此不能一一列举，一并表示最诚挚的感谢。

本书编写虽经反复审读，但我国的中医药文化博大精深，且编著者水平有限，疏漏错误之处在所难免，敬请广大专家、读者提出宝贵意见，以便再版重印时修订提高。

编者

2024 年 1 月

目　录

第一章 本草考证及古方

第一节 本草考证

一、名称考证

随着历史的变迁，重楼的名称、产地也相应地发生了变迁。在历代本草中，重楼名称主要包括蚤休、重楼为主流的记载。蚤休始载于《神农本草经》，列为下品，其谓蚤休"味苦，微寒。主惊痫，摇头弄舌，热气在腹中，癫疾，痈疮，阴蚀，下三虫，去蛇毒。一名蚩休，生川谷"，并对其功效及生长环境进行了描述，但并未明确其具体产地。《名医别录》记载："蚤休，有毒，生山阳及宛朐。"其中"山阳"即今山东全县或河南武陵县，"宛朐"即今山东省菏泽市。宋代苏颂在《本草图经》（图1-1a）中记载："蚤休，即紫河车也，俗呼重楼金线。生山阳川谷及冤句，今河中、河阳、华、凤、文州及江淮间亦有之。"该著作中还附有滁州蚤休的植物图，"滁州"即今安徽滁州一带。明代《本草纲目》（图1-1b）载："重楼金线处处有之，生于深山阴湿之地。一茎独上，茎当叶心。叶绿色似芍药，凡二三层，每一层七叶……王屋山产者至五七层，根如鬼臼、苍术状，外紫中白，有粳、糯二种。"张金渝等考证了其植物形态，他认为其与华重楼接近。其次，《本草纲目》中提到的王屋山在今河南济源、山西晋城一带，文中对根有"粳、糯二种"的叙述则是把重楼区分为角质重楼和粉质重楼。因此，上述本草记载表明蚤休主产区主要分布于黄河以南及江淮间。明代《本草品汇精要》在引述了历代本草中蚤休的产地后，指出道地产区为滁州。此外，明代《本草蒙筌》（图1-1c）中记载："蚤休，一名紫河车，味苦，气微寒。有毒。川谷俱有，江淮独多。不生傍枝，一茎挺立。茎中生叶，叶心抽茎……俗呼七叶一枝花也。"该文献中首次出现了关于"七叶一枝花"的记载。清代《植物名实图

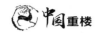

考》（图 1-1d）言蚤休"江西、湖南山中多有，人家亦种之，通呼为草河车，亦曰七叶一枝花"，故《植物名实图考》中蚤休即湖南、江西等地广泛分布的七叶一枝花。蒋露等根据《本草图经》《本草蒙筌》中所附图和文字记载分析，其所记载的蚤休应为华重楼 *Paris polyphylla* var. *chinensis*，该记载与王德群和李恒的考证结果一致。

重楼之名始见于唐代《新修本草》，其言蚤休"味苦，微寒……今谓重楼者是也。一名重台，南人名草甘遂，苗似王孙、鬼臼等，有二、三层"。明代兰茂在《滇南本草》（图 1-1e）中言重楼"一名紫河车，一名独脚连。味辛苦，性微寒"，该书中未使用"蚤休"一名，李恒教授认为，在兰茂看来"重楼"与"蚤休"为两个独立的物种，并非同物异名。1959 年，滇南本草整理组将《滇南本草》重楼来源考证为滇重楼 *P. polyphylla* var. *yunnanensis*，因为该物种在云南分布最广、应用最普遍。此外，清代《植物名实图考》言："滇南谓之重楼一枝箭，以其根老横纹粗皱如虫形，乃作虫蒌字。"这里的滇南所产"重楼一枝箭"，观其带花之图，应为滇重楼。李恒对重楼基原进行了考证，他认为本草所记载的重楼应为滇重楼。胡世林在《中国道地药材》（图 1-1f）一书中，将重楼列为云南的道地药材，而王艳等认为陕西秦巴山区是重楼的道地产区之一。谢宗万先生认为"历代本草所载重楼，其原植物均属重楼（七叶一枝花）类型，其中，七叶一枝花和滇重楼作为重楼使用自汉魏六朝以来历时 2000 年品种延续不断"。

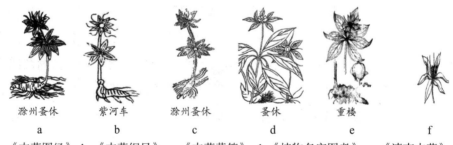

| 滁州蚤休 | 紫河车 | 滁州蚤休 | 蚤休 | 重楼 | |
| a | b | c | d | e | f |

a-《本草图经》 b-《本草纲目》 c-《本草蒙筌》 d-《植物名实图考》 e-《滇南本草》
f-《中国道地药材》

图 1-1　古代本草中的重楼

二、基原考证

唐代《新修本草》言重楼"苗似王孙、鬼臼等，有二、、三层，根如肥大菖蒲，细肌脆白"；五代十国《蜀本草》中言重楼"叶似鬼臼、牡蒙辈，年久者二三重，根似紫参，皮黄肉白"；《日华子本草》中记载重楼"根如尺二蜈蚣，又如肥紫菖蒲"；宋代《本草衍义》中记载"蚤休，无旁枝，止一茎，挺生，高尺余，颠有四五叶，叶有歧，似虎杖。中心又起茎，亦如是生叶，惟根入药用"。

1977 年版《中华人民共和国药典》首次收载重楼，其植物基原记载为"云南重楼 *P. yunnanensis* Franch. 或七叶一枝花 *P. chinensis* Franch"，沿用了 Franchet（1888 年）和 Smith（1819 年）的分类，此后，1985 年版沿用了上述记载。自《中华人民共和国药典》1990 年版一部沿用了李恒（1986 年）的分类系统，修订为云南重楼 *P. polyphylla* Smith var. *yunnanensis* Franch.Hand.–Mazz. 和七叶一枝花 *P. polyphylla* Smith var. *chinensis* Franch. Hara，定两者为 *P. polyphylla* 变种，一直沿用至今。对于上述拉丁名的认识，1888 年，Franchet 发表了 *P. yunnanensis* Franch，而后 1936 年 Hand 将其降为变种 *P. polyphylla* Sm. var. *yunnanensis*（Franch.）Hand.–Mzt。《中国植物志》（1978 年）和李恒（1986 年）沿用了 Hand 的观点，但中文学名分别定为"宽瓣重楼"和"滇重楼"，Floraof China（2000 年）将其中文名确认为"滇重楼"。此外，《中国植物志》将 1969 年 Franch 首次发表的 *P. polyphylla* Sm. var. *chinensis*（Franch.）Hara 中文学名定为"华重楼"，认为其与 *P. polyphylla* Sm 和 *P.chinensis* Franch 为同一物种，李恒将其中文学名修订为"七叶一枝花"，Floraof China（2000 年）则将其中文名确认为"华重楼"。上述分析可见历版《中华人民共和国药典》所记载的云南重楼 *P. polyphylla* Smith var. *yunnanensis* Franch.Hand.–Mazz. 和七叶一枝花 *P. polyphylla* Smith var. *chinensis* Franch.Hara，两者拉丁名与《中国植物志》一致。云南重楼的中文学名有"宽瓣重楼""滇重楼"，但无"云南重楼"一名，而《中华人民共和国药典》七叶一枝花的中文学名有"华重楼""七叶一枝花"，鉴于《中国植物志》仅记载重楼属植物 7 种和 8 变种，中文名易与重楼的现代分类混淆，为便于传统医学领域统一，建议按照 Floraof China（2000 年）的分类体系，在《中华人民共和国药典》修订时将"七叶一枝花"的中文学名修订为"华重楼"，"云南重楼"修订为"滇重楼"，这样也便于商品学角度的流通和规范。

中国植物志（1978 年）将宽瓣重楼（云南重楼）和华重楼（七叶一枝花）归属于百合科（Liliaceae）重楼属 Paris L，江媛等根据叶绿体基因组的分类证据，认为其归为延龄草科更为合理，APG Ⅳ 分类系统也支持这一观点。两者的主要差别在于华重楼的花被片宿存，花瓣（内轮花被片）狭条形，宽约 1 ～ 2（2.5）mm，明显短于萼片（外轮花被片），常花后反折，长为萼片的 1/3 ～ 2/3，叶片倒卵形，一般较狭长，基部通常楔形，稀圆形；滇重楼则花叶同出，花瓣上部常扩宽至 3 ～ 6mm，叶片倒卵状长圆形至倒披针形。在叶基形态方面，2 个类群不存在明显的界限。从分布来看，滇重楼产于福建、湖北、湖

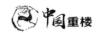

南、广西、四川、贵州和云南等地，生于海拔（1400m–）2000～3600m的林下或路边；华重楼产自江苏、浙江、江西、福建、台湾、湖北、湖南、广东、广西、四川、贵州和云南，生于林下阴处或沟谷边的草丛中，海拔600～1350（2000）m。目前重楼商品主要为种植品，随着种植面积的扩大和基因交流，张开元等通过对滇重楼的ITS基因序列研究认为，滇重楼应被分为2种基因类型（YN-Ⅰ和YN-Ⅱ）；Ji等采用叶绿体基因组建树分析，结果显示支持滇重楼应由2种不同的遗传谱系组成，从形态和分子方面可分为"高秆"和"矮秆"2种类型，其认为矮秆重楼为 *P. polyphylla* Smith var. *yunnanensis* Franch.Hand.-Mazz.，高秆重楼是一个独立于矮秆重楼的物种 *P. liiana* Y.H.Ji；刘玉雨等研究结果与上述一致，其调查研究还发现"高秆"类群主要分布在云南中部、南部，广西西部和贵州西南部，海拔800～1900m，而"矮秆"类群主要分布在云南北部、西北部和西部，四川西南部和西藏东南部，海拔1900～2600m，且它们各自的分布范围几乎没有重叠，同时，"高秆"和"矮秆"一直作为重楼的商品使用，历史悠久，且在云南均有较大规模种植。鉴于此，从植物学角度看，重楼药材的基原植物应包含华重楼、高秆滇重楼和矮秆滇重楼。

三、产地考证

有关重楼的产地记载最早见于《名医别录》，其言"生山阳及宛朐"，其中"山阳"为今山东省巨野县东南部，"宛朐"为今山东省菏泽市西南部。宋代《本草图经》记载其"生山阳川谷及宛句，今河中、河阳、华、凤、文州及江淮间亦有之"。其中，"山阳川谷及宛句"同《名医别录》；"河中"即"河中府"，为现在的山西省永济市；"河阳"为现在的河南省焦作市；"华"即"华州"，为现在的陕西省渭南市；"凤"即"凤县"，为现在的陕西省宝鸡市；"文州"为现在的安徽省亳州市；"江淮间"即指现在江苏省、安徽省的淮河以南、长江以北一带。

《本草图经》还记载了"滁州蚤休"，"滁州"即指现在的安徽省滁州市。明代的《本草品汇精要》记载其"道地滁州"，首次将重楼的道地产地明确限定为安徽滁州地区。明代《本草蒙筌》记载其"川谷俱有，江淮独多"，指出重楼各地常见。明代《本草纲目》记载"重楼金线处处有之，生于深山阴湿之地"。清代《植物名实图考》记载重楼"江西、湖南山中多有，人家亦种之……滇南谓之重楼一枝箭，以其根老横纹粗皱如虫形"。根据《中国植物志》记载七叶一枝花（华重楼）*P. polyphylla* var. *chinensis* (Franch.) Hara. 或云南重楼 *P. polyphylla* var. *yunnanensis* (Franch.) Hand.-Mazz. 的产地扩增至今江西省、湖南省、云南省境内。

四、应用考证

重楼药用历史悠久，被誉为蛇伤痈疽之良药。最初以"蚤休"之名记载于《神农本草经》中，列为下品，"味苦，微寒。主惊痫摇头弄舌，热气在腹中，癫疾，痈疮，阴浊，下三虫，去蛇毒"。

《名医别录》记载蚤休"有毒"；《新修本草》记载蚤休"醋摩疗痈肿，敷蛇毒，有效"；《日华子本草》记载"重台根，冷，无毒。治胎风搐手足，能吐泻、瘰疬。根如尺二蜈蚣，又如肥紫菖蒲，又名蚤休、螫休也"；《滇南本草》记载重楼"味辛苦，性微寒。攻各种疮毒痈疽，利小便"；《植物名实图考》记载滇南土医称其"大苦大寒，入足太阴。治湿热、瘴、疟、下痢，与本草书微异。滇多瘴，当是习用药也"；《生草药性备要》记载重楼"补血行气，壮精益肾，能消百毒"；《本草求原》记载重楼"甘，益脾汁；平，升胃之清气，上行于肺以益血，行气，壮精益肾，已痨嗽内伤，活血止血，消肿解毒"；《分类草药性》记载重楼"治痔、疗疮"。

从历代本草得知，重楼主治惊痫、痈疽、蛇毒、无名肿毒等，被奉为"外科至药"，其在《中华人民共和国药典》《中药大辞典》等药物学参考书中也有详细的记载。《中华本草》记载："重楼味苦，性微寒，小毒。归肝经。清热解毒，消肿止痛，平肝定惊；主治痈肿疮毒，咽肿喉痹，乳痈，蛇虫咬伤，跌打损伤，肝热抽搐。"《中药大辞典》记载："作成膏药外用，治肿伤中毒。"《中国药用植物图鉴》记载："主治痄腮，肠痈，乳痈，乳癌。"《中国彝族药学》记载："味苦，性寒，有小毒。归肺、肝、心路。消肿散结，清火解毒，止血止痛，止咳定惊。"2020年版《中华人民共和国药典》记载重楼有清热解毒、消肿止痛、凉肝定惊的功效，可用于治疗疔疮痈肿、咽喉肿痛、毒蛇咬伤、跌扑伤痛、惊风抽搐等疾病。内服时，每次3～9g，可以煎汤服用；外用时，取适量药粉，可以调制成膏药外敷。

五、重楼采收及加工考证

重楼炮制见于唐代《新修本草》，其言："醋摩疗痈肿。"宋代《开宝本草》中记载的重楼的炮制方法仍沿袭《新修本草》，明代《本草蒙筌》记载重楼"或摩酒饮，或摩醋敷"，新增醋制之法；《本草纲目》记载重楼入药应洗切焙用，中鼠莽毒可磨水服。清代《本草乘雅半偈》记载重楼炮制方法为洗切焙。清代《本草汇笺》记载蚤休"外敷用醋摩……内服……切片"。清代《得配本草》记载了重楼的服用方法为研末。现代《中华人

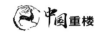

民共和国药典》（2020 年版）记载重楼"秋季采挖，除去须根，洗净，晒干"。

六、基于性状的重楼道地性研究

在重楼药材商品中，习惯将断面接白色、粉性者称为"粉质重楼"，将断面浅黄棕色角质或半透明状者称作"胶（角）质重楼"，由于前者在制药中易粉碎，药粉洁白，故药厂多用此类重楼，后者难粉碎，色泽较差，故多弃而不用。传统认为，重楼商品以粗壮，体实，断面白色、粉性足者为佳。现代研究表明，角质重楼可与粉质重楼同等入药，且角质重楼总皂苷含量比粉质重楼高，但与王飞飞等结果相矛盾。尹鸿翔等发现，角质药材和混合质地药材的重楼皂苷Ⅰ、Ⅱ含量平均水平高于粉质药材，支持易尚平、王强、许晓佳等的看法。因此，角质重楼的药用价值有待重新评估，传统上仅以药材质地作为评价标准的科学依据不足，尚需完善。同时药效研究表明，角质重楼的镇静、止血、扭体法镇痛及抗炎方面作用优于粉质重楼。据王世林等研究发现，有的重楼同一根茎某些段位呈粉性，某些段位则呈胶性，推测重楼不同质地的差异与生境有关，可能是不同年份雨水多寡所致，干旱年份生长的部分呈粉性，多雨年份生长的部分则呈胶性。刘福荣等研究证实，生长环境条件、物种、加工等因素会影响重楼的质地发生变化。此外，《中华人民共和国药典》在 1990 年版后记载"质坚实、断面平坦，粉质或胶质"，2000 年版后将"胶质"修订为"角质"沿用至今。研究发现滇重楼的根茎干重与皂苷成分含量具有显著相关性，将重楼的根茎干重作为商品规格等级的分级标准之一。符德欢等研究认为滇重楼与华重楼的药材性状基本相似，其断面均平坦，白色至淡棕色或浅棕色，粉性或角质。

综上，不同产区、生长环境或加工方式会影响重楼质地的形成，角（胶）质或粉质重楼均可作为优质商品使用，重楼商品性状与品质优劣的评判标准以以粗壮，体实，断面白色或浅棕色、粉性足者或角质为佳。

第二节　重楼属植物的民族民间应用

一、少数民族应用概况

经考证，共有 28 个民族使用重楼属药用植物，使用的重楼属药用植物有 13 种。包括七叶一枝花 *P. polyphylla* var. *chinensis* (Franch.) Hara、狭叶重楼 *P. polyphylla* var. *stenophylla* Franch.、多叶重楼 *P. polyphylla* Smith.、滇重楼 *P. polyphylla* var. *yunnanensis*

（Franch.）Hand.–Mazz.、海南重楼 *P. dunniana* Leveille、长柱重楼 *P. forrestii*（Takht.）H.Li、具柄重楼 *P. fargegii* Franch. var. *petiolata*（Baker ex C.H.Wright）Wang & Tang、白花重楼 *P. polyphylla* Sm. var. *alba* H Li et R.J、黑籽重楼 *P. thibetica* Franchet、巴山重楼 *P. bashanensis* Wang et Tang、皱叶重楼 *P. rugosa* H.Li et S.Kurita、北重楼 *P. verticillata* M.–Bieb，南重楼 *P. vietnamensis*（Takht.）H.Li，药用部位均为根茎。

从民族使用数量来看，使用最多的是藏族和彝族，分别为5种和4种；傣族、傈僳族、蒙古族、苗族、土家族、瑶族、壮族使用的有3种；朝鲜族、侗族、基诺族、景颇族、黎族、羌族、佤族使用的有2种；其他包括白族、布依族、德昂族、独龙族、鄂伦春族、哈尼族、毛南族、纳西族、畲族、水族和仡佬族使用的种类为1种。

从使用频次看，使用最高的物种是七叶一枝花，有24个民族使用；其次为多叶重楼和滇重楼，分别有13个、7个民族使用；狭叶重楼有4个民族使用，北重楼有2个民族使用，其他物种均只有1个民族使用，包括巴山重楼（土家族），海南重楼（黎族），白花重楼和长柱重楼（傈僳族），具柄重楼和黑籽重楼（藏族）。

1. 多叶重楼

羌族（重楼、蛇麻西克古古兰巴）：用于治疗小儿惊痫、颈淋巴结结核、毒蛇咬伤、外伤出血、各种疮毒、无名肿毒、脂肪瘤。

彝族（扭拍勒）：用于治疗干疮、毒疮、大疮、关节肿胀、蛇咬伤、疟疾、喉痛、心口痛（胃脘痛）、惊痫、咳嗽。

苗族（独脚莲、加格略、了古锣、铁登古）：用于治疗中耳炎、无名肿毒、疔疮、跌打损伤、毒蛇咬伤、咳嗽、恶疮、淋巴结核、肺痨、肺炎、喉炎、流行性腮腺炎、脱肛、乳腺炎、癌肿、哮喘。

蒙古族（嘎都尔、阿拉坦－阿斯日图－其其格）：用于治疗瘟热、肺热咳嗽、流行性乙型脑炎、扁桃体炎、乳腺炎、阑尾炎、淋巴结核、蛇虫咬伤、疮疡肿毒。

瑶族（切翠林、七仔连）：用于治疗胃痛、颈淋巴结核、疔疮肿毒、喉痛、跌打损伤、毒蛇咬伤。

佤族（嘎关艾）：炖狗肉治疗顽固性湿疹、荨麻疹、老年慢性皮肤瘙痒症。

侗族（良伞、翁独脚莲）：用于治疗毒蛇咬伤、宾炬痉皮（风团块）、降吙（内伤）。

景颇族（魁桑）：用于治疗毒蛇毒虫咬伤、疮疡肿疖、胃溃疡、刀伤出血。

傣族（牙赶壮、牙赶庄）：用于治疗产后诸疾、月经不调、痛经、闭经、咽喉肿痛、腮腺炎、颌下淋巴结肿痛、乳痈、腹部包块、水火烫伤、疔疮痈疖脓肿、跌打损伤、毒蛇

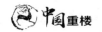

毒虫咬伤、胃溃疡、刀伤出血、口舌生疮、水食难下、子宫出血症。

壮族（独脚莲、棵独卖、棵七叶）：用于治疗胃痛、咳嗽、肠炎、哮喘、跌打损伤、腮腺炎、无名肿毒、恶疮、风湿关节炎。

土家族（海螺七）：用于治疗头身痛、跌打损伤、外治蛇伤、痄腮、九子疡。

基诺族（阿剋利雌）：用于治疗小儿肺炎、胆囊炎、扁桃体炎、肾炎、胃炎；外治疮疖肿毒、关节炎、毒蛇咬伤。

藏族（卓智嘛）：清热解毒、散结消肿。

2. 七叶一枝花

布依族（独角莲、谢莫凹）：用于治疗泄泻。

朝鲜族（哒耶仁嘎脯儿）：用于治疗惊痫、摇头、弄舌、热气在腹中、癫疾、痈疮、阴蚀、蛇毒。

傣族（芽赶庄）：用于治疗疮疡肿疖、毒蛇毒虫咬伤、跌打损伤、咽喉肿痛、产后诸病、月经不调、腮腺炎、颌下淋巴结肿痛、乳痈、腹部包块、疔疮、痈疖脓肿、水火烫伤、痛经、闭经、口舌生疮、化脓、胃溃疡、刀伤出血、哮喘。

德昂族（牙戛壮）：用于治疗流行性乙型脑炎、胃痛、阑尾炎、淋巴结结核、扁桃体炎、腮腺炎、乳腺炎、毒蛇毒虫咬伤、疮疡肿毒、跌打损伤、刀伤出血。

侗族（七把一化、独角莲、良伞、寸把一贾奴）：止咳平喘，用于治疗咽喉肿痛、扁桃体炎、疔疮肿痛、宾炬疼皮（风团块）、耿茸耳（寸耳癀）、降吮（内伤）、毒蛇咬伤、无名肿毒。

独龙族（多叶重楼）：治生疮。

鄂伦春族（挨母出哈、上天梯、王孙）：用于治疗高热抽搐、咽喉肿痛，外用治疗痈疖肿毒、毒蛇咬伤、疔毒、小儿惊风。

仡佬族（独角莲、比搞告）：用于治疗深部脓肿。

基诺族（阿剋利雌）：用于治疗小儿肺炎、胆囊炎、扁桃体炎、肾炎、胃炎，外用治疗疮疖肿毒、关节炎、毒蛇咬伤。

景颇族（魁桑）：用于治疗蛇虫咬伤、疮疡肿疖、胃溃疡、刀伤出血。

傈僳族（蚤休）：用于治疗慢性气管炎、胃痛、扁桃体炎、腮腺炎、乳腺炎、毒虫咬伤、疮疡肿毒。

黎族（风赛）：全株用于避孕。

毛南族（蛙吞发）：用于治疗十二指肠溃疡。

蒙古族（阿拉坦－阿斯日－其其格）：用于治疗瘟热、肺热咳嗽、流行性乙型脑炎、扁桃体炎、乳腺炎、阑尾炎、淋巴结结核、蛇虫咬伤、疮疡肿毒。

苗族（蚤休、加格略、铁登台、灯台七）：用于治疗寸耳癀，跌打损伤，肺痨久咳，胃痛，疔疮，小儿惊风，中耳炎，毒虫毒蛇咬伤，各种无名肿毒，咳嗽，颈淋巴结结核，恶疮，痈肿疮毒，咽肿喉痹，乳痈，中耳炎，毒气引起血、气水湿内伤，疔疮肿痛，无名肿毒。

羌族（蛇麻西克古培三巴、蛇麻西克古古兰巴）：用于治疗小儿惊痫、颈淋巴结结核、外敷治各种疮毒、无名肿毒、脂肪瘤、毒蛇咬伤，外敷治疗外伤出血。

畲族（金烛台、七层塔）：用于治疗蛇咬伤、腮腺炎、乳腺炎、跌打损伤、无名肿毒、颈淋巴结结核、牙痛、小儿疳积、小儿惊厥。

水族（独角莲、九非报）：用于治疗面部神经麻痹。

土家族（海螺七、灯台七、月他客卡）：用于治疗流行性腮腺炎、扁桃体炎、咽喉肿痛、流行性乙型脑炎、流行性脑脊髓膜炎、无黄疸型肝炎、淋巴结结核、乳腺炎、毒蛇咬伤、疮疡肿毒、带状疱疹、跌打损伤、毒蛇咬伤、喉咙肿痛、肿毒，外用治疗蛇伤、九子疡（颈淋巴结结核）。

佤族（伞草、重楼、嘎关艾）：用于治疗痈疮肿毒、跌打损伤、骨折、风湿性关节炎、刀伤、毒蛇咬伤、顽固性湿疹、荨麻疹、老年慢性皮肤瘙痒。

瑶族（七仔莲、切翠林）：用于治疗胃痛、淋巴结结核、毒蛇咬伤、无名肿毒、恶疮、咽喉肿痛、抽搐、蛇虫咬伤、跌打损伤、癌症、肝炎、肺痨久咳、哮喘、肺炎、乳腺炎、流行性腮腺炎、痔疮、脱肛、喉炎、疮疡肿毒。

彝族（重楼、扭拍勒）：用于治疗干疮、毒疮、大疮、关节肿胀、蛇咬伤、外伤、疟疾、喉痛、心口痛（胃脘痛）、惊痫、咳嗽。

壮族（棵重楼、独角莲、棵独卖）：用于治疗流行性腮腺炎、跌打损伤、痈疮、咽痛、乳痈、黄疸、蛇虫咬伤、高热抽搐、肝硬化腹水、蛊病、胃痛、咳嗽、肠炎、哮喘、风湿性关节炎。

台少族（族傀偪）：用于治疗腹痛、外伤。

3. 滇重楼

哈尼族（重楼）：用于治疗腮腺炎、扁桃体炎、乳腺炎、胃炎、胃痛。

纳西族：用于治疗肺痨引起的久咳及哮喘、痈疽肿毒、婴儿胎毒、扁桃体炎、腮腺炎、喉头肿痛、小儿惊风、小儿麻疹、淋巴结结核、阑尾炎、乳腺炎、疔疖、瘰疬、喉

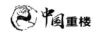

痹、惊风抽搐、胃痛、新旧跌打损伤、毒蛇咬伤。

白族（勇母销、牙赶庄、牙赶种）：用于治疗痈疽、乳痛、疔疮、痄疮、瘰疬、惊痫、癫疾、骨结核、关节炎、跌打损伤、骨折、小儿腹痛、腹泻、胃痛、外伤出血、疮疡、毒蛇咬伤、脑炎、腮腺炎、扁桃体炎、肺炎、癌症。

彝族（独脚莲、麻补、重楼、扭拍勒）：用于治疗疮、癣、痈、肿等各种皮肤病，毒蛇咬伤，腮腺炎，疟疾，咽喉炎，风湿，类风湿，外伤瘀肿流血，胃病等症。

瑶族（鲁醋岭、七叶联）：用于治疗咳嗽、胃痛、毒蛇咬伤、跌打损伤、淋巴结核、疮疖。

傣族（牙赶压、牙赶种）：用于治疗腹部痉挛性疼痛、疮疡肿毒、毒虫叮咬、痈疽疮疡、毒蛇咬伤、脑炎、腮腺炎、扁桃体炎、肺炎、癌症。

藏族（卓智嘛）：效同七叶一枝花。

4. 白花重楼

傈僳族（姑前虫楼）：用于治疗慢性气管炎、胃痛、扁桃体炎、腮腺炎、乳腺炎、毒虫咬伤、疮疡毒肿。

5. 具柄重楼

藏族（卓智嘛）：效用同七叶一枝花。

6. 黑籽重楼

藏族（卓智嘛）：效用同七叶一枝花。

7. 狭叶重楼

苗族（加格略、锐界义、弯购乃）：用于治疗痈肿疮毒、咽肿喉痹、乳痈、蛇虫咬伤、跌打伤痛、惊风抽搐。

彝族（麻补）：用于治疗疮、癣、痈、肿等各种皮肤病，毒蛇咬伤，腮腺炎，疟疾，咽喉炎，风湿，类风湿，外伤瘀肿流血，胃病、妇科癌症。

藏族（卓智嘛）、壮族：效用同七叶一枝花。

8. 长柱重楼

傈僳族（王前虫接）：用于治疗毒蛇、毒虫咬伤、疮疡肿毒、腮腺炎、乳腺炎、扁桃体炎。

9. 巴山重楼

土家族（露水珠）：用于治疗头痛、高血压、蛇咬伤、痢疾。

10. 北重楼

朝鲜族（仁嘎纳姆尔）：用于治疗惊痫、摇头、弄舌、热气在腹中、癫痫、痈疮、阴蚀、三虫病、毒蛇咬伤。

蒙古族（阿斯日－其其格）：用于治疗高热抽搐、咽喉肿痛、痈疖肿毒、毒蛇咬伤。

11. 海南重楼

黎族（杆突步、海南七指莲）：用于治疗毒蛇咬伤、无名肿毒、腮腺炎、痈肿疔疮。

12. 皱叶重楼

怒族：用于治疗肿毒、腮腺炎。

13. 南重楼

瑶族：用于治疗溃疡、外伤、痔疮。

二、少数民族医药文献记载情况

将文献中记载的重楼属植物的主治疾病参照《中华人民共和国疾病分类与代码》（GB/T 14396–2016）进行分类，统计结果见图1–2。从结果可看出重楼属植物在少数民族医药中被用于16类疾病的治疗。其中，民族记载使用最多的是损伤，中毒和外部原因造成的某些其他后果类疾病，如毒蛇咬伤、毒虫咬伤、各种外伤瘀肿流血等，使用的物种数有9个，记载频次高达121次，有21个少数民族使用；其次是某些传染病和寄生虫病，如腮腺炎、淋巴结核等，使用的物种数有9个，记载频次为101次，有17个少数民族使用；第三为皮肤和皮下组织类疾病，包括疮疖肿毒等各种皮肤病，使用的物种数有8个，记载频次为101次，有21个少数民族使用。之后依次是症状、体征和异常临床和实验室检查结果类疾病，呼吸系统疾病，泌尿生殖系统疾病，消化系统疾病，肌肉骨骼系统和结缔组织的疾病，肿瘤，神经系统疾病，怀孕、分娩和产褥、循环系统疾病等。

从民族医药文献记载的主治疾病来看，与2020年版《中华人民共和国药典》相比较，上述记录的疾病领域中，共同记载了重楼应用于疗疮痈肿、咽喉肿痛、蛇虫咬伤、跌扑伤痛、惊风抽搐等疾病的治疗。需要注意的是，对于民族药中记载较多的领域，如治疗胃炎、胃溃疡、肿瘤等，目前相关的临床应用和产品相对较少。

少数民族医药文献记载重楼属植物治疗疾病类型统计如下。

1. 某些传染病和寄生虫病（17个民族使用）：少数民族医药专著中记载的主治包括寸耳癀、打摆子（疟疾）、骨结核、九子疡（颈淋巴结核）、淋巴结核（瘰疬）、痢疾、脑炎、瘟热、带状疱疹、流行性脑脊髓膜炎、腮腺炎、流行性腮腺炎（痄腮、痄疮）、流

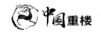

行性乙型脑炎、三虫病（下三虫）、小儿麻疹、急性无黄疸型肝炎。

2.肿瘤（6个民族使用）：少数民族医药专著中记载的主治包括妇科癌症、癌症、癌肿、脂肪瘤、腹部包块。

3.内分泌、营养、代谢疾病（1个民族使用）：少数民族医药专著中记载的主治包括小儿疳积。

4.神经系统疾病（3个民族使用）：少数民族医药专著中记载的主治包括癫痫、面部神经麻痹。

5.眼睛和附件的疾病（1个民族使用）：少数民族医药专著中记载的主治包括中耳炎。

6.循环系统疾病（2个民族使用）：少数民族医药专著中记载的主治包括高血压、痔疮。

7.呼吸系统疾病（15个民族使用）：少数民族医药专著中记载的主治包括扁桃体炎、肺炎、咽喉炎、慢性气管炎、咽肿喉痹、喉咙肿痛、平喘、哮喘。

8.消化系统疾病（14个民族使用）：少数民族医药专著中记载的主治包括肠炎、胆囊炎、腹泻、肝炎、肝硬化腹水、阑尾炎、十二指肠溃疡、食水难下、胃病、胃溃疡、胃炎、脱肛。

9.皮肤和皮下组织疾病（21个民族使用）：少数民族医药专著中记载的主治包括口舌生疮，疮疖肿毒（疮疡肿疖、疮疡肿毒、痈疖肿毒、疮癣痈肿、痈疽疮疡）等各种皮肤病，恶疮、干疮、毒疮、大疮等各种疮毒，疔疥，疔疮，顽固性湿疹，老年慢性皮肤瘙痒症，风团块（荨麻疹）。

10.肌肉骨骼系统和结缔组织疾病（5个民族使用）：少数民族医药专著中记载的主治包括风湿、类风湿、风湿关节炎、关节肿胀。

11.泌尿生殖系统疾病（14个民族使用）：少数民族医药专著中记载的主治包括肾炎、痛经、闭经、月经不调、子宫出血症、阴蚀、乳腺炎（乳痈）、乳痛。

12.怀孕、分娩和产褥疾病（1个民族使用）：少数民族医药专著中记载的主治包括产后诸疾。

13.围生期的某些病症（1个民族使用）：少数民族医药专著中记载的主治包括婴儿胎毒。

14.症状、体征和异常临床和实验室检查结果（20个民族使用）：少数民族医药专著中记载的主治包括热气在腹中、胃痛、胃脘痛、腹部痉挛性疼痛、腹痛、颌下淋巴结肿痛、无名肿毒、肺痨久咳、肺热咳嗽、黄疸、内伤、小儿腹痛、牙痛、深部脓肿、头身痛、心口痛、高热抽搐、小儿惊风、小儿惊厥、小儿惊痫、惊风抽搐、摇头（老年性震颤）、弄舌。

15. 损伤、中毒和外部原因造成的某些其他后果（21 个民族使用）：少数民族医药专著中记载的主治包括毒蛇咬伤，毒虫咬伤，刀伤出血，新旧跌打内伤，跌打损伤，外伤出血，骨折，水火烫伤，外伤瘀肿流血，毒气引起血、气水湿内伤，蛊病。

16. 与生殖有关的疾病（1 个民族使用）：少数民族医药专著中记载的主治包括避孕。

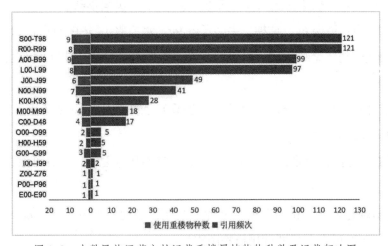

图 1-2　少数民族医药文献记载重楼属植物物种数及记载频次图

注：S00-T98：损伤，中毒和外部原因造成的某些其他后果；A00-B99：某些传染病和寄生虫病；L00-L99：皮肤和皮下组织的疾病；R00-R99：症状，体征和异常临床和实验室检查结果；J00-J99：呼吸系统疾病；N00-N99：泌尿生殖系统疾病；K00-K93：消化系统疾病；M00-M99：肌肉骨骼系统和结缔组织的疾病；C00-D48：肿瘤；G00-G99：神经系统疾病；O00-O99：怀孕，分娩和产褥；H00-H59：眼睛和附件的疾病；I00-I99：循环系统疾病；Z00-Z76：与生殖有关的情况而与保健机构接触的人；P00-P96：围产期的某些特征；E00-E90：内分泌、营养、代谢疾病。

第三节　验方

一、本草选方

1. 治风毒暴肿：重台草（重楼）、木鳖子（去壳）、半夏各一两。上药捣细罗为散，以酽醋调涂（《太平圣惠方》）。

2. 治一切无名肿毒：九道箍（重楼），生半夏，生天南星，霸王七。共冲绒，调蜜外

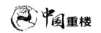

涂（《四川中药志》）。

3. 治痈疽疔疮、腮腺炎：七叶一枝花 9g，蒲公英 30g。水煎服，另将两药的新鲜全草捣烂外敷（《宁夏中草药》）。

4. 治妇人乳结不通，红肿疼痛，与小儿吹着（乳）：重楼，点水酒服（《滇南本草》）。

5. 治乳痈乳岩：七叶一枝花 9g，生姜 3g。水煎兑白酒少许为引服，另用芹菜适量捣烂敷患处（《农村常用草药手册》）。

6. 治喉痹：七叶一枝花根茎二分。研末吞服（《浙江民间草药》）。

7. 治咽喉肿痛：重楼 6g，桔梗、牛蒡子各 9g。水煎服（《华山药物志》）。

8. 治一切蛇咬伤：金线重楼，以水磨少许，敷咬处，又为细末，酒调饮之（《丹溪治法心要》）。

9. 治蛇咬肿毒：重台六分，续随子（千金子）七颗（去皮）。研为末，酒服，及以唾和少许敷咬处（《卫生易简方》）。

10. 治脱肛：蚤休，用醋磨汁。外涂患处，用纱布压送复位，每日可涂 2～3 次（《广西民间常用草药》）。

11. 治新旧跌打内伤，止痛散瘀：七叶一枝花，童便浸四五十天，洗干净晒干研末。每服 1g，酒或开水送服（《广西药用植物图志》）。

12. 治扭伤瘀肿：七叶一枝花，酒磨浓汁，涂擦伤处，日数次（《农村常用草药手册》）。

13. 治慢惊：栝蒌根二钱，白甘遂（重楼）一钱，用慢火炒焦黄色，研匀。每服一字，煎麝香薄荷汤调下（《小儿药证直诀》）。

14. 治慢性气管炎：七叶一枝花 6g。捣粉，另用地龙 9g，盐肤木 30g，煎汁送服（《浙南本草新编》）。

15. 祛风活血，主治白癜风：重楼 50g，紫草 50g，降香 50g，白药子 50g，白薇 50g，红花 50g，桃仁 50g，生首乌 50g，刺蒺藜 50g，海螵蛸 30g，甘草 35g，龙胆草 20g，苍术 20g。上为细末，制片，每片重 1g。每服 10 片，每日 3 次（《中医皮肤病学简编》）。

16. 治痰涎壅盛卒仆或发惊搐，一切急症：金线重楼、猪牙皂角（炙，去皮弦）、铜青（另研）、大黄（生用）各 5 钱。上为末，每服 1 钱，小儿 3～5 分，白汤灌下。牙关紧者，鼻中灌下，吐痰立愈（《扁鹊心书·神方》）。

17. 治虚热型荨麻疹：重楼 15g，蚕沙（布包）31g，丹参 31g，白鲜皮 9g，地肤子 6g，蝉蜕 6g。水煎服，早、晚各服 1 次（《中医皮肤病学简编》）。

18. 治咽喉不测之疾：重楼、川甜消、金线草、板蓝根、白茯苓、蒲黄、紫河车、百药煎、贯众各半两，莲子心、白僵蚕、榧子、土马棕、马屁勃、螺青各一分，甘草一两，龙脑少许。上为细末，如咽臃肿，缠喉风，干掺，咽津，不拘时候（《鸡峰普济方》）。

19.治一切疗毒、痈肿：金钱重楼（即草河车）、银花、黄连、赤芍、泽兰、细辛、僵蚕、蝉蜕、青皮、甘草、羌活、独活、防风。剂量随时斟酌，水煎服（《外科证治全生集》）。

20.治小儿惊疳：金线重楼、走石、郁金各等分。上为末，用猪胆1个，倾出一半，留一半，盛药在胆内，煮令熟，放冷，于乳钵内细研，入牛黄、麝香各少许，用醋煮面糊为丸，如麻子大。每服3丸，陈米饮送下（《医方类聚》）。

21.治痞积癥瘕：金线重楼三钱，当归尾、红花、金银花、三棱、白芥子、莪术、胡芦巴、昆布、生地黄、桃仁、乱头发、大黄、熟地黄、鳖甲、穿山甲各一两，海藻、两头尖、阿魏、蓖麻子、川乌、巴豆仁、黄连、天南星、漏芦、大贝母、半夏、川草薢、大戟、胡黄连、甘遂、凤仙子、芫花、海浮石、阿胶、威灵仙、槟榔、直僵蚕、全蝎、瓜儿竭、乳香（去油）、粉甘草、没药（去油）各三钱，土木鳖、番木鳖、独蒜各30个，蜈蚣30条，水红花子四两，鲜商陆八两，活鲫鱼1个（重半斤），麻油三斤，黄丹（飞，晒炒）一斤半，麝香一钱。临摊掺膏药上，群药同油熬膏法修合（《疡医大全》）。

22.治风热夹湿，肝脾郁热，壅滞所致：重楼8g，薄荷10g，防风8g，杭菊花10g，生山栀7g，龙胆草6g，金银花15g，白僵蚕13g，宣木瓜13g，天麻8g，川芎8g。水煎服，每日1剂，日服2次（单伯图方）。

23.治蛇咬伤：金线重楼。水磨少许，敷咬处，研为细末，酒调服（《疡科选粹》）。

24.主治正气不足：重楼10g，黄芪60g，党参30g，郁金15g，当归15g，旱莲草30g，白术20g，白芍15g，丹参30g，薏苡仁10g，料姜石60g。水煎服，每日1剂，日服2次（《中医癌瘤证治学》）。

25.治瘟疫表里俱热，头面肿疼，其肿或连项及胸，亦治阳毒发斑疹：金线重楼二钱（切片），荷叶一个（用周遭边浮水者良，鲜者尤佳），生石膏一两（捣细），真羚羊角二钱（另煎，兑服），知母六钱，蝉蜕三钱（去足土），僵蚕二钱，粉甘草钱半。水煎服（《医学衷中参西录》）。

二、白族民间选方

1.疮痛、无名肿毒、乳腺炎、腮腺炎：重楼粉10～15g，拌甜米酒，蒸吃或水煎服，滴酒为引；或配蒲公英、紫花地丁、松风草各10g，水煎服。外用配龙葵、土黄芪全草各

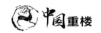

10g，捣敷。

2. 疮痈溃破久不收口：重楼 20g，独定子 10g。共研粉，加凡士林 50g，拌匀外敷。

3. 跌打损伤、骨折：重楼、马桑树皮各 50～200g。共捣碎，或配独定子、藜芦、玉带草、糯米草，共捣敷。

4. 内外伤出血：重楼粉 50g，煅瓦楞粉 25g，黄柏粉 25g，血余炭 20g，明矾 15g。共拌匀，每次服 10g，外用取粉撒敷。或取重楼 1 个，用童尿浸泡 10～20 天，取出晒干，用时刮细粉外撒伤口。

5. 淋巴结核：重楼、炮穿山甲、海带、生牡蛎各 20g，白芥子 5g。共研粉，每次服 10g，每日服 2 次。

6. 食管癌吞咽困难：重楼 20g，紫菀 20g，金银花 35g，杏叶防风 25g，小枣 15g。水煎服。

7. 胃癌、食管癌：重楼、紫花地丁、白花蛇舌草、半枝莲各 15g。水煎服，每日 1 剂，连服 1～2 周。

8. 神经性头痛、感冒头痛：重楼、川芎各 15g。焙干，用沸水泡服。

三、彝族民间选方

1. 干疮、毒疮、大疮：重楼舂烂，捣茸，敷患处；或泡酒擦；或晒干为末，敷撒。

2. 关节肿胀：重楼与哈都（草乌）、雄黄捣烂敷患处。

3. 蛇咬伤：重楼根磨酒擦患处，或磨水擦洗，或趁新鲜舂烂敷。同时煎水内服。

4. 外伤肿痛、流血：重楼晒干为末，敷撒伤处；或配草乌共捣烂，外敷。

5. 疟疾、喉痛：用新鲜重楼，磨水内服。

6. 心口痛：重楼晒干，为末，兑水服用。

7. 惊痫：重楼研粉，每次用水吞服 1.5～3g。

8. 咳嗽：重楼 10～15g，水煎服。

第四节　使用注意事项

虚寒证、阴虚证及孕妇禁服。《医学入门》言其"能吐泻人，堕胎"，《本草汇言》言其"热伤营阴，吐衄血证，忌用之"，《本经逢原》言其"元气虚者禁用"，《本草用法研究》言其"外科皮色不红，腹泻者均忌用"。

第二章 重楼属植物资源与分类

第一节 重楼资源及分布

李恒所著的《重楼属植物》一书记载重楼属分为侧膜亚属和中轴亚属，共 8 个组，24 个种，14 个变种。近年来发现了 5 个新种，分别为高平重楼、药山重楼、亮叶重楼、云龙重楼和漕涧重楼，2 个新变种为峨眉重楼、短瓣凌云重楼。

通过检索中国特有种子植物多样性及其地理分布数据库，《重楼属植物》一书记载的 24 个种中，我国特有 10 种。在资源分布情况方面，重楼存在分布地区广、交叉分布等特点，以云南、贵州、四川等地分布最为广泛。在濒危情况方面，通过检索中国珍稀濒危植物信息系统，发现濒危物种有 20 种，占国内重楼总数的 78.95%，属于我国二级保护植物的有 20 种，占国内重楼总资源数的 78.95%，被列入世界自然保护联盟濒危物种红色名录（IUCN Red List of Threatened Species）的物种有 15 种，占国内重楼资源总数的 57.89%。

重楼属物种信息及其濒危情况如下。

1. 海南重楼

海南重楼 *Paris dunniana* H.Lév. 主要分布于海南省（海南岛）、贵州省（贵定），生长于海拔 1200m 左右的森林中，属于国家二级保护植物，列入 IUCN 濒危物种红色名录易危等级，为中国特有种。

2. 凌云重楼

凌云重楼 *Paris cronquistii*（Takht.）H.Li 主要分布于云南省（东南部），广西壮族自治区（西南部），贵州省（龙安），四川省（南川、峨眉山、剑阁、屏山），生长于海拔 900～2100m 的常绿阔叶林下，属于国家二级保护植物，为中国特有种。

3. 西畴重楼

西畴重楼 *Paris cronquistii* var. *xichouensis* H.Li 产于云南省西畴县，生长于海拔900～2000m 的常绿阔叶林下。

4. 南重楼

南重楼 *Paris vietnamensis*（Takht.）H.Li 产于云南省（绿春、元阳、屏边、金平、建水、蒙自、西畴、麻栗坡、勐腊、沧源、景东），广西壮族自治区（那坡、上思、宁明、柳江、巴马、田东），生长于海拔 500～2100m 的沟谷常绿阔叶林、竹林或灌丛中，属于国家二级保护植物，被列入 IUCN 濒危物种红色名录易危等级。

5. 缅甸重楼

缅甸重楼 *Paris birmanica*（Takht.）H.Li 生长于海拔 1100～1700m 的绿阔叶林或灌丛中。

6. 金线重楼

金线重楼 *Paris delavayi* Franch. 产于云南省（昭通、盐津、威信），重庆市（南川、涪陵、武隆、奉节、巫溪），湖北省（恩施、利川、秭归、长阳、兴山、神农架、丹江口、竹溪、崇阳、阴山、麻城），四川省（峨眉山、都江堰、北川、青川、康定、稻城、万源、雷波、江安、屏山、南江），湖南省（桑植），贵州省（梵净山），生长于海拔900～3200m 的常绿阔叶林、竹林、杂木林或灌丛中，属于国家二级保护植物，被列入IUCN 濒危物种红色名录易危等级。

7. 卵叶重楼

卵叶重楼 *Paris delavaryi* var. *Petiolata*（Baker ex C.H.Wright）H.Li 产于云南省（彝良、绥江、大关、永善、巧家、会泽、河口），重庆市（南川），贵州省（毕节），四川省（马边、绵阳、宝兴、康定、洪雅、雷波）。生长于海拔 1400～2100m 的林下。

8. 大理重楼

大理重楼 *Paris daliensis* H.Li & V.G.Soukup 产于云南省（大理、巍山），生长于海拔2000～2300m 的栎类灌丛中，属于国家二级保护植物，被列入 IUCN 濒危物种红色名录濒危等级，属于中国特有种。

9. 多叶重楼

多叶重楼 *Paris polyphylla* Sm. var. *polyphylla* 产于云南省（景东、凤庆、龙陵、丽江、金平、鹤庆、洱源、大理、漾濞、潞西、梁河、贡山、福贡、维西、中甸、德钦），西藏自治区（林芝、墨脱、察隅、波密、定结、聂拉木、吉隆），重庆市（石柱、彭水、武隆、万州、南川、奉节、云阳、城口、巫溪），贵州省（贵阳、清镇、威宁），广西壮族自治区（马山、富钟、隆林），广东省（增城、乳源、曲江、英德、连平、乐昌、信宜），湖南省（郴州、衡山、城步、武岗），四川省（都江堰、崇州、青川、广元、威远、宜宾、合江、古蔺、叙永、兴文、筠连、屏山、峨眉山、雅安、芦山、石棉、天全、宝兴、西昌、宁南、会东、米易、德昌、盐源、木里、黑水、松潘、茂汶、康定、泸定、九龙、昭觉、峨边、马边、雷波、普格、越西）。生长于海拔 600～3000m 的草坡、灌丛中，属于国家二级保护植物。

10. 滇重楼

滇重楼 Paris polyphylla var. *yunnanensis*（*Franch.*）Hand.-Mzt. 产于云南省，广西壮族自治区（龙州、融水、贺州、凌云、那坡、乐业、隆林），重庆市（江津、武隆、南川、奉节、城口、巫溪），湖北省（秭归、五峰、长阳、兴山、房县、竹溪），贵州省（贵阳、兴义、兴仁、册亨、安龙、毕节、黔西、威宁、安顺、清镇、关岭、荔波、贵定、长顺、龙里、盘州），四川省（都江堰、叙永、洪雅、峨眉山、达州、万源、南江、雅安、汉源、石棉、天全、宝兴、西昌、盐边、宁南、盐源、会东、会理、木里、米易、德昌、冕宁、茂汶、汶川、理县、南坪、康定、九龙、理塘、乡城、稻城、泸定、德荣、昭觉、金阳、布施、峨边、普格、喜德、雷波、越西），生长于海拔 840～3000m 常绿阔叶林下、杂木林或灌丛中，属于国家二级保护植物。

11. 矮重楼

矮重楼 Paris polyphylla var. *nana* H.Li 产于四川省宜宾，生长于海拔 1500～2000m 的竹林或灌丛中。

12. 七叶一枝花

七叶一枝花 Paris polyphylla Smith var. *chinensis*（*Franch.*）*Hara* 产于云南省（昭通、景东、镇康、广南、麻栗坡、屏边、金平、元阳），重庆市（永川、大足、铜梁、合川、璧山、涪陵、垫江、丰都、石柱、酉阳、黔江、彭水、武隆、南川、万州、城口、忠县、巫溪、奉节），贵州省（盘州、册亨、清镇、安顺、惠水、江口、印江、凯里、威宁、荔波），广东省（连山、信宜、乳源、始兴、乐昌、英德、曲江、从化），湖南省（新宁、汨罗、永顺、桑植、黔阳、石门、宜章、衡山、江华），台湾省（台北、苗栗、宜兰），湖北省（宣恩、咸丰、鹤峰、利川、恩施、巴东、秭归、宜昌、兴山、神农架、房县、丹江口、郧阳、郧西、竹溪、保康、荆门、襄阳、应山、咸宁、蒲圻、通山、通城、崇阳、大冶），广西壮族自治区（武鸣、上林、宾阳、横州、那坡、马山、河池、罗城、都安、鹿

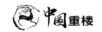

寨、大瑶山、大苗山、临桂、灵川、兴安、资源、全州、灌阳、平乐、阳朔、永福、龙胜、富钟、富川、贺州、苍梧、蒙山、玉林、桂平、平南、陆川、靖西、田林、隆林），四川省（成都、都江堰、彭州、什邡、崇庆、青川、平武、广元、剑阁、绵竹、安州、北川、威远、宜宾、江安、纳西、合江、古蔺、叙永、兴文、高县、筠连、屏山、青神、峨眉山、苍溪、万源、平武、通江、南江、宣汉、南坪、九寨沟、理县、茂汶、康定、泸定、石棉、天全、宝兴、芦山、西昌、会东、会理、米易、德昌、盐边、木里、冕宁、甘洛、峨边、雷波、金阳、普格、喜德、越西）。生长于海拔500～2800m的谷沟常绿阔叶林、竹林内、灌丛中，属于国家二级保护植物。

13. 白花重楼

白花重楼 *Paris polyphylla Smith* var. alba H.Li & R.J.Mitch 产于云南省（丽江、大理），贵州省（惠水），湖北省（鹤峰），生长于海拔2900m左右的竹灌丛或杜鹃灌丛中。

14. 峨眉重楼

峨眉重楼 *Paris polyphylla* var. *emeiensis* H.X.Yin, H.zhang & D. Xue 产于四川省（峨眉山），生长于海拔1900m左右的阔叶林中。

15. 狭叶重楼

狭叶重楼 *Paris polyphylla* var. *stenophylla* Franch. 产于云南省（东川、彝良、绥江、盐津、威信、镇雄、嵩明、景东、临沧、凤庆、保山、腾冲、丽江、宁蒗、文山、石屏、禄劝、剑川、洱源、漾濞、云龙、贡山、福贡、兰坪、泸水、中甸、维西、德庆），西藏自治区（墨脱、定结），贵州省（惠水、长顺、毕节、威宁、印江、雷公山），四川省（成都、都江堰、崇庆、江油、青川、平武、广元、旺苍、剑阁、绵竹、安州、北川、宜宾、古蔺、叙永、长宁、筠连、屏山、乐山、洪雅、峨眉、苍溪、达州、万源、南江、宣汉、巴中、开江、大竹、雅安、芦山、石棉、天全、荥经、宝兴、西昌、米易、会东、会理、德昌、盐边、木里、冕宁、黑水、松潘、茂汶、汶川、南坪、康定、泸定、九龙、昭觉、甘洛、峨边、马边、雷波、美姑、金阳、普格、喜德、越西）重庆市（丰都、彭水、石柱、武隆、秀山、南川、万州、奉节、开州、云阳、城口、忠县、巫溪），广西壮族自治区（龙胜、大苗山），湖南省（龙山、慈利、浏阳、衡山），湖北省（兴山、当阳、房县、神农架、巴东），河南省（商城、西峡、嵩县），台湾省（台中、南投、嘉义、台东、花莲），福建省（崇安），江西省（庐山、德兴、遂川、武功山、萍乡），安徽省（黄山、岳西），浙江省（天目山、昌化、泰顺、丽水、开化），江苏省（保华山、江浦），甘肃省（平凉、天水、漳县、宕县、文县），陕西省（太白山、安康、平利、宁陕、佛坪、周至、渭南），山西省（翼城、垣曲）。生长于海拔 1200 ～ 3600m 的铁杉林、云杉林、松林、常绿阔叶林、苔藓林、竹林、灌丛中，是多叶重楼中分布最广，生态幅度最大的一个变种。

16. 宽叶重楼

宽叶重楼 *Paris polyphylla var. latifolia* F.T.Wang & C.Yu Chang 产于山西、陕西（西部）、河南（西部）、甘肃（东部）和安徽（滁州）；生长于 800 ～ 2300m 的林下沟边。

17. 高平重楼

高平重楼 *Paris caobangensis* Y.H.Ji, H.Li & Z.K.Zhou 产于云南省麻栗坡，生长于海拔 1100m 左右的阔叶林或灌丛中。

18. 云龙重楼

云龙重楼 *Paris yanchii* H.Li, L.-G.Lei & Y.-M.Yang 产于云南省大理白族自治州云龙县关坪乡，生长于海拔 2500m 的云南松和旱冬瓜混交林下。

19. 漕涧重楼

漕涧重楼 *Paris caojianensis* B.Z.Duan & Y.Y.Liu 产于云南省大理白族自治州云龙县漕涧镇，生长于海拔 2000 ～ 2200m 的旱冬瓜和云南松混交林下。

20. 亮叶重楼

亮叶重楼 *Paris nitida* G.W.Hu,Z.Wang et Q.F.Wang 产于湖北省九宫山，生长于海拔 1000 ～ 1400m 密林中。

21. 长药隔重楼

长药隔重楼 *Paris polyphylla* var. *pseudothibetica* 产于云南省（彝良、巧家、绥江），重庆（南川、忠县），四川省（筠连、古蔺、屏山），贵州省（遵义）。生长于海拔 1000 ～ 2300m 的常绿阔叶林、竹林、灌丛或草丛中。

22. 大萼重楼

大萼重楼 *Paris polyphylla* Smith var. *pselldothibetioa* H·Lifmacrosepala Hli 产于云南省（彝良、巧家、绥江），重庆市（南川、忠县），四川省（筠连、古蔺、屏山），贵州省（遵义）。生长于海拔 1000 ～ 2300m 的常绿阔叶林、竹林、灌丛或草丛中。

23. 卷瓣重楼

卷瓣重楼 *Paris undulata* H.Li & V.G.Soukup 产于峨眉山，生长于海拔 1200 ～ 2050m 常绿阔叶林下。属于国家二级保护植物，被列入 IUCN 濒危物种红色名录极危等级，属于中国特有种。

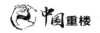

24. 毛重楼

毛重楼 *Paris mairei* H. Lév. 产于云南省（香格里拉、维西、德钦、兰坪、贡山、丽江、宁蒗、华坪、永胜、剑川、洱源、宾川、鹤庆、大理、漾濞、景东、禄劝、嵩明、彝良、东川），广西壮族自治区（融水），四川省（稻城、木里、九龙、盐源、喜德、攀枝花）。生长于海拔 1800～3500m 的高山草丛或林下，属于国家二级保护植物，被列入 IUCN 濒危物种红色名录濒危等级，属于中国特有种。

25. 花叶重楼

花叶重楼 *Paris marmorata* Stearn 产于西藏自治区（定结、朗县、亚东、察隅），云南省〔漾濞（苍山西坡）、丽江、东川〕，四川省（盐源、越西、会理），重庆市（南川）。生长于海拔 2800～3200m 的常绿阔叶林、竹林中。

26. 禄劝花叶重楼

禄劝花叶重楼 *Paris luquanensis* H.Li 产于云南省（屏边、禄劝），四川省（会东、普格、越西）。生长于海拔 2100～2800m 的常绿阔叶林或灌丛中，属国家二级保护植物，列入 IUCN 濒危物种红色名录极危等级，属于中国特有种。

27. 球药隔重楼

球药隔重楼 *Paris fargesii* Franch. 产于四川东部、湖北西部、贵州至云南，生长于海拔 550～2100m 的林下或阴湿处。属于国家二级保护植物。

28. 宽瓣球药隔重楼

宽瓣球药隔重楼 *Paris fargesii* var. *latipetala* H.Li et V.G.Soukup 产于贵州省（贵定），生长于海拔 550～2100m 的林下或阴湿处。

29. 短瓣球药隔重楼

短瓣球药隔重楼 *Paris fargesii* var. *brevipetalata* 产于云南省（昆明、广南），四川省（成都、都江堰、彭州、广元、宜宾、合江、叙永、筠连、峨眉山、洪雅、西昌），重庆市（涪陵、丰都、石柱、酉阳、武隆、金佛山、城口、奉节），贵州省（绥阳宽阔水、遵义、湄潭、惠水、罗甸、安龙、德江、雷公山、贵定），广西壮族自治区（临桂、全州、龙胜、凌云、乐业、田林），广东省（乳源），湖南省（新宁、桑植、江华），湖北省（鹤峰、恩施、利川、建始、巴东、五峰、长阳、兴山、神农架、房县、通山），江西省（宜春、武功山、井冈山），台湾省（宜兰、花莲），生长于海拔 650～2300m 的阔叶林中。

30. 黑籽重楼

黑籽重楼 *Paris thibetica* Franch. 产于云南省（景东、腾冲、宾川、大理、漾濞、贡山、泸水），重庆市（南川、城口），四川省（都江堰、平武、北川、宜宾、叙永、长宁、峨眉山、通江、荥经、天全、宝兴、西昌、会理、盐源、盐边、茂汶、理县、康定、泸定、美姑、金阳、喜德），西藏自治区（聂拉木），广西壮族自治区（南宁、龙胜），甘肃省（康县、文县）。其生长于海拔 1600～3650m 的常绿阔叶林、针叶阔混交林及灌丛中，属于国家二级保护植物。

31. 无瓣黑籽重楼

无瓣黑籽重楼 *Paris thibetica* var. *apetala* Hand.–Mazz. 产于云南省（禄劝、腾冲、大理、丽江、宁蒗、维西、德钦、福贡、贡山），四川省（彭州、南江、石棉、泸定、峨边、马边、雷波、金阳），西藏自治区（吉隆、聂拉木、亚东、定结、墨脱、林芝）。其生长于海拔 1400～3200m 的沟谷阔叶林、山坡疏林中。

32. 五指莲

五指莲 *Paris axialis* H.Li 产于四川省西部和南部、云南省东南部、贵州省西北部，生长于海拔 1400～2500m 的常绿阔叶林、苔藓林和针阔叶混交林下，属于国家二级保护植物，被列入 IUCN 濒危物种红色名录易危等级，属于中国特有种。

33. 红果五指莲

红果五指莲 *Paris axialis* H. Li var. *rubra* H.H.Zhou,K.Y.Wu et R. 产于西藏自治区（墨脱），云南省（彝良、巧家、绥江），四川省［剑阁、彭州、什邡、峨眉山、天全（二郎山）、芦山、荥经、洪雅、宝兴、雷波、屏山、筠连、高县、叙永］，重庆市（江津、金佛山），贵州省［纳雍、水城（变种）］。其生长于海拔 700～3000m 的常绿阔叶林、苔藓林和针阔叶混交林中。

34. 平伐重楼

平伐重楼 *Paris vaniotii* H.Lév. 产于贵州省（云雾、平伐、惠水），湖南省（衡山）。其生长于海拔 1000m 左右的常绿阔叶林下，属于国家二级保护植物，被列入 IUCN 濒危物种红色名录濒危等级，属于中国特有种。

35. 长柱重楼

长柱重楼 *Paris forrestii*（Takht.）H.Li 产于云南省（泸水、贡山、福贡、兰坪、德钦、维西、丽江），西藏自治区（墨脱、察隅）。其生长于海拔 1900～3500m 的林下，属于国家二级保护植物，被列入 IUCN 濒危物种红色名录濒危等级。

36. 皱叶重楼

皱叶重楼 *Paris rugosa* H.Li & Kurita 仅见于云南省贡山独龙族怒族自治县独龙江流域，

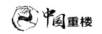

生长于海拔 1500～1620m 的常绿阔叶林及沟谷灌丛中，属于国家二级保护植物，被列入 IUCN 濒危物种红色名录濒危等级，属于中国特有种。

37. 独龙重楼

独龙重楼 *Paris dulongensis* H.Li & Kurita 仅见于云南省贡山独龙族怒族自治县独龙江流域，其生长于海拔 1500～1550m 的常绿阔叶林及沟谷灌丛中，属于国家二级保护植物，被列入 IUCN 濒危物种红色名录极危等级，属于中国特有种。

38. 巴山重楼

巴山重楼 *Paris bashanensis* F.T.Wang & Tang 产于四川省（宝兴、峨眉山、茂汶），重庆市（金佛山、石柱、万州、城口、巫溪），湖北省（鹤峰、恩施、巴东、兴山、神农架、房县、郧阳、保康）。其生长于海拔 1200～3000m 的阔叶林、竹林中，属于国家二级保护植物，被列入 IUCN 濒危物种红色名录近危等级，属于中国特有种。

39. 四叶重楼

四叶重楼 *Paris quadrifolia* L. 产于我国黑龙江伊春、新疆北部等，生长于桦木林、针叶林、针阔叶混交林和湿地灌丛中，属于国家二级保护植物。

40. 无瓣重楼

无瓣重楼 *Paris incompleta* M.Bieb. 生长于海拔 2000m 以下的阴暗针叶林内（未查到分布区）。

41. 北重楼

北重楼 *Paris verticillata* M.Bieb. 产于湖北省（巴东、秭归、十堰、郧阳、竹山），安徽省（黄山），四川省（若尔盖、阿坝、南坪、广元、青川），浙江省（昌化），青海省（循化），甘肃省（卓尼、临潭、洮河、岷县、清水、舟曲、文县），陕西省（泾河、石泉、太白山），山西省（霍州、方山），河北省（内丘、涿鹿），辽宁省（千山），吉林省（临江、通化、长白山、蛟河、东陵），黑龙江省（伊春、小兴安岭），内蒙古自治区（大兴安岭南部、阴山、大青山）。其生长于海拔 1000～3600m 的针叶林、落叶阔叶林、灌丛或草丛里，属于国家二级保护植物。

42. 日本重楼

日本重楼 *Paris japonica* Franch. 生长于海拔 1000～2100m 的林下。

第二节　重楼属植物分类

一、分类学概况

重楼属植物的外貌特征极为相似：一个茎、一轮叶，顶生一朵花。在区别种的界限上常常模糊不清，历史上对种的划分多有争议和分歧。1888 年 Franchet 把本属划分为 Sect. *Euparis* 和 Sect. *Euthyra*（Salisbury）Franch. 2 个组。1898 年，Franchet 又以 *P. delavayi* Franch. 为模式建立了一个组 Sect. *Parisella* Franch.。70 多年后，日本学者 Hara H 在 Franchet 的基础上进行了一次调整，他依据根茎的粗细、萼片数目的差异把本属植物分为 3 个组，把 Sect. *Parisella* Franch. 并入了 Euthyra（Salisbury）内，新成立了一个组 *Paris* Sect. *Kinugasa*（Tatewaki et Suto）Hara。1983 年，Takhtajan A. 根据根茎、果实、子房和种子 4 个指标把重楼属植物划分为 3 个独立的属，各属的范围与 Hara 划分的 3 个组的范围一致，顺序相同。1986 年李恒根据重楼属植物的形态特征及演化趋势形成了新的分类系统，他将重楼属植物分为 2 个亚属，继而根据雄蕊轮数、根状茎粗细、假种皮的有无、果实开裂与否、药隔长度、叶片数及形状等主要性状在亚属下又分出了 8 个组。目前我国的重楼分类学研究都是参照学者李恒建立的重楼属植物分类系统。

二、重楼属植物形态鉴别要点

重楼属植物分为侧膜亚属 Subgenus *Daiswa*（Rafinesque–Schmaltz）H. Li 和中轴亚属 Subgenus *Paris* 两个亚属。根据雄蕊轮数、根状茎粗细、假种皮的有无、果实开裂与否、药隔长度、叶片数及形状等主要性状在亚属下又分出了 8 个组，24 个种。侧膜亚属包括海南组、蚤休组、花叶组、球药隔组、黑籽组；中轴亚属包括五指莲组、北重楼组、日本重楼组。

侧膜亚属 Subgenus *Daiswa*

1. 海南组

海南重楼 *Paris dunniana* H.Lév.

根茎：根茎粗厚，长 8 ～ 19cm。

茎：高大草本，茎高达 164cm，粗达 2.2cm，光滑。

叶：叶 5 ～ 8 枚，绿色，叶片两侧不等长，叶片大小不等，叶柄长短不等。

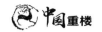

花：花基数（5～）6～8，常与叶数相等，萼片绿色；花瓣绿色，丝状，长于花萼；雄蕊全长20～36mm，药凸锐尖；子房卵形，明显具棱；花柱基和花柱不明显；柱头（5～）6～8，幼时直立，花后外卷。

果实和种子：果成熟时淡绿色，开裂；外种皮橙黄色，多汁。

2. 蚤休组

（1）凌云重楼 *Paris cronquistii*（Takht.）H.Li

根茎：根茎长2～8.5cm，粗2～3cm。

茎：茎高20～10cm，粗糙。

叶：叶（4～）6～7枚，上面具紫色斑块，背面常为紫色或绿色具紫斑，叶柄紫色。

花：花基数5～6，常与叶数相等或稍多于叶数；萼片绿色；花瓣黄绿色，丝状，有时稍宽，斜伸，常短于萼片；雄蕊3轮，高出柱头，药凸锐尖；子房具5～6棱，胚珠在胎座上排成2行；花柱基稍下凹，六角盘状，厚达3mm；柱头5～6，外卷。

果实和种子：果绿色变红色，开裂。种子外果皮红色多汁。

（2）西畴重楼 *Paris cronquistii* var. *xichouensis*

本种与凌云重楼的区别：花瓣较宽，长3cm，宽5mm；叶片绿色无紫斑，长达29cm，宽20cm。

（3）南重楼 *Paris vietnamensis*（Takht.）H.Li

根茎：根茎粗壮，长达20cm，粗达7.5cm。

茎：茎高30～150cm。

叶：叶4～6枚，中脉宽，侧脉2～3对，近基出。

花：花基数4～7，常与叶片同数；萼片4～7，常明显不等大，基部常具短爪；花瓣4～7，线形，少数先端扩大；雄蕊2～3轮，花丝紫色；子房淡紫色，外具4～7棱或狭翅；花柱基星状，花柱不明显，柱头4～7，向外卷曲。

果实和种子：蒴果黄红色，果皮厚革质。外种皮橙黄色。

（4）缅甸重楼 *Paris birmanica*（Takht.）H.Li

茎：茎高70cm以上。

叶：叶6～7，中脉明显，具3～4对近基出侧脉。

花：花基数6～7，常与叶片同数；花萼6～7，叶状，基部明显具爪；花瓣6～7，上部2/3带状，下部丝状，紫色，短于萼片；雄蕊15、18、21，长2.2～3.2cm，花丝长6～10mm，花药长1.3～2cm，药隔凸出部分长2～3mm；子房圆锥形，外具6～7棱，花柱基增厚截平，柱头 6 ~ 7，粗肥外弯。

　　果实和种子：典型特征为花瓣紫色，带状，基部丝状；叶片侧脉明显。

　　（5）金线重楼 *Paris delavayi* Franch.

　　根茎：根茎长 3 ~ 5cm，粗 1.5cm。

　　茎：茎高 30 ~ 60cm。

　　叶：叶 6 ~ 8 枚，狭披针形、线状长圆形至卵状披针形。

　　花：花基数 3 ~ 6，少于叶数；萼片紫绿色或紫色，常狭小，反折；花瓣常为暗紫色，稀黄绿色，很短，长仅 0.5 ~ 1.5cm；雄蕊 2 轮，花药黄色；子房常为圆锥形；花柱紫色，厚达 3mm；柱头 5 ~ 6，反卷。

　　果实和种子：果圆锥形，成熟时仍为绿色。种子外果皮红色多汁。

　　（6）卵叶重楼 *Paris delavayi* var. *petiolata*

　　本种与金线重楼的区别：叶片卵形、卵状长圆形，基部圆形或心形，长达 6 ~ 13（~ 18）cm，宽 2.5 ~ 6.5cm。

　　（7）大理重楼 *Paris daliensis* H.Li et V.G.Soukup

　　根茎：根茎粗壮，长 5 ~ 6cm，粗达 1 ~ 1.5cm。

　　茎：茎高 50 ~ 65cm。

　　叶：叶 7 ~ 9 枚，全缘，侧脉 4 ~ 5 对，羽状。

　　花：花基数 3 ~ 5，少于叶数；萼片绿色，披针形；花瓣（3 ~）5，线形，黄绿色，直立，上部稍扩宽；雄蕊 6 或 10 枚，深紫色，短，药隔突出部分增粗，卵形；子房卵形，深紫色；花柱基盘状，柱头（3 ~）5，外弯。

　　果实和种子：花瓣直立，雄蕊粗短，药隔突出部分增粗，卵形。

　　（8）多叶重楼 *Paris polyphylla* Smith var. *polyphylla*

　　根茎：根茎粗壮，长 11cm，粗达 1 ~ 3cm。

　　茎：茎高 25 ~ 84cm，全株无毛。

　　叶：叶 5 ~ 11 枚，同一植株的叶常等长不等宽。

　　花：花基数 3 ~ 7；萼片绿色，披针形；雄蕊 2 轮，药隔突出部分不明显；子房紫色，具棱或翅；花柱基紫色，增厚，常角盘状；柱头紫色，花时直立，果期外卷。

　　果实和种子：果近球形，绿色。种子有鲜红色的外果皮。

　　（9）滇重楼 *Paris polyphylla* var. *yunnanensis*（Franch.）Hand.–Mzt.

　　与多叶重楼的区别：雄蕊 2 ~ 3 轮；药凸较明显，长 1 ~ 2mm，花瓣较宽，上部常

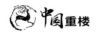

扩大为宽 2 ～ 5mm 的狭匙形；叶一般较宽，质地较厚，倒卵状长圆形，基部楔形至圆形，长 4 ～ 9.5cm，宽 1.7 ～ 4.5cm，常具有 1 对明显的基出脉，叶柄长 0 ～ 2cm。

（10）七叶一枝花 *Paris polyphylla* Sm. var. *chinensis* (Franch.) Hara

与滇重楼的区别：花瓣狭线形，明显短于萼片，常反折，长为萼片的 1/3 ～ 2/3，上部不扩宽；叶片一般较狭长，长圆形、长椭圆形、披针形等，基部通常楔形，稀圆形，长 8 ～ 27cm，宽 2.2 ～ 10cm。

（11）矮重楼 *Paris polyphylla* var. *nana* H.Li

茎：茎高仅 10cm，花梗长 5cm。

叶：叶 4 ～ 6 枚，近无柄。

花：花基数 4；萼片卵形，绿色；花瓣远长于萼片；雄蕊 8 枚，药凸极不明显。

（12）白花重楼 *Paris polyphylla* Sm. var. *alba* H Li et R.J.

本种与多叶重楼的区别在于子房顶部，花柱和花柱基白色，萼片和花瓣黄绿色。

（13）狭叶重楼 *Paris polyphylla* var. *stenophylla* Franch.

叶：叶较多，（6 ～）10 ～ 15（～ 22）枚，狭长，长（5 ～）9 ～ 13（～ 16）cm，宽 1 ～ 2cm。

花：花基数（3 ～）4 ～ 7（～ 8），与叶数不一致；花瓣丝状，比萼片长；雄蕊通常较短，长在 15mm 以下，药凸不明显或长不及 0.5mm。

（14）宽叶重楼 *Paris polyphylla* var. *latifolia* Wang et Chang

与狭叶重楼的区别：叶较宽，宽 2 ～ 4（～ 6）cm；子房和果有粒状小瘤（压干后为鳞片状）。

两者的共同点：药隔不外突或外突很短（＜ 1mm）；花瓣丝状，通常长于萼片；叶基楔形，无柄或具短柄（＜ 1cm）。

（15）长药隔重楼 *Paris polyphylla* var. *pseudothibetica* H.Li

该变种与七叶一枝花较接近，但花瓣较长，与叶片近长或稍长；药凸明显，长 3 ～ 10（～ 15）mm；种子近球形，有红色多汁的外种皮。

（16）大萼重楼 *Paris polyphylla* Smith var. *pselldothibetioa* H·Lifmacrosepala Hli

与多叶重楼的区别：花基数 3 ～ 4（不为 5 ～ 6）；萼片较大，卵形，长 4 ～ 6cm，宽 1.7 ～ 3cm；无花瓣。

（17）卷瓣重楼 *Paris undulata* H.Li et V.G.Souku*p*

根茎：根茎多节，粗 1 ～ 1.5cm。

茎：茎高达 70 ～ 80cm。

叶：叶 7 ～ 9 枚轮生，全缘，叶柄长 3.5cm。

花：花基数 4 ～ 5，雄蕊 2 轮；萼片 4 ～ 5 枚；花瓣线形，黄绿色，边缘波状，下垂；雄蕊 8 ～ 10，药隔突出部分长 11 ～ 15mm；子房卵形，绿色，顶部截平，花柱基盘状；柱头 4 ～ 5，紫色。

与多叶重楼各变种的区别：药凸伸长达 15mm；花瓣边缘波状，下垂。

（18）毛重楼 *Paris mairei* H. Lév.

根茎：根茎粗 1 ～ 1.5cm，棕褐色，内面白色。

茎：茎高 11 ～ 65cm，紫色或绿色，光滑、粗糙或密被短毛。

叶：叶（5 ～）6 ～ 12，背面全部或脉上或仅于叶缘有密或稍稀疏的糠秕状短毛。

花：花基数（4 ～）5 ～ 8（～ 9）；萼片绿色，无毛或被毛；花瓣丝状，线形，长于萼片；雄蕊 2 轮，花丝比花药短，花丝淡紫色或淡黄色，花药黄色；子房绿色或紫色，具紫色的棱，无毛或有毛；花柱基紫色，角盘状；柱头紫色。

果实和种子：果紫色，有棱；种子外种皮红色多汁。

3. 花叶组

（1）花叶重楼 *Paris marmorata* Stearn

根茎：根茎粗短，多环节。

茎：茎高 4 ～ 21cm，白色或上部淡紫色。

叶：叶 4 ～ 6 枚（4 年生以上），叶脉及沿脉带苍白色，边缘不整齐或呈波齿状，背面绿色、淡紫色或紫色。

花：花基数 3 ～ 4，萼片绿色；花瓣狭线形，丝状，短于萼片；雄蕊 6 或 8，2 轮；花丝绿色或紫色，花药黄色，药隔完全不外突；子房绿色，近球形，具 3 ～ 4 棱；花柱紫色，圆锥形，柱头紫色。

果实和种子：果成熟时绿色；种子外种皮橙红色多汁。

（2）禄劝花叶重楼 *Paris luquanensis* H.Li

根茎：根茎土褐色，常不等粗，环节明显。

茎：茎高 6 ～ 23cm，淡绿色，紫色，无毛。

叶：叶 4 ～ 6 枚（4 年生以上），倒卵形、倒卵状长圆形等，上面深绿色，背面深紫色，两面大小叶脉及沿脉带为淡绿色；无叶柄。

花：花基数 4 ～ 6，与叶数一致；萼片淡绿色，脉绿白色；花瓣丝状，黄色，斜举，

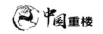

长于萼片；雄蕊 2 轮，花丝淡黄色，花药淡青色；花粉黄色，药隔不外伸；子房青紫色或绿色，倒卵形，明显具 4 ～ 6 棱；胚珠白色；花柱基青紫色；柱头短小。

果实和种子：果深紫色或绿色；果棱不明显，种子外种皮红色多汁。

4. 球药隔组

（1）球药隔重楼 *Paris fargesii* Franch.

根茎：根茎粗壮，粗 1 ～ 2cm。

叶：叶 4 ～ 6 枚，绿色，偶有背面紫色；叶柄长 1.5 ～ 9.5cm。

花：花基数 4 ～ 5（～ 6），常与叶数相等或少 1；萼片绿色，基部略狭成宽爪；花瓣线性，常反垂于萼片之下；雄蕊 2 轮，通常花丝和药隔突出部分紫黑色，整个雄蕊很短，方柱形，药隔突出部分极短，长不过 1.5mm，与花药等粗，顶面观圆形，侧面观球形或马蹄形，通常雄蕊低于雌蕊，偶有和柱头平齐的。雌蕊紫黑色或紫色，花柱和花柱基紫黑色；子房明显具棱，常呈方柱形或五角柱形。

果实和种子：果近球形；种子多数，外果皮多汁，红色。

（2）宽瓣球药隔重楼 *Paris fargesii* var. *latipetala* H.Li et V.G.Soukup

与原变种的区别：内轮花被片淡绿色，椭圆形，长 1.3cm，宽 3.5cm，先端渐尖，基部渐狭，比萼片短，比原变种的花瓣宽。

（3）短瓣球药隔重楼 *P. fargesii* var. *brevipetalata*

与原变种的区别：花瓣短小，线形，黄绿色或紫黑色，长 0.8 ～ 1cm，宽仅 1mm，远比萼片短，常反垂于萼片之下。

5. 黑籽组

（1）黑籽重楼 *Paris thibetica* Franch.

根茎：根茎黄褐色，内面白色，长达 12cm，粗 0.5 ～ 1.5cm，较细长，节较疏。

茎：茎绿色，有时紫色，无毛。

叶：叶（7 ～）8 ～ 12，无毛，线形、线状长圆形或披针形，通常无柄或具长仅 2 ～ 3mm 的短柄。

花：花基数 4 ～ 5（～ 7），远少于叶数；萼片绿色；花瓣淡绿色，丝状，短于萼片；雄蕊 2 轮，花丝淡绿色，药隔凸出部分很长；子房绿色，长圆锥形，明显具棱；花柱基紫色，柱头绿色，星状平展。

果实和种子：果近球形，果皮薄，棱翅不明显；种子亮黑色，光滑，于一侧包以深红色多汁的鸡冠状假种皮。

（2）无瓣黑籽重楼 *P. thibetica* var. *apetala* Hand.–Mazz.

与原变种区别：花无花瓣；本变种的花基数较大（4～7数），萼片狭披针形，雄蕊常为3轮或非整数倍，极少为2轮，即使在花期仍然可与长药隔重楼的大萼变型相区别。

中轴亚属

1. 五指莲组

（1）五指莲 *P. axialis* H.Li

根茎：根茎圆柱形，棕褐色，多环节，常分枝。

茎：茎高15～30cm，栽培的常在70cm以上，绿色或红紫色，无毛。

叶：叶4～6枚，绿色，叶柄长2～6cm。

花：花基数4～6，常与叶数相等或多1；萼片绿色；花瓣黄绿色，线状，斜伸，远长于萼片；雄蕊（2～）3轮，通常为花萼数的3倍，偶有2倍或不成倍数现象，花丝黄绿色；花药黄色，药隔突出部分锐尖；子房绿色，具4～6棱；花柱基明显，青紫色，顶面观多角形（4～6角）；花柱紫色，短，柱头4～6，外卷。

果实和种子：果近球形，果皮薄，成熟后自然脱落而不开裂，顶部多角星状，浅绿色；种子多数，淡棕色，半壁外露，另外半壁为绿白色海绵质假种皮所包。

（2）红果五指莲 *P. axialis* H.Li var. *rubra* H.H.Zhou, K.Y.Wu et R.

与原变种的区别：成熟果实为红色，种子假种皮为橙红色，花瓣与萼片近等长。

（3）平伐重楼 *P. vaniotii* H.Lév

根茎：根状茎棕色，长2.2～5cm，粗1cm。

茎：茎高20～30.5cm。

叶：叶6，深绿色，倒披针状椭圆形；主脉3条，基出，侧脉羽状，均明显下凹，背面隆起；叶柄长1cm。

花：花基数5～6，与叶同数；花瓣黄绿色，丝状，长5cm，远长于萼片；子房绿色，具5～6条明显的纵棱，横切面五、六角星状；花柱基橙黄色，柱头稍外卷。

果实和种子：果绿色，卵形，花柱基绿色，下凹。种子淡褐色，长圆形；假种皮海绵质，近白色。

（4）长柱重楼 *P. forrestii* (Takht.) H.Li

根茎：根状茎圆柱形，棕褐色，长1.5～4.5cm，粗0.8～2.2cm，有密集的环节。

茎：茎高15～65cm，无毛。

叶：叶4～7，绿色，一对侧脉近基出，其余侧脉不明显。

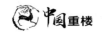

花：花基数 4～7，通常与叶数相等；花瓣丝状，黄绿色；雄蕊 2 轮，通常为萼数的 2 倍或多 2 或 3；子房红色，具不明显的 4～7 棱；花柱基红色，明显增厚为圆锥形；花柱红色；柱头 4～7，线形，常外卷。

果实和种子：果紫色，近球形，不开裂。种子卵圆形，较小，白色或黄红色。

（5）皱叶重楼 *P. rugosa* H.Li & Kurita

根茎：根状茎圆柱形，长 12cm，粗 3～4cm，多节。

茎：茎高 43cm。

叶：叶 4～5，具皱，基部圆形；基出侧脉 3 对，侧脉和细脉上面极度下凹，背面凸起。

花：花基数 4～5，与叶同数；萼片 4～5，绿色，卵形；花瓣 4～5，黄绿色，线形，直立；雄蕊 3 轮，12 或 15 枚；花丝绿色；花药紫色；花柱基青紫色，增厚成 5 角锥状；柱头土红色，外弯。

果实和种子：幼果全部青紫色。

（6）独龙重楼 *P. dulongensis* H.Li & Kurita

根茎：根状茎圆柱形，长 23cm，粗 4.5cm，多节。

茎：茎高 45～80cm。

叶：叶 9～10 枚，多少具皱；基出脉 3 条，叶脉上面下凹，背面凸起并为紫色；叶柄紫色。

花：花基数 6～7，比叶数少；萼片 6～7，卵状披针形、狭披针形；花瓣黄绿色；雄蕊 2 轮，12 或 14，花丝绿色；花药暗紫色，药隔不突出于药室之上；花柱基和花柱绿色。

2. 北重楼组

（1）巴山重楼 *P. bashanensis* F.T.Wang & Tang

根茎：根状茎横走，细长，黄色，粗 3～4（～7）mm，节增粗，节间长 5～10mm。

茎：茎高 11～40cm。

叶：叶常 4 枚，稀 5～6 枚，绿色，椭圆形、长圆形、长圆披针形；无柄。

花：花基数 4～5，与叶同数。萼片狭披针形，反折；花瓣淡绿色，丝状或线形，基本上与花萼等长或稍长；雄蕊 2 轮，8、10 枚；花丝淡绿色，极短；花药黄色，线形，药隔突出部分细长；子房紫黑色，球形；花柱基不明显；花柱紫色；柱头纤细，直立，紫色。

果实和种子：果近球形，紫黑色，不开裂。

（2）北重楼 *P. verticillata* M.Bieb

根茎：根状茎纤细，伸长，粗 2.5～4mm，节间长达 2cm，环节较膨大，环上生须根，横切面乳白色。

叶：叶 7～8（～9）枚，绿色，无毛；基出脉 3 条，明显，两侧的弧曲延至顶端与中脉汇合；叶无柄，或短柄。

花：花基数 4（～5），比叶数少，萼片通常绿色，偶有紫色的；花瓣丝状或线形，明显比萼短；花丝黄绿色或紫绿色，偶有紫色的；花药黄色，子房近球形，紫色；花柱紫色，无明显的花柱基。

果实和种子：果紫黑色，球形，不开裂。种子卵球形，无假种皮。

（3）日本四叶重楼 *P. tetraphylla* A.Gray

根茎：根状茎伸长，纤细。

茎：茎高 25～45cm。

叶：叶 4，稀 5 或 6，绿色；一对侧脉近基出，弧曲伸至叶尖；叶无柄。

花：花基数 4，与叶数相等；萼片绿色，反折；无花瓣，有些个体具锥状花瓣；雄蕊 8，2 轮，药隔不外突；子房圆形，无棱，无花柱基。

果实和种子：浆果球形，紫色，不开裂。种子四面体状球形，无假种皮。

（4）无瓣重楼 *P. incompleta* M.Bieb

根茎：根状茎横走，纤细。

茎：茎高 13～33cm。

叶：叶 6～12，绿色；基出 3 脉明显，无柄。

花：花基数 4，比叶数少。萼片 4，绿色，平展不反折；花瓣不存在；雄蕊 8，2 轮；药隔不外突；子房暗紫色，4 室；花柱基和花柱都不明显；柱头远长于雄蕊。

果实和种子：浆果灰黑色。

（5）四叶重楼 *P. quadrifolia* L

根茎：根状茎横走，纤细，长达 10cm，粗 2.5～4mm。

茎：茎高 18～40cm。

叶：叶 4，稀 5～6，绿色，无毛，倒卵形；1 对侧脉基出，弧曲延至叶尖；叶无柄或近无柄。

花：花基数 4，与叶数一致。萼片 4，绿色，反折；花瓣 4，线形，短于萼片；雄蕊

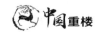

8，2 轮，花丝和花药各长 3 ～ 6mm，药隔突出部分长 5 ～ 6mm；子房绿色变紫色，卵形，无明显的花柱基，花柱短。

果实和种子：果紫绿色，成熟时黑色，卵球形。种子近球形，无假种皮。

3. 日本重楼组

日本重楼 *P. japonica* Franch

根茎：根状茎十分粗壮，长 8cm，粗 3cm。

茎：茎高 40 ～ 60cm，光滑，有时被毛。

叶：叶（6 ～）7 ～ 10（～ 12），倒卵形，无毛，稀背面有毛，无柄。

花：花基数 7 ～ 10（～ 12），与叶数相等；萼片 7 ～ 10（～ 12），白色，边缘淡红色或淡绿色，中肋绿色，长于花瓣；花瓣线形，远短于萼片；雄蕊 14 ～ 20（～ 24），2 轮，花丝和花药近等长，药隔不外凸；子房近卵形、球形，绿色；花柱基黄色，盘状，增厚。

果实和种子：浆果不开裂，可食。

三、近年来发现的新物种或新变种

2005 年，中国科学院昆明植物研究所研究员纪运恒、李恒等在越南北部发现重楼属一个新种——高平重楼；2005 年，在四川峨眉山发现重楼属一个新变种——峨眉重楼；2007 年中国科学院昆明植物研究所张书东在云南巧家县发现重楼属一个新种——药山重楼；2010 年，在四川省崇州市鸡冠山乡发现重楼属一个新变种——短瓣凌云重楼；2014 年中国科学院武汉植物园王青峰研究员等，在湖北九宫山发现重楼属一个新种——亮叶重楼；2016 年，李恒等在云南省云龙县关坪乡发现重楼属一个新种——云龙重楼；2017 年大理大学段宝忠教授在云南省云龙县漕涧镇发现重楼属一个新种——漕涧重楼。

1. 高平重楼 *P. caobangensis* Y.H.Ji, H.Li & Z.K.Zhou（Trilliaceae）

该种与缅甸重楼相近，区别在于该植株高 30 ～ 35cm，叶为卵状披针形，长为 9.5cm，宽为 4.5cm；雄蕊是花瓣的 2 倍。

2. 峨眉重楼 *P. polyphylla* Smith var. *emeiensis* H.X.Yin, H.Zhang & D.Xue

该变种与云南重楼 *P. polyphylla* var. *yunnanensis*（Franch.）Hand.–Mazz. 相似，区别在于叶柄较短，长 2 ～ 5mm，叶片较窄，披针形，宽 1.5 ～ 2.5cm，花梗短，长 6 ～ 10（～ 13）mm，花瓣丝状，长 2 ～ 3cm，药隔突出部分较短，长 0.2 ～ 0.5mm。

3. 药山重楼 *P. stigmatosa* S.D.Zhang

该种与多叶重楼 *P. polyphylla* Smith 非常相似。区别在于该种仅有近无柄叶 4 ～ 6 枚，花瓣 3，柱头长 21 ～ 34mm。

4. 短瓣凌云重楼 *P. cronquistii*（Takht.）H.Li var. *brevipetalata* H.Yin et H.Zhang

该变种与凌云重楼 *P. cronquistii*（Takht.）H.Li 相似，区别在于花瓣线形，长 1.2～3.1cm；远短于萼片，下垂；雄蕊较少，8 ～ 2 枚，仅 2 轮；叶上表面深绿色，沿中脉具淡绿色斑纹。

5. 亮叶重楼 *P. nitida* G.W.Hu,Z.Wang & Q.F.Wang

该新种在形态上与高平重楼 *P. caobangensis* Y.H.Ji,H.Li & Z.K.Zhou（Trilliaceae）最为接近，主要区别在于其叶 4 ～ 5 枚，老叶近革质，光亮，雄蕊少，只有 1 ～ 2 轮。

6. 云龙重楼 *P. yanchii* H.Li，L.–G.Lei & Y.–M.Yang

该种与毛重楼近似，但花瓣常缺如或少于萼片，药隔凸出部分长 1 ～ 1.5cm。与同组的长药隔重楼的区别在于花瓣缺如或少于萼片，花瓣和雄蕊为淡紫色或紫色，叶脉仅 2 ～ 3 对。与同亚属黑籽组的同样有长药隔凸出的黑籽重楼的区别在于：种子红色且无假种皮。

7. 漕涧重楼 *P. caojianensis* B.Z.Duan & Y.Y.Liu.

该种与毛重楼近似，但该种一些雄蕊的花丝与花瓣粘连在一起，其他雄蕊独立，药隔 0.2 ～ 0.4cm（不为 0.05 ～ 0.1cm）。雄蕊多于花瓣，而且雄蕊只有一轮。花瓣的上半部分为深紫色，靠近萼片的部分为绿色。此外，叶柄 0.1 ～ 0.8cm（不为 0 ～ 0.4cm），根茎表面无毛（不具短柔毛）。

部分重楼属植物形态见图 1–11。

第三节　重楼属植物分子生物学研究

一、分子标记

1. 遗传多样性分析

遗传多样性研究是揭示物种进化历史、促进资源合理开发利用和制定生物学保护策略的重要工具。物种内遗传多样性或变异越丰富，对环境变化的适应能力就越强，其进化的潜力就越大。最大限度地维持种内遗传多样性水平，是持续利用遗传资源的前提和基础。随着分子生物学的飞速发展，研究物种遗传多样性的技术日益成熟。分子标记作为 DNA 水平进化关系和遗传变异的直接反映，为研究物种的遗传多态性和亲缘关系提供了有力的技术保障，在很多物种遗传多样性分析方面发挥着重要作用。目前已在重楼属植物

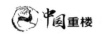

中应用的分子标记主要有：随机扩增多态性 DNA（Random amplified polymorphic DNA，RAPD）标记、简单重复序列区间（Inter simple sequence repeat，ISSR）标记、扩增片段长度多态性（Amplified fragment length polymorphism，AFLP）标记、简单重复序列（Simple sequence repeats，SSR）标记、限制性位点扩增多态性（Restriction site amplification polymorphism，RSAP）、保守 DNA 衍生多态性（Conserved DNA-derived polymorphism，CDDP）标记和目标起始密码子多态性（Start codon targeted polymorphism，SCoT）标记等。

（1）简单重复序列

简单重复序列（Simple sequence repeats，SSR）也被称为微卫星序列，其为共显性遗传，在基因组中广泛存在且多态性较高，在植物遗传多样性研究当中应用较广。目前从植物中开发 SSR 引物的方法主要有文库构建、转录组测序、简化基因组测序和公共数据库开发，SSR 目前已在植物学研究中广泛应用。

陈中苏等采用 SSR 分子标记了滇重楼 5 个不同居群，对 115 份样品进行了遗传多样性分析，结果筛选出了 8 对可用 SSR 引物，其多态位点百分率为 100%，多态信息量为 0.7456。在居群水平和物种水平上，观测等位基因数分别为 8.4250 和 17.7500，有效等位基因数分别为 4.9609 和 7.5007，观测杂合度分别为 0.2955 和 0.2948，期望杂合度分别为 0.6548 和 0.7744，Shannon's 信息指数分别为 1.5201 和 2.0386，遗传分化系数为 0.1728，基因流为 1.1966。利用 UPGMA 聚类分析，5 个居群可分为 2 类。表明滇重楼遗传多样性水平较高，居群内和居群间具有一定的遗传分化。

杨维泽等为了筛选适合用于滇重楼种质资源整理、评价和遗传研究的 SSR 标记，首次利用百合、延龄草、薯蓣的 EST-SSR 标记对 5 份滇重楼材料进行 PCR 扩增，分析 3 种植物引物在滇重楼中的通用性。结果显示，40 对引物在滇重楼中能有效扩增，占引物总数的 80.0%，其中 32 对引物具有多态性，占引物总数的 64.0%，引物通用率较高。利用 15 对具有多态性的引物对 35 份滇重楼材料进行多态性检测，其等位基因数、有效等位基因数、Nei's 基因多样性、Shannon 指数及多态位点百分比分别为 1.9955、1.2634、0.1811、0.3075 和 99.5%，表明滇重楼具有较为丰富的遗传多样性，这有助于重楼属植物的遗传多样性、基因定位、连锁图谱的构建及比较基因组学等方面的研究。

Song 等对云南的 62 个滇重楼样本进行了 SSR 分子标记研究，结果得到 45 个 SSR 重复序列，37 个微卫星适合于特异性引物设计，有 10 个基因位点显示出高多态性。每个位点等位基因数目在 4 ~ 12 之间，群体观测杂合度在 0.303 ~ 0.969 之间，期望杂合度在

0.790～0.976之间。表明SSR标记作为滇重楼群遗传研究和遗传资源保护的有效工具。

Zheng等对安徽南部的30个野生华重楼样本进行SSR分析，采用CTAB法提取DNA，构建了华重楼微卫星（CT）n富集文库，并成功筛选出12个高多态性的微卫星基因位点。结果显示每个位点的等位基因数在2～5之间，观测杂合度为0.000～0.467，期望杂合度为0.383～0.662。其中6个基因位点明显偏离哈迪－温伯格平衡定律，这可能是由于华重楼样本的小种群效应或近亲繁殖、无效等位基因引起，另外还有5对基因表现出明显的连锁不平衡。表明华重楼多态性水平较高，遗传多样性丰富。

（2）简单重复序列区间

简单重复序列区间（Inter simple sequence repeat，ISSR）是由Zietkiewicz等于1994年建立的，其主要是基于SSR技术发展而来，利用SSR片段特点，设计特定引物对重复序列的间区进行扩增。由于不需要事先知道序列信息，因此成本较低，同时具有实验简便、多态性高、稳定性好等优点。

何俊等采用ISSR分子标记，对6个滇重楼居群共153个样本的遗传多样性进行了分析，从113条ISSR引物中筛选出14条引物用于扩增。在物种水平上，滇重楼居群共检测出251个位点，其中多态位点227个，多态位点百分率达90.44%，在居群水平上，多态位点百分率达55.31%，Nei's基因多样性指数为0.152，Shannon's多样性指数为0.238。表明滇重楼不论是在物种水平上还是在居群水平上，均具有较高的遗传多样性水平。此外，自然条件下生长的3个滇重楼居群，其在物种水平上的多态位点，多态位点百分率达76.89%，基因多样性指数为0.187，Shannon's多样性指数为0.298，在居群水平上，多态Nei's位点百分率达46.61%～59.76%不等，平均为53.38%，Nei's基因多样性指数为0.151，Shannon's多样性指数为0.235，揭示出了自然居群内的遗传多样性的不足，相对而言，滇重楼在物种水平上还保存有较高的遗传多样性。

何俊等采用ISSR分子标记，对多叶重楼种下3个变种的8个居群共208份样品的遗传多样性进行分析。发现14条引物共检测到251个清晰的扩增位点，其中多态位点235个。在物种水平上，多态位点百分率达93.63%，Nei's基因多样性指数为0.2204，Shannon's信息指数为0.3532，在居群水平上，多态位点百分率为50.45%，Nei's基因多样性指数为0.1405，Shannon's信息指数为0.2194，这些均表明多叶重楼的遗传多样性水平较高。此外，还用NTSYS软件对样品进行了UPGMA聚类分析，结果显示滇重楼的6个居群聚为一支，滇重楼与狭叶重楼有较近的亲缘关系，而与长药隔重楼之间的遗传分化较大。

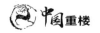

田风光等利用单因素实验和正交设计试验相结合的方法，优选七叶一枝花稳定的简单重复序列间扩增－聚合酶链式反应（ISSR-PCR）反应体系，最终建立了稳定性高、重现性好、检测多态性能力强的 ISSR-PCR 最佳反应体系，即 25.0μL 反应体系中各因素的浓度分别为：dNTPs0.2mmol·L^{-1}，TaqDNA 聚合酶 0.75×16.67nkat（0.75U），引物 0.6μmol·L^{-1}，Mg2+2.0mmol·L^{-1}，模板 DNA40ng，引物 ISSR2 最适退火温度为 52℃。为七叶一枝花种质资源鉴定和遗传多样性研究奠定了技术基础。此外，田风光等利用筛选到的 13 条 ISSR 引物，对 48 份七叶一枝花种质进行扩增，共扩增到 90 个条带，其中多态性条带为 79 条，多态性带比率为 87.78%。8 个种源地的多态性条带数和多态性比率分别在 26 ～ 46 和 28.89% ～ 51.11% 之间，种源地 Nei's 基因多样度指数在 0.1133 ～ 0.2193 之间，Shannon 指数在 0.1654 ～ 0.3152 之间，种源 Nei's 基因多样度指数和 Shannon 指数分别为 0.2974 和 0.4475，表明七叶一枝花具有较高的遗传多样性。根据种源地间遗传分化系数 Gst 为 0.4422，可以得出种源的遗传多样性发生在同种源地群体内和不同种源地群体间的变异大体相当。

（3）扩增片段长度多态性

扩增片段长度多态性（Amplified fragment length polymorphism，AFLP）是由 Zabeau Mare 和 Vos Pieter 发展起来的一种检验 DNA 多态性的新方法，它结合了 RFLP 和 RAPD 的优点。这种标记方法较其他分子标记有明显的优越性，如多态性丰富、不受环境影响、用量小、灵敏度高、快速高效，因此被广泛用于遗传多样性的研究。

张瑞等对影响重楼 AFLP- 银染技术体系的关键因素进行了研究，建立了一套优化的重楼 AFLP 分子标记体系。其优化的关键因素主要是 DNA 采用 CTAB 法提取更适于重楼的 AFLP 分析，且从幼叶中提取的 DNA 纯度和质量最高；选出 4 对进行选择性扩增，得到扩增条带 276 条，其中多态性带 201 条（占 72.83%）。此外，张瑞对峨眉山的小重楼、黑籽重楼各 15 份 DNA 样品进行 AFLP 分析，结果表明黑籽重楼的多态位点百分率比小重楼高。

唐铭霞等采用 AFLP 技术对黑籽重楼和无瓣黑籽重楼 5 个群体 74 个个体进行分析。结果筛选出 4 对 AFLP 引物，每对引物扩增出 61 ～ 78 条多态带，共得到 235 条多态带。黑籽重楼在物种水平的多态带百分率（PPB）为 81.88%，Nei's 基因多样性指数为 0.2490，Shannon 多样性指数 0.3867，居群间基因流为 1.6870；在变种水平上，黑籽重楼原变种 PPB 为 78.40%，Nei's 基因多样性指数为 0.2849，Shannon 多样性指数为 0.4237；无瓣黑籽的 PPB 为 63.07%，Shannon 多样性指数为 0.3603，Nei's 基因多样性指数为 0.2439。黑籽重楼种下的两个变种间的遗传分化系数为0.0726，遗传分化指数为13.33%。聚类结果显示无瓣黑籽重楼和黑籽重楼原变种分别分成两支，表明黑籽重楼物种水平上有丰富的遗传多样性，居群内遗传分化大于居群间，居群间的相似性系数很大，但种下的两个变种间有一定的遗传分化。

（4）目标起始密码子多态性

目标起始密码子多态性分子标记（start codon targeted polymorphism，SCoT）是基于单引物扩增反应的新型分子标记方法，具有操作简单、稳定性和重复性好、引物可在物种间通用、多态性高、遗传信息量丰富等优点。

李壮等采用SCoT技术对重楼属9个种40份材料进行研究，发现四川地区重楼属植物具有丰富的遗传多样性。40份供试重楼材料总扩增带为127条，其中多态性带在17～70条之间，平均多态性条带为48.15条；多态性条带百分比为70.83%～90.90%，平均多态性百分比为96.49%。聚类分析结果显示40份供试材料可聚为4类；狭叶重楼单独聚为第一类；球药隔重楼、卵叶重楼、金线重楼及滇重楼聚为第二类；黑籽重楼与七叶一枝花聚为第三类；五指莲与毛重楼聚为第四类，其中遗传相似系数在0.333～0.817，遗传距离在0.183～0.667之间。

程虎印等采用SCoT分子标记技术和非加权平均距离法（UPGMA）对陕西产重楼属6个类群48份样品进行遗传多样性和聚类分析，发现重楼属植物在物种水平上具有较高的遗传多样性。结果从82条SCoT引物中共筛选出12条多态性稳定、清晰的引物，48份重楼样品共扩增出152个DNA片段，多态性片段数为135，平均每引物扩增出12.67个DNA片段，其多态性为88.82%；Nei's基因多样性指数为0.2674，Shannon指数平均值为0.4041，居群间遗传分化系数为0.5179，种群间基因流为0.4654；6个类群重楼按遗传多样性水平排序为七叶一枝花＞宽叶重楼＞具柄重楼＞狭叶重楼＞宽瓣重楼＞北重楼，聚类分析可将北重楼组和其他重楼组区分开来，当遗传距离一定时，重楼属6个类群被完全区分开来。

（5）保守DNA衍生多态性

保守DNA衍生多态性（Conserved DNA-derived polymorphism，CDDP）分子标记技术是依据植物中功能基因和基因家族的保守氨基酸序列设计引物，实现快速鉴定不同物种的分子标记手段。目前CDDP分子标记技术已在其他药用植物的遗传多样性分析及种质资源鉴定等方面广泛应用。

周武先等采用CDDP分子标记方法对13份不同的重楼种质资源的遗传多样性进行分

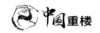

析，从 11 条引物中成功扩增了 80 个条带，其中多态性条带 73 个，多态性比率 91.25%，等位基因数为 1.9125，有效等位基因数为 1.5896，Nei's 遗传多态性指数为 0.3423，Shannon 信息指数为 0.5070。UPGMA 聚类分析表明，重楼属植物遗传多样性丰富。

（6）限制性位点扩增多态性

限制性位点扩增多态性（restriction site amplification polymo rphism，RSAP），RSAP 是通过简单 PCR 反应，针对基因组内普遍存在的酶切位点来产生多态性标记。其 RSAP 的引物是依据 SRAP（sequence related amplified polymorphism，序列相关扩增多态性）的引物设计原理建立而来，具有成本低、结果稳定可靠等优点。

辛本华等用 RSAP 分子标记技术对重楼属 8 个种进行基因组 DNA 多态性分析，均表现出丰富的多态性。结果用 10 条 RSAP 引物即选出 18 对引物组合构建了 8 个种的 DNA 指纹图谱。通过 6% 的 PAGE 电泳与谱带统计，总扩增出 360 条带，其中多态性带在 66 ～ 153 条之间，平均多态性条带 119.38 条，多态性条带百分比为 71.74% ～ 86.32%，平均多态性百分比为 81.01%。聚类分析将重楼属 8 个供试材料聚为 4 类：狭叶重楼为第一类；球药隔重楼、黑籽重楼与五指莲聚为第二类；长药隔重楼聚为第三类；滇重楼、卵叶重楼、七叶一枝花聚为第四类。

（7）其他

分子标记技术在重楼属植物的遗传多样性研究中已取得显著进展。SCAR（特征片段扩增区域）是基于 RAPD 等技术发展而来，克服了 RAPD 稳定性差的缺陷。Shimada 等利用 SCAR 对日本龙胆属植物进行了有效的鉴定。此外，还有相关序列扩增多态性（SRAP）、靶位区域扩增多态性（TRAP）、特异序扩增多态性（SSAP）、反转录转座子插入多态性（RBIP）、转录转座子微卫星扩增多态性（REMAP）等技术。这些分子标记技术不仅可以用来研究物种的遗传多样性、基原药材鉴定和系统发育，还可以构建染色体遗传图谱。

2. DNA 指纹图谱的构建

DNA 指纹图谱具有多位点性、高变异性、简单而稳定的遗传性，利用分子标记构建重楼属植物遗传指纹图谱，对阐明种间在分子水平上的遗传变异和物种鉴定及保护具有重要意义。

随机扩增片段长度多态性标记（RAPD）技术是建立在 PCR 基础上的一种可对整个未知序列的基因组进行多态性分析的 DNA 分子标记技术。与其他 DNA 标记技术相比，RAPD 技术具有简单、准确、快速、灵敏度高和多态性丰富等优点，现已广泛应用于遗传图谱构建、基因定位研究。

唐荣华等利用 RAPD 技术，用 58 个 10bp RAPD 引物扩增 2 个差异较大的样品，筛选出 12 个扩增带清晰的有效引物，再用这 12 个引物对 11 个样品进行扩增。12 个随机引物共扩增出 86 条 DNA 带，其中多态性带 82 条，占总带数的 95.4%。扩增出的 DNA 片段的大小是 350～3500bp。RAPD 条带的记录以"有"记为 1，"无"记为 0，共获得 12 个引物对 11 个种 RAPD 条带的"01"矩阵，RAPD 指纹图谱旨在分子水平上探讨 11 个重楼样品的遗传多样性，并根据遗传距离建立树系图，探讨其种间的亲缘关系，为重楼物种资源的保护和合理利用提供一些理论依据。

张金渝等应用 RAPD 技术对多叶重楼 2 个变种 4 个居群进行分析，并与 1 个凌云重楼居群进行了比较，用引物 S329 对 5 个居群构建了 RAPD 指纹图谱。电泳图谱的每条带记为 1 个位点，只记录那些可辨认的、两次扩增结果一致的条带。同一位点有带记为"1"，无带记为"0"，缺失记为"·"，形成 0/1 矩阵图输入计算机，从而进行遗传信息分析，此外，聚类分析显示滇重楼和七叶一枝花有较近的亲缘关系，而与凌云重楼遗传距离较远。此结果从分子水平上支持了过去将滇重楼和七叶一枝花划分为 1 个种下 2 个变种的形态分类观点。

廖立琴等采用 RAPD 技术对 8 种重楼属植物进行分析，获得 RAPD 指纹图谱。用 48 条随机引物对 1 个重楼属植物基因组 DNA 扩增，进行 RAPD 扩增，选择出能产生稳定清晰条带的 11 条引物，将这 11 条引物作为 PCR 扩增引物，成功扩增出 75 条 DNA 带，每条 DNA 片段的大小是 300～2500bp，其中多态性带 70 条，占总带数的 93.3%。结果显示在扩增出的 75 条 DNA 带中，有 2 条带为 11 种重楼植物所共有，且同一个种的不同个体带型稳定，表明各个种之间有一定的同源性。然而，8 个种均出现了特征带，其中狭叶重楼为 6 条，具柄重楼 5 条，凌云重楼、壶瓶山重楼各 4 条，表明有较明显的异质性，与其他种相比遗传差异较大。另外，七叶一枝花有 3 条特征带，巴山重楼、无药隔重楼各 2 条，短梗重楼有 1 条，也都表现出一定的种间特异性。

二、分子鉴定

重楼属植物常用的分类鉴定方法主要为形态鉴别，由于该属植物种属间形态学和组织学特征差异较小，给鉴别评价带来了极大难度。近年来，随着分子生物学技术的发展，基于样本本身的 DNA 分子信息为解决重楼属植物鉴定难提供了可能，尤其是中草药 DNA 条形码技术体系的建立。相较传统鉴定手段存在较多人为干扰因素等缺陷，DNA 分子鉴

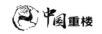

定不受样本生长发育阶段、供试部位、环境条件的影响，可从分子水平上客观地反映待测样本之间的差异，适合用于药材近缘品种和道地药材的鉴定。近年来，多位学者已成功用于重楼属植物及药材的鉴定研究，使鉴定过程更趋于标准化，在重楼属植物及药材的鉴定中具有广阔的应用前景。

1. 基于 PCR 技术的鉴定

为解决重楼的伪品鉴定问题，尹显梅等采用特异性 PCR 技术，对华重楼极其常见混伪品的 rDNA–ITS 片段进行对比分析。基于重楼属植物 rDNA–ITS 的 SNP 位点，针对华重楼、球药隔重楼、黑籽重楼设计 3 组共 6 条特异性引物，建立并优化多重 PCR 反应体系。应用已建立的多重 PCR 方法对华重楼、球药隔重楼、黑籽重楼及常见的其他重楼属混伪品进行鉴别。发现该方法特异性强，灵敏度高，高效快速，能准确地对华重楼及其常见重楼属混杂栽培种进行快速鉴别。

2. DNA 条形码鉴定

近年来，多位学者对重楼属植物的研究进行了探讨，主要对 *matK*、*psbA-trnH*、ITS2，*rpoB*、*rpoC1*、*rbcL* 等多个条形码进行了研究。

matK 基因是叶绿体基因组中编码蛋白基因中进化较快的基因之一，其中 3' 端较保守，5' 端变异较大，具有重要的系统学价值。马剑等对 10 个重要的重楼类群的 *matK* 基因序列进行了研究，基于 *matK* 的遗传进化树分析发现，凌云重楼与多叶重楼关系较近；巴山重楼单独聚为一支；北重楼与其他重楼属植物的遗传距离较远，单独分为一支；长药隔重楼、滇重楼、短梗重楼、七叶一枝花聚为一支，它们的 *matK* 基因均含有 1039 个碱基，且序列完全相同，碱基差异为 0，推测他们可能是多叶重楼的不同地理宗，并建议把这些分类群作为多叶重楼的变型处理，而不是作为多叶重楼的不同变种。

psbA-trnH 序列是叶绿体序列中除 *matK* 外最常用于植物鉴定的序列。刘涛等对 12 个重楼品种 35 份样品进行 DNA 提取后，采用 PCR 扩增了其叶绿体 *psbA-trnH* 序列，序列比对发现 *psbA-trnH* 片段在滇重楼种内变异很小，不同产地间个体的序列相似性达到 98.2% ～ 100%，平均 K2P 遗传距离为 0.007，而滇重楼与其他重楼种间平均 K2P 遗传距离为 0.025。中药材 DNA 条形码鉴定系统比对和 NJ 树鉴定发现，*psbA-trnH* 序列可区分滇重楼及其同属物种，具有较好的稳定性和准确性，可用于重楼药材物种鉴定。

内转录间隔区（internal transcribed spacer，ITS）核苷酸序列具有高度变异性，是解决植物属间、种间系统发育问题的理想片段，被广泛应用于被子植物的鉴定和系统进化分析。蒋向辉等对野生七叶一枝花、大理重楼、华重楼及花叶重楼的 ITS 序列进行测序，发现七叶一枝花 ITS 序列长为 660bp，GC 含量为 56%；聚类分析表明七叶一枝花与其他 3 类聚为一支。岳海霞对 12 种川产重楼属植物的序列分析发现，ITS 序列中的 522 个碱基序列能够有效将川产重楼属植物区分开，表明 ITS 序列可较好地对重楼属植物进行鉴定，并能反映重楼属植物间的亲缘关系。刘立敏等研究了 10 种重楼属植物的 ITS2 条形码，发现滇重楼与多叶重楼的 ITS2 序列相似度为 99%，五指莲与黑籽重楼的相似度也为 99%。不同物种各自具有多个变异位点，且 ITS2 区序列间的变异较大。NJ 树显示滇重楼、多叶重楼与七叶一枝花聚为一支，支持率为 99%。表明 ITS2 序列与 NJ 树结果能有效区分重楼属药用植物。张晓瑞等利用 ITS2 条形码对 4 个产地的 17 份重楼样本进行分析，发现滇重楼长度范围是 457～665bp，七叶一枝花序列长度范围是 457～663bp，遗传距离小。表明 ITS2 序列的遗传位点和聚类进化与品种有关，而地理位置越接近，相对遗传距离的差别越小。过立农等采用 ITS 和 ITS2 两个序列相结合的方法，发现可有效将 60 批重楼样品鉴别为宽瓣重楼、毛重楼、七叶一枝花、花叶重楼、独龙重楼、五指莲重楼、西藏延龄草、平伐重楼、华重楼和南重楼，除南重楼外，各个物种的 ITS/ITS2 序列的最大种内遗传距离均小于最小种间遗传距离。NJ 树聚类分析表明，各物种具有良好的单系性；从碱基比较结果上看，野生重楼样品与栽培重楼样品的碱基差异很小，该研究为重楼属药材的鉴别开辟了一条新途径。刘晓萌对栽培与野生样本的 ITS 序列进行比对，发现武定、文山、丽江这三个栽培居群重楼均为滇重楼，基于滇重楼 matK 序列无法构建单倍型的 MP 树，而 ITS 序列无论是构建 NJ 树还是单倍型 MP 树都较 matK 适用于属内种间或是种内群体的同源性比较。表明 ITS 序列可将滇重楼及其替代品南重楼相区别；而叶绿体基因 matK 不适用于滇重楼各栽培居群及其近缘种的分子鉴别和亲缘关系分析。叶方等对武当山区重楼属植物进行种内分子鉴定，发现重楼 ITS2 条形码序列长度均为 232bp，种内平均 K2P 距离为 0.0272；重楼属植物在系统聚类树中能被明显区分开，ITS2 二级结构也有明显差异；狭叶重楼、宽叶重楼和七叶一枝花的 ITS2 基因 232 个碱基序列完全相同，属于一支，并建议将狭叶重楼作为七叶一枝花的变型处理。

　　除 matK、psbA-trnH、ITS2 序列，rpoB、rpoC1、rbcL 序列也被用于植物鉴定的研究。朱英杰等通过对 11 个重楼品种 17 份样品的 psbA-trnH、rpoB、rpoC1、rbcL、matK 序列和 ITS2 序列进行 PCR 扩增和测序，对测定结果进行分析发现 ITS2 序列对 17 个重楼样本能全部进行扩增和测序，鉴定成功率达到 100%，其种内种间变异、barcoding gap 与另外五种 DNA 条形码候选序列相比具有明显的优势，而 matK 和 rbcL 序列的鉴定成功率分别为 52.9% 和 5.9%，二者联合鉴定能力没有提高，进一步扩大研究发现，ITS2 序列对 29

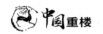

个物种 67 份样品依然具有 100% 的鉴定成功率，结果进一步表明 ITS2 序列能够准确鉴定重楼属药用植物，matk 可以作为潜在的药用植物通用条形码序列。

姜黎等通过对 *matK*、*trnL-trnF*、*rpoC1* 三条叶绿体系列和核 ITS 系列及其两序列或三序列组合对重楼不同近缘品种以及常见伪品的鉴别，发现 ITS 系列的扩增效率和测序成功率最高，序列的保守位点、变异位点、信息位点等均较稳定，能对正品重楼及近缘种药材和饮片、重楼伪品进行准确的鉴别，ITS+*trnL-trnF* 组合序列效果也较明显。结果表明可将 ITS 序列作为 DNA 条形码候选序列，ITS+*trnL-trnF* 组合序列作为其补充序列，进行重楼药材不同近缘种以及药材混伪品的品种鉴别。*JI YH* 等利用 ITS、*psbA-trnH* 和 *trnL-trnF* 等 DNA 数据单独或联合对 21 个重楼属进行系统发育分析，发现重楼为一个属而不是三个属的分类（*Daiswa*，*Kinugasa* 和 *Paris senu stricto*）。为 section Axiparis 从亚属 *Paris* 转为 *subgenus Daiswa*；sections Dunnianae、*Fargesianae* 和 *Marmoratae* 合并成 *section Euthyra* 提供了证据。

除用于上述物种鉴定外，方海兰等采用 DNA 条形码对重楼种子种苗的鉴定进行了研究，发现 ITS 条形码可有效鉴别 2 个《中华人民共和国药典》基原植物滇重楼和华重楼及其他 6 个同属植物的种子种苗，滇重楼和七叶一枝花种内遗传距离分别小于种间遗传距离，表明 ITS 可有效鉴别正品重楼及其混伪品的种子种苗。

三、系统进化与谱系地理学

1. 基于全叶绿体基因组的系统进化

随着分子生物学和基因测序技术的发展，叶绿体基因组越来越受到广大科研人员的青睐。基于叶绿体基因组的丰富数据，分类学家对不同分类阶元的系统发育关系进行了重建，为重楼属植物的系统发育问题提供了新的证据。

2014 年，Do 等首次测序并拼接了北重楼的全叶绿体基因组，发现叶绿体基因组整体上与大多数被子植物的叶绿体基因组一样，均包括 1 个大单拷贝区（LSC）、1 个小单拷贝区（SSC）和 2 个反向重复区（IR）。然而，小单拷贝区的 *cemA* 基因由于存在 5 个 CA 双核苷酸组成的串联重复序列，且在该蛋白质编码区出现多个终止密码子，导致该基因为假基因。此外，位于反向重复区的 *trnl-CAU* 基因出现了 3 个拷贝。2016 年，Huang 等对凌云重楼、海南重楼、球药隔重楼、长柱重楼、禄劝花叶重楼、毛重楼、花叶重楼、华重楼、滇重楼、南重楼、四叶重楼的叶绿体全基因组进行了测序拼接，结合北重楼进行分析，发现所有研究个体的 *cemA* 基因均为假基因，且除四叶重楼和北重楼的 *trnl-CAU* 基因出现 3 个拷贝外，其余重楼的叶绿体基因组的结构十分保守。此后，Song 等对黑籽重楼和皱叶重楼叶绿体基因组进行测序和拼接，发现它们的叶绿体基因组在结构、含量和排列方式上也十分保守。Gao 等对花叶重楼和禄劝花叶重楼进行重新测序和拼接，并对它们的基因组结构特征进行了描述。杨丽芳对 33 种重楼属植物的全叶绿体基因组和核糖体 DNA（rDNA）序列进行测序，发现重楼属植物的叶绿体基因组高度保守，均为一个闭合环状 DNA 分子，由 1 个大单拷贝区、1 个小单拷贝区和 2 个反向重复区组成。所有个体的叶绿体基因组总长在 155957 ～ 158643bp 之间，总 GC 含量为 37.2% ～ 37.70%，均含 114 个单拷贝基因（80 个蛋白质编码基因、30 个 tRNA 基因、4 个 rRNA 基因），无明显的基因缺失和结构重排现象。单拷贝 *cemA* 和 *ycf15* 基因在重楼属内均为假基因。*cemA* 基因的假基因化也出现于延龄草属 *Trillium* 中，推测可能是重楼族的共有特征。此外，整个重楼属叶绿体基因组的 IRA/SSC 交界区均位于 rps3 基因上，在 IRA/SSC 交界区，IRA 均扩张进假基因，*ycf1* 假基因与 *ndhF* 基因重叠现象仅出现在日本重楼组。结合系统发育关系发现，随着重楼属的进化，IRB 向 *ycf1* 基因内逐步扩张。同时，发现重楼属中存在 5 个变异热点区，分别为 *ndhF*、*ycf1*、*rpl23-ycf2*、*ycf15-trnL-CAA* 和 *trnN-GUU-ycf1*。rDNA 序列和全叶绿体基因组构建的系统树拓扑结构出现明显的冲突，推测可能与属间（重楼属与延龄草属）古杂交、重楼属内组间古杂交和近期杂交（蚤休组与五指莲组）以及不完全谱系分化和种间杂交（蚤休组）有关。该研究支持将重楼划分为 5 个组：蚤休组、五指莲组、黑籽组、日本重楼组和北重楼组。多叶重楼与其变种不是单系类群，建议将华重楼、滇重楼、狭叶重楼由变种恢复为种。

李晓娟等采用叶绿体系统发育基因组学方法，对华重楼与其他百合目植物的全叶绿体基因组进行比较，发现华重楼全叶绿体基因组长 158307bp，由 4 个区组成，包括 2 个反向重复区（IRA 和 IRB，27473bp）、1 个小单拷贝区（SSC，18175bp）和 1 个大单拷贝区（LSC，85187bp）；叶绿体基因组有 115 个基因，包括 81 个编码蛋白质基因、30 个转运 RNA 基因和 4 个核糖体 RNA 基因。华重楼的 *cemA* 基因是假基因，其起始密码子后有多聚核苷酸 poly（A）及 CA 双核苷酸重复序列，编码序列中出现多个终止密码子，且与北重楼的 *cemA* 编码序列中的终止密码子位置不同。推测 *cemA* 结构及假基因化现象可能具有重要的进化与系统发育信息，表明编码序列中的终止密码子可以区分华重楼和北重楼。

2. 基于 DNA 条形码的系统进化

ITS 是被子植物中应用较广的一种分子标记方法，已成功应用于重楼的亲缘关系的研究。翁周对多叶重楼 ITS 序列进行比对和聚类分析，发现多叶重楼的 ITS 序列比较保守，

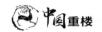

无论是在变种内还是变种间，个体时间序列的相似程度都较高，且变种内的差异小于变种间的差异。在遗传距离上，狭叶重楼与华重楼距离较近，滇重楼与其他变种距离较远。聚类分析发现多叶重楼的 11 个个体明显地分为 3 支，华重楼与狭叶重楼聚为一支，表明二者关系密切；小重楼聚为一支，结果表明小重楼与其他变种的关系较远；滇重楼和原变种聚为一支，表明滇重楼和原变种的关系较近，而与其他变种的关系相对较远。

唐荣华等对 15 种重楼植物（含 4 个变种）和 *Trillium tschonoskii* 的 ITS 区进行了序列测定，发现 ITS 区序列对位排列后长度在 631 ～ 640bp 之间，保守位点占 76.4%，变异位点占 22.8%，信息位点占 14.1%，GC 含量 54.3%，转换／颠换值为 2.9；ITS1 长度在 242 ～ 250bp 之间，保守位点占 69.3%，变异位点占 29.5%，信息位点占 17.1%，GC 含量 50.7%，转换／颠换值为 2.2；5.8sDNA 长度为 164bp，保守位点占 96.3%，变异位点占 4.2%，信息位点占 3.6%，GC 含量 50.9%，有两个碱基发生转换，无颠换发生。ITS2 长度在 225 ～ 270bp 之间，保守位点占 70.4%，变异位点占 28.7%，信息位点占 18.7%，GC 含量 60.5%，转换／颠换值为 3.4。ITS 区变异主要发生在转录间隔区，ITS2 的 GC 含量和转换／颠换值明显高于 ITS1。ITS 序列分子树分析表明 *P. thibetica* 和 *P. polyphylla* var. *minor*，*P. daliensis* 与 *P. polyphylla* var. *yunnanensis*，*P. mamorata* 和 *P. luquanensis* 的 ITS 序列完全相同；结果支持把重楼属划为 *Paris*、*Kinugasa* 和 *Daiswa* 三个独立的属。

唐铭霞对重楼属植物 21 个种及变种 ITS 区序列以及 trnL–F 基因间区分析，发现 ITS 区扩增片段长度为 618 ～ 637bp，经过对位排列后形成一个 644 个位点的参数，其中 162 个位点是变异位点，98 个位点是系统发育信息位点，GC 含量 54.2%。而 trnL–F 基因间区长度仅为 355 ～ 371bp，对位排列后有 384 个位点，8 个可变位点，5 个信息位点少，不能用于系统重建及种间关系分析。结果支持把重楼属归为 1 个属 *Paris Linnaeus*。

3. 谱系统地理学研究

李恒等通过对重楼属的细胞学和地理分布情况进行综合分析，发现该属植物存在 2 种基本核型：热带核型（2n=2X=10=6m+4t，分布于亚洲大陆的热带和亚热带地区）和温带核型（2n=2X=10=6m+4st 或 2n=2X=10=6m+2st+2t，分布于欧亚大陆的温带地区），其起源于上新世（或更早）的亚洲大陆滇、黔、桂地域。其中，云贵高原至四川邛崃山区为该属的多样化中心。Ji 等根据该类群原始种类（北重楼亚属 *Paris Aubgen.*）的分布情况及高等植物的核型演化规律，推测重楼属起源于中新世前期东亚的日本、朝鲜半岛和我国东北、华北附近的地域，由低纬度地区逐渐扩散进入中国的亚热带地区。该研究起源地居群分化为 *Paris Aubgen.* 的祖先，扩散到中国亚热带地区的居群分化为 *Euthyra Aubgen.* 的祖先，因云贵高原和横断山地区复杂多变的地理环境和气候条件，形成该属的多样化中心。此外，Huang 等基于重楼属 11 个种构建的系统发育树表明，*Daiswa Raf.* 中分布于华东、华中、华南和中南半岛地区与分布于中国西南和喜马拉雅地区的重楼属植物形成 2 个独立的谱系，其认为该分布格局的独特性可能与这 2 个谱系间经历了长期的隔离分化有关。杨丽芳等研究认为，重楼属可能起源于东北亚和华北地区，于始新世 / 渐新世界线附近（约 37.9Mya）开始分化，并逐渐向欧洲和东亚亚热带地区扩散。由于环太平洋的造山运动（渐新世 / 中新世界线附近）、亚洲夏季风加强（中新世以来）、青藏高原隆升（晚中新世—早上新世）、冰期 / 间冰期循环（更新世）等气候和地质变化，形成了高度隔离和异质化的生境，促进了重楼属植物的谱系多样性形成。系统发育和分化时间分析表明，重楼属和延龄草属祖先基因组的扩增可能是一个持续了约 1000 万年的渐进过程。通过比较重楼属超大基因组持有者日本重楼与其相关类群的系统发育关系，推测它们的超大基因组可能来源于共同的祖先。此外，渐新世 / 中新世界线附近（27.63Mya）日本群岛从亚洲大陆分开后形成的相对湿润的海洋性气候，为日本重楼维持超大基因组提供了条件。

四、功能基因组学研究

1. 转录组学研究

转录组广义上指某一生理条件下，细胞内所有转录产物的集合；狭义上指所有 mRNA 的集合。在基因组数据大量产出的大数据时代，实现生物学意义的研究已积极深入到了 RNA 转录组和蛋白质组学上。通过分析转录组，可以揭示基因表达与一些生命现象之间的内在联系，对理解机体发育和进化具有重要作用。

Qi 等使用 Roche 454–GS FLX Titanium 平台上的大规模并行焦磷酸测序，首次为滇重楼生成了一个实质性的序列数据集，获得了 369496 个高质量的读数，在 50 ～ 1146bp 之间，平均为 219bp。这些读数被组装成 47768 个非基因，其中包括 16069 个重叠群和 31699 个单核苷酸，并鉴定出 15757（32.3%）个独特的转录本。基因本体论和蛋白质同源基团簇注释表明，这些转录本广泛代表了滇黄精转录组。京都基因和基因组百科全书将 5961 个独特的序列分配给特定的代谢途径。相对表达量分析表明，11 个植物激素相关基因和 5 个基因在种子层积过程中在胚和胚乳中有不同的表达模式。基因注释和定量 RT–PCR 表达分析鉴定出 464 个转录本，可能与植物激素分解代谢和生物合成、激素信号、种子休眠、种子成熟、细胞壁生长和昼夜节律有关。特别是对 16 个基因（CYP707A、NCED、GA20ox2、GA20ox3、ABI2、PP2C、ARP3、ARP7、IAAH、IaaS、BRRK、

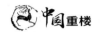

DRM、Elf1、elF2、SFr6 和 SUS）可能是阐明滇重楼种子休眠分子的候选基因。

2016 年 Liu 等人通过高通量测序，从根细胞中获得约 87577 个独特序列，平均长度为 614 个碱基。利用生物信息学方法，我们在国家生物技术信息中心的非冗余数据库中对已知基因进行相似性搜索，注释了约 65.51% 的独特序列。利用基因本体论层次结构和京都基因和基因组百科全书数据库对独特的转录本进行功能分类。在 3082 个不同年龄的滇重楼根之间差异表达的基因中，有 1518 个基因（49.25%）表达上调，1564 个基因（50.75%）表达下调。代谢途径分析预测，25 个单基因参与了皂苷类甾体的生物合成。同时还将 DEG 中的 491 个基因分类为 243 条途径，其中以酪氨酸代谢、氯代烷烃和氯代烯烃的降解以及细胞色素 P450 异源生物的代谢最丰富，途径中涉及的关键酶及调控基因也分析鉴定出来了。

张梦幻根据滇重楼转录组测序数据，共筛选出 23 条赤霉素相关的 Unigenes 序列。采用 PCR 技术第一次成功地克隆了滇重楼的 6 条 GAox 基因的全长编码框区，大小在 1000bp 左右，分别命名为 PpGA2ox1、PpGA2ox2、PpGA2ox3、PpGA2ox4、PpGA20ox1 和 PpGA3ox1，其中，PpGA2ox1、PpGA2ox2、PpGA2ox3、PpGA2ox4 和 PpGA3ox1 基因表达量变化主要发生在 S1 ~ S2 阶段，表明 6 ~ 9 周是滇重楼种子从休眠状态转为破除休眠状态的一个关键期，为后续研究滇重楼种子休眠提供了理论基础。

重楼属于无参考基因组且分子基础研究较为薄弱的非模式物种，其差异表达基因目前主要采用高通量测序，通过聚类分析，利用已知功能基因来确定未知基因的功能。祝娟通过高通量测序技术对滇重楼种子层积过程及根、叶的转录组进行测序，得到 308053916 条原始序列，将其中带接头的、重复的和测序质量低的序列过滤后得到了 298457470 条净序列，后续分析均基于净序列。转录组从头组装共得到 311401 个转录本，平均长度 610bp。进而拼接得到 Unigene 共计 234331 条，总长 126682660bp，平均长度 541bp。通过对拟南芥等模式植物的同源基因进行比对，确定滇重楼转录组中参与 ABA、GA、Eth 等激素代谢相关的基因共 594 个，涉及 ABA、生长素、油菜素内酯、细胞分裂素、乙烯、GA、茉莉酮酸酯和独脚金内酯等 8 种激素的基因个数分别为 11、28、10、23、11、14、24 和 3 个。鉴定到滇重楼转录组中转录因子基因共 2678 个，其中在 5 个样品组织间存在差异表达的基因共计 507 个。通过 NCBI Pubmed 找出与种子萌发和休眠相关的已知功能的植物基因及其蛋白质序列 530 个，同源比对和基因表达两组织间差异分析，在 5 个样品组织间存在差异表达的基因共计 326 个，这些结果均可作为种胚中影响滇重楼种子形态和生理后熟的关键基因进一步研究。

miRNA 作为基因表达的调控者，精密控制着蛋白质的表达水平，从而影响机体的生物功能。miRNA 转录组测序和分析可以全面快速地获得某一物种特定组织或器官在特定状态下的在调控水平上的分子特征，为解析生物学现象和机理提供了有效快速的方法。杨金龙对滇重楼 miRNA 进行了深入鉴定，结合高通量测序技术和转录组参考数据，鉴定出滇重楼种子和种皮的 263 个保守 miRNA、768 个新的 miRNA，并在滇重楼中发现与莴苣同源和可通过调节温度的影响来延迟一期萌发（DOG1）种子休眠的 miR156 成员，初步探讨了滇重楼种子休眠的分子机制，为其培养栽植、提升经济产值提供了生物学依据。其课题组 Ling 等在滇重楼的种子和种皮中共鉴定出 146671 个单基因，平均长度为 923bp，在不同的注释方法下表现出功能多样性。对其中的 miRNA 文库进行了测序，在 1174 个转录本中发现了 263 个保守的 miRNAs，分属于至少 83 个家族和 768 个新的 miRNAs。对所预测的 miRNAs 靶标的注释表明，这些 miRNAs 主要通过直接和间接调控方式参与休眠种子的细胞、代谢和遗传信息处理。Ling 等首次提供了已知的 miRNA 图谱及其靶点，这将有助于进一步研究滇重楼种子休眠的分子机制。

Yang 等鉴定了萜类、倍半萜和三萜类及甾体生物合成途径的单基因，分别为 194、169 和 131，17、14 和 26，80、122 和 113 个。这些基因可能参与胆固醇的生物合成，胆固醇是甾体皂苷的主要前体。系统发育分析表明，羊毛甾醇合成酶可能是双子叶植物所独有的，细胞色素 P450 非基因与 CYP90B1 和 CYP734A1 簇关系密切，它们是与 UGT73 家族同源的 UDP- 糖基转移酶非基因。β- 葡萄糖苷酶基因可能是催化甾体皂苷骨架后期修饰的候选基因。Yang 等的研究为单子叶植物通过环青藤醇途径从胆固醇生物合成甾体皂苷的假说提供了证据。

张成才等根据差异表达基因在 KEGG 数据库中的注释结果，共发现 16 条与华重楼休眠解除相关的代谢通路。其中注释数目较多的代谢通路为核糖体（ko03010）、RNA 转运（ko03013）、碳代谢（ko01200）和 RNA 聚合酶（ko03020），对应的差异基因数目为 2755、2199、1448、870 个，多为碳代谢、果糖和甘露糖代谢、磷酸戊糖途径、β- 丙氨酸代谢和其他类型的 O- 聚糖生物合成途径。

2. 蛋白组学研究

蛋白质组学的概念最早由 Marc Wilkins 在 1994 年提出，标志着生命科学进入后基因时代。国际上蛋白组学的研究进展十分迅速，无论是基础理论还是技术方法，都在不断进步和完善。蛋白质组学针对基因表达的蛋白质水平进行定性和定量分析，对阐明重楼药用成分多样性及其潜在代谢合成机制具有重要意义。目前有关重楼属蛋白组学发热研究，主

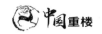

要集中在基因表达调控成分代谢领域。刘锋等采用基于 SWATH-MS（Sequential Window Acquisition of all Theoretical Mass Spectra）技术的非标记定量蛋白质组学方法，对七叶一枝花、球药隔重楼和滇重楼三种重楼属植物的根部组织的蛋白质组进行了分析，结果共发现 419 个具有显著性表达量差异的蛋白质。在 PPY 与 PPC 的比对分析中，共筛选出 236 个差异蛋白质，其中 82 个下调，154 个上调。PFF 与 PPC 相比较，共有 328 个差异蛋白质，其中 128 个下调，200 个上调。PPY 与 PPC、PFF 与 PPC 这两个比对组中，共同出现的蛋白质分别有 34 个下调和 87 个上调。此外，有 34 个蛋白质仅出现在 PPY 与 PPC 比较中，46 个蛋白质是 PFF 与 PPC 比对组所独有的。蛋白质的功能分析表明，419 个差异表达蛋白主要分布在代谢过程、细胞过程和单个有机体过程这三类，细胞组分中分布在细胞、细胞内和细胞器这三类的蛋白质占多数，分子功能中差异蛋白质主要包含有催化活性、结合和结构分子活性等类型。COG（Cluster of orthologous group）分析的结果显示，共有 319 个差异表达蛋白质获得匹配的 COG 信息，其中包含差异蛋白质数目较多的类型分别是糖转运与代谢（52 个），一般功能预测（49 个），翻译后修饰（38 个），能量生成与转化（37 个），氨基酸转运与代谢（35 个），翻译核糖体结构和生物合成（22 个），次生代谢产物的生物合成、运输和分解代谢（14 个）。KEGG 代谢通路富集分析显示，碳代谢（48 个）、氨基酸合成（32 个）、苯丙素生物合成（18 个）、蛋白质加工（16 个）以及丙酮酸代谢（15 个）等途径中富集到的差异蛋白质数目较多。此外，在皂苷合成有关的信号通路中，淀粉和糖代谢（31 个）、糖酵解（16 个）、萜类骨架合成（4 个）、甾体合成（2 个）以及核苷糖代谢途径（14 个）中均有差异蛋白质的富集，提示这些蛋白质的差异表达，与不同重楼的皂苷含量高低密切相关。上述研究为重楼生长发育的人工干预、相关药效成分的提高，以及物种的基因改良奠定了重要的理论基础。

3. 基因克隆与功能研究

（1）次生代谢产物相关基因

植物的次生代谢是指次生物质在植物体内合成和分解的化学过程，由于次生物质种类繁多，故其代谢反应也千差万别，且一定的次生代谢反应仅在特定的物种、器官或组织中于一定的环境和时间条件下才能进行。植物次生代谢产物是植物对环境的一种适应，是在长期进化过程中植物与生物和非生物因素相互作用的结果。次生代谢物在植物体内的合成和积累，随着生长时间或组织部位变化，导致不同部位或不同采集时间化学成分的差异。重楼的主要有效成分是甾体皂苷，是一类具有螺甾烷结构母核的糖基皂苷。目前认为甾体皂苷的合成有 2 种途径：甲羟戊酸途径（mevalonate pathway，MVA pathway）和丙酮酸途径（MEP pathway）。

MVA 途径是公认的合成甾体皂苷元的必要途径，即先合成 MVA，再经 MVA 途径合成鲨烯，随后在单加氧酶和环化酶的作用下形成胆固醇，然后经甾体的糖基转移酶和 β-糖苷酶的作用形成各种甾体皂苷。MVA 途径可分为 4 个过程（见图 2-1）：①由乙酰辅酶 A（acetyl-coenzyme A，CoA）合成前体异戊二烯焦磷酸（soprenyl diphosphate，IPP），其中 3- 羟基 -3- 甲基戊二酰 CoA 还原酶（3-hydroxy-3-methyl-glutaryl-CoA，HMG-CoA）是该途径的第一个限速酶，三分子的乙酰 CoA 缩合形成 3- 羟基 -3- 甲基戊二酸单酰 CoA，其后在 HMG-CoA 还原酶（HMGR）的催化作用下不可逆地形成具有 6 个碳原子的中间体 MVA，再经过三次焦磷酸化、脱羧化和脱水最终生成 IPP，其是合成胆固醇的活泼前体，也是植物合成萜类物质。②合成异戊二烯焦磷酸同系物，IPP 异构化形成 3,3- 二甲基丙烯焦磷酸酯（dimethylallyl diphosphate，DMAPP），2 种同分异构体结合为牻牛儿基焦磷酸（geranyl pyrophosphate，GPP）。③构建萜类的基本骨架，如鲨烯等，IPP 与 GPP 在法尼基焦磷酸合酶（farnesyl pyrophosphate synthase，FPS）作用下，以头尾方式连接转化为法尼基焦磷酸酯（farnesylpyrophosphate，FPP），又在鲨烯合酶（squalene synthase，SQS）的作用下合成鲨烯（squalene，SQ），然后经鲨烯环氧酶（squalene epoxidase，SQE）催化转变为 2,3- 氧化鲨烯。④次级酶对骨架进行修饰，如羟基化或环氧化反应。

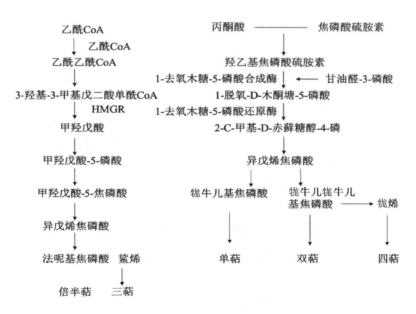

图 2-1　萜类化合物的合成途径

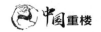

在重楼属植物有效成分甾体皂苷的生物合成途径中（图 2-2），首先由三个乙酰 CoA 分子缩合生成 3- 羟基 -3- 甲基戊二酸单酰辅酶 A（HMG-CoA），然后 HMG-CoA 在 HMGR 作用下还原为甲羟戊酸（MVA），它是各种萜类化合物合成最关键的前体。通过 MVA 途径生成异戊烯基焦磷酸（IPP），随后反应生成各种代谢终产物，如甾体皂苷。在整个合成过程中，HMG-CoA 是第一个限速酶，另外，HMG-CoA 合成酶、鲨烯环氧酶、UDP- 糖基转移酶、β- 葡萄糖苷酶、26-O-β- 糖苷酶和 3-O- 葡萄糖基转移酶也都是其中的关键功能酶。

乙酰 SCoA

MVA, 甲羟戊酸

鲨烯

C-26(27),C-16和C-22的氧引入
C-26(27)位的糖苷代E环的关闭

C-26(27),C-16和C-22的氧引入
引入螺旋的形成(E、F)环

螺甾烷醇

呋喃甾烷醇-26(27)葡萄糖苷

sugar chain

sugar chain

3-葡萄糖苷酶

葡萄糖

螺甾烷醇3-糖苷

呋喃甾烷醇-26(27)葡萄糖苷

F环开裂
C-26(27)的糖苷代

图 2-2　甾体皂苷的生物合成途径

（2）参与菌根互作的基因

张华等研究了接种不同外源性丛枝菌根（Arbuscular mycorrhizae，AM）真菌对滇重楼幼苗基因表达的影响，发现 28 株 AM 菌株可不同程度地影响鲨烯环氧酶基因（Squalene epoxidase，SE）、共生受体类似激酶基因（Symbiosis-receptor-like kinase，SYMRK）、产生钙离子振荡的通道蛋白基因（Doesn't making fections 1，DMI1）、钙/钙调依赖性蛋白激酶基因（Calcium/calmodulin-dependent protein kinase，*CCaMK*）4 个功能基因的表达，其中薄壁两性囊霉（Ambispora leptoticha，Ale）和崔氏原囊霉（Archaeospora trappei，Atr）可以显著增加 4 个功能基因的表达量。隐类球囊霉（Paraglomus occultum，Po）和透明盾巨孢囊霉（Scutellospora pellucida，Spe）可以增加 SE、SYMRK 的表达，细凹无梗囊霉（Acaulospora scrobiculata，Asc），亮色盾巨孢囊霉（Racocetra fulgida，Rfu），哥伦比亚内养囊霉（Entrophospora colombiana，Ec），明球囊霉（Rhizophagus clarus，Rcl），根内球囊霉（Rhizophagus intraradices，Rin）可以增加 DMI1 的表达。结合滇重楼 AM 真菌对种子萌发及幼苗化学成分的相关研究，推测 Ale 和 Atr 菌株有望作为培育滇重楼菌根化苗的理想菌株，上述研究为滇重楼可持续利用提供了重要的参考依据。

（3）参与休眠解除相关基因

赤霉素（GA）是一种促进生长的植物激素，可以调节种子发育，促进种子萌发，与植物种子休眠有重要关系。张梦幻成功克隆了滇重楼中的 6 条赤霉素合成代谢途径关键酶 GA 氧化酶基因（GAox），分别命名为 PpGA2ox1、PpGA2ox2、PpGA2ox3、PpGA2ox4、PpGA20ox1 和 PpGA3ox1。发现 6 条基因分别属于 GA 氧化酶三个不同的亚家族，其大小在 1000bp 左右，GAox 蛋白氨基酸数量均在 300 ～ 400，理论等电点在 4 ～ 7，带正电荷。其中 PpGA2ox1、PpGA2ox2 和 PpGA2ox4 为不稳定蛋白，PpGA2ox3、PpGA20ox1 和 PpGA3ox1 为稳定蛋白，均为没有跨膜结构域和信号肽的亲水蛋白。除了 PpGA2ox1 亚细胞定位在叶绿体，其他蛋白均定位在细胞质。滇重楼 GAox 蛋白与不同物种同源序列的序列相似性较高，保守性比较强。在种子的不同萌发阶段 GAox 基因的表达量均发生了一定变化。PpGA2ox1 与 PpGA2ox3 随着种子的萌发基因表达量逐渐下调；PpGA2ox2 和 PpGA2ox4 随着种子的萌发基因表达量逐渐上调。根据基因表达量的变化，可以推测 PpGA2ox1 和 PpGA2ox3 可能与种子的休眠有关，PpGA2ox1 和 PpGA2ox3 可能与种子的休眠解除 GA 含量变化的反馈调节有关。PpGA20ox1 的表达量虽有小幅波动但总体表达量一直维持在较低的水平，在种子萌发过程中，该基因作用还不确定。PpGA3ox1 随着种子的萌发基因表达量明显上调，推测该基因的表达与种子休眠的解除有关。PpGA2oxl、PpGA2ox2、PpGA2ox3、PpGA2ox4 和 PpGA3oxl 基因表达量变化主要发生在 S1～S2 阶段，表明 6～9 周是滇重楼种子从休眠状态转为破除休眠状态的关键时期。GAox 基因在不同器官中的表达具有明显的差异，PpGA2oxl、PpGA2ox2、PpGA2ox3、PpGA2ox4、PpGA20oxl 和 PpGA3oxl 表达具有特异性，PpGA2oxl、PpGA2ox2 和 PpGA2ox3 在种子中特异性表达，PpGA2ox4 和 PpGA3oxl 在根中特异性表达，PpGA20oxl 在花中特异性表达。这些基因在滇重楼的不同组织部位存在着不同的表达模式，可能在不同的组织生长发育过程中发挥着不同的作用。

徐文娟等采用实时荧光定量 PCR（QRT-PCR）方法，对不同休眠解除阶段的滇重楼种子的基因表达进行研究，发现在滇重楼种子层积过程中 CYP707A、NCED、GA20ox2、GA20ox3 和 ABI2 基因在胚和胚乳中表达有差异，而 PP2C 表达水平无明显变化；CYP707A 在低温层积后表达水平显著高于高温层积，尤其是在胚中，而 NCED、GA20ox2、GA20ox3 和 ABI2 在高温和低温层积后均有较高的表达水平，且在胚中的表达水平高于胚乳中。表明 NCED、CYP707A、ABI2、GA20ox2、GA20ox3 基因参与滇重楼种子休眠解除过程，是滇重楼种子处于休眠过程的重要基因。

陈瑶等应用高通量转录组测序技术，分析了华重楼种子萌发前后激素信号转导途径和合成通路中的差异表达基因，发现外源 GA_3 和 IAA 可使 GA 分解代谢基因 GA_2ox 下调表达，GA 合成基因 $GA_{20}ox$ 上调表达，GA 信号转导通路中 GID_1 下调表达，PIF_4 上调表达，推测在外源 GA_3 和内源 GA 增加的共同作用下 GA 信号传导增强。外源施加 IAA 可使 IAA 合成通路中 YUCCA 和 ALDH 上调表达，IAA 信号转导通路中生长素的受体蛋白基因 AUX1、AUX/IAA、SAUR 等上调表达，推测在外源施加 IAA 和内源 IAA 增加的共同作用下 IAA 信号转导增强。表明 GA_3 和 IAA 组合促进种子萌发的调控机理可能与 GA、IAA 合成代谢和信号传导相关。

（4）其他基因

除上述功能基因外，在滇重楼的生长发育中，调控其休眠和萌发、光能利用等途径的可溶性无机焦磷酸酶（soluble inorganic pyrophosphatase，sPPase）基因也被克隆。赵爽等从滇重楼中克隆到 sPPase 基因，并对其序列进行了生物信息学分析，初步实现了 PpsPPase 在原核细胞中的表达，为进一步研究 PpsPPase 在滇重楼生长发育过程中的功能提供信息和依据。

随着分子生物学技术的发展，目前在重楼属植物遗传多样性、DNA 指纹图谱、分子鉴定、功能基因组学等方面取得了一定进展，但重楼属与其近缘种及其亚种之间的起源和亲缘关系依然存在争议，且局限于部分物种，仍需增加研究样本才能对重楼起源和进化关系进行全面分析。此外，目前对重楼属植物的功能基因研究主要集中在次生代谢产物皂苷、菌根互作、休眠解除相关基因方面，对其他活性成分相关基因及转基因调控工作研究还知之甚少，且对环境胁迫的品质形成机制及信号传导研究也存在一定局限性。因此，在今后对重楼属植物的研究中，应充分利用分子生物学的方法整合转录组学、蛋白组学、代谢组学等进行联合分析，充分挖掘重楼属植物次生代谢产物生物合成的相关基因、基因酶、调控蛋白以及次生代谢途径，进一步明确各机制的重要调控基因，从而更好地理解重楼有效成分生物合成网络途径的相关分子机制。同时还需充分挖掘重楼基因资源信息，加强对重楼属环境胁迫的相关研究，全面研究其品质形成机制，对提高重楼品质和产量具有现实意义，为重楼属植物的产业化发展带来新的机遇。

第三章　重楼的栽培与加工

因重楼属植物种类繁多，分布区域广，所适宜生长的环境不尽相同，本章节主要介绍《中华人民共和国药典》收载的云南重楼（滇重楼）的无公害栽培技术。

第一节　适宜生长环境

一、海拔

通过中国植物标本馆查询了滇重楼标本分布信息，经筛选获得有海拔记载的标本信息 216 条，标本覆盖区域包括云南、广西、四川、贵州、陕西等地。经分析滇重楼的分布海拔呈正态分布曲线规律，＜ 1100m 标准正态分布下面积占 6.54%，＞ 2700m 标准正态分布下面积占 11.97%，在 1100 ～ 2700m 标准正态分布下面积占 81.49%，均数为 1933m。由于采集标本的年代跨度长达 105 年，同时样本数据具备随机性特征，故所得结果可以代表滇重楼的野生集中自然分布区域，因此认为 1100 ～ 2700m 是滇重楼生产基地的较佳海拔。滇重楼（高秆）大叶品种分布在海拔 1600m 以下，气候湿润温暖的区域；滇重楼（矮秆）分布在海拔 1800m 以上，气候冷凉区域。

二、土壤、光照、温度等

1. 土壤

野生滇重楼生长于常绿阔叶林、云南松林、竹林、灌丛和草坡。由此可见滇重楼有"宜荫畏晒，喜湿忌燥"的习性，喜湿润、荫蔽的环境，在地势平坦、排水良好、有机质含量较高的疏松肥沃的砂质土壤中生长良好。

2. 光照

适宜滇重楼自然生长的年日照时数在 1000h 左右，适宜光照度为 1000 ～ 3500lx。

3. 温度

滇重楼正常生长适宜的年均气温为 12 ～ 18℃，最适温度为 16 ～ 28℃，耐寒性强，低温环境下不会遭受冻害。

重楼生长的环境需水分适中，生长过程中既怕干旱又怕积水，适宜年均降雨量为 850 ～ 1200mm，最适湿度在 75% 左右。

第二节　选地及整地

一、选地

因滇重楼有"宜荫畏晒，喜湿忌燥"的习性，喜湿润、荫蔽的环境，适宜生长在含腐殖质多、有机质含量较高的疏松肥沃的砂质土壤中，结合野生滇重楼的海拔分布，在选择滇重楼种植地时，要注意几点：选择平坦或稍有坡度的富含有机质的疏松地块，土壤类型为强淋溶土、高活性强酸土、红砂土、冲积土、黑土等较好；易排水；土壤的 PH 为 4.5 ～ 6.3 为好；地块周围有水源，便于灌溉。忌选不易排水、无灌溉条件、黏重、易积水和板结的地块。所选择的地块海拔在 1700 ～ 2700m 较好。

二、搭建遮阴棚

因滇重楼喜阴畏晒，非林下种植地块，应在播种或移栽之前搭建遮阴棚。可按 4m×4m 打穴栽桩，可用木桩、水泥桩或钢管，桩的地上高度为 2m 左右，直径为 5 ～ 7cm，桩栽入土中的深度为 0.4 ～ 0.6m。若用钢管为桩，建议在钢管底部焊接两节短钢筋，呈十字状焊接，增加杆的稳定性。此外，在较疏松的地块打桩，建议用混凝土固定桩的底部。桩与桩的顶部用铁丝或钢丝固定，按 8m×8m 为一个单位面积，顶部用铁线拉对角线，使之形成"米"字形。如果用钢管为桩，在风比较大的地块，建议桩与桩的顶部用细钢筋焊接固定。边缘的桩要用铁丝固定，并将铁丝的另一端拴在石块上斜拉打入土中，并用混凝土固定。此外，在拉好铁丝的桩上，铺盖透光率为 30% ～ 40% 的遮阳网，在固定遮阳网时，在考虑稳固的同时，应考虑以后易收拢和展开。建议在 10 月下旬（植株开始倒苗）时将遮阳网收拢固定在底边杆上，待第二年 4 月初（植株出苗前）将遮阳网展开盖好，避免遮阳网在冬春季经风吹日晒、大风或下雪而损坏，延长遮阳网的使用时间。育苗阶段要求遮阴较好，避免光照太强导致叶片枯萎，移栽后，植株较大时，适当减

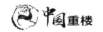

少遮阴增加光照，有利于次生代谢产物和干物质的积累。

有条件的地方，可安装地喷系统和顶喷系统，便于浇水和保持生长环境的湿度。

三、整地

整地在深秋季节进行，将选好的地块进行土地清理，将前茬作物的残渣、杂草清理干净，并用火烧净，将地块深翻 30cm 以上，暴晒 1 个月以上，以消灭虫卵、病菌等。若是过度偏酸的土壤，可撒生石灰（10～15kg/亩）调节酸碱度并灭菌。栽培前，进行最后一次整地，可选用"百菌清""代森锌""多抗霉素"等对土壤进行消毒（使用量详见说明书），将土壤深耕，并细碎耙平土壤。土壤平整后，开沟作畦，建议畦面宽 1.2m 左右，便于清除杂草，畦面长适宜即可，沟宽 0.3m，沟深 0.3m，沟上段稍高，沟沟相通，并留有出水口，便于排水。条件允许时，畦面的四周可用石棉瓦或带孔塑料板包围，石棉瓦或带孔塑料板下端与沟面齐平，上端稍微低于畦面的水平面。其主要作用一是确保排水通畅，不易造成浅层土壤渍水和畦面垮塌；二是可以扩大土地利用面积，提高滇重楼种植数量；三是防鼠，可有效防止田鼠对浅层土壤中滇重楼根茎的破坏。在畦做好后，在畦面上加入充分腐熟的农家肥（羊粪或牛粪等）2500～3500kg/亩作为基肥，将基肥充分与浅层土壤混匀。

注意事项：①施肥量不能过高或不加，如若不施肥，土壤肥力逐年下降后，土壤理化性质和结构发生变化，土壤板结，透气性差，滇重楼根茎易发生腐烂，出苗受到影响，存活率也降低，施肥量过高时，肥力过高，有机肥在分解过程中易出现高温高湿多微生物的环境，根茎也易发生腐烂，存活率降低。②基肥应与浅层（10～15cm）土壤充分混合，滇重楼为浅根系植物，基肥混入太深，不利于养分的吸收。也可在加入农家肥的同时，撒过磷酸钙 50kg/亩，并与土壤充分混匀。

重楼种植地块见图 3-1，重楼育苗大棚见图 3-2。

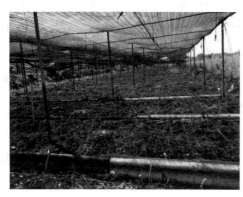

图 3-1 重楼种植地块

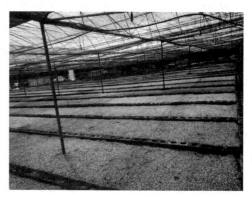

图 3-2 重楼育苗大棚

第三节 育苗

一、种子育苗

1. 种子的选择

滇重楼种子的成熟度是影响其发芽率和成苗率的重要因素之一，因此种植户对把握滇重楼种子的最佳采收期也至关重要。研究表明，滇重楼深红色外种皮种子大小和千粒重的数据高于橙色和红色外种皮种子，同时发芽率和成苗率也高于橙色和红色外种皮种子。因此只有在滇重楼果实裂开后，外种皮变为深红色时采收，才能为后期的育苗和生产提供保障。一般在10月份左右，滇重楼果实成熟裂开后，外种皮变为深红色后采摘，用沙子拌匀后搓揉，除去果肉，用清水把种子淘洗干净，剔出透明发软的细小种子，挑选饱满、成熟、无病害、无霉变和无损伤的优质种子做种，稍晾水分待处理。种子不能风干和晾晒，以免影响其萌发率。种子成熟度见图3-3、图3-4。

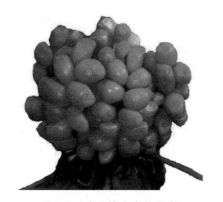

图3-3　滇重楼未成熟果实

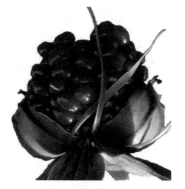

图3-4　滇重楼成熟果实

2. 种子的处理

滇重楼种子具有明显的"二次休眠"特性，在自然条件下需经过2个冬季才能萌发，出苗率较低，并且出苗不一致，生长不整齐。研究表明滇重楼种子存在休眠的主要原因是胚休眠和萌发抑制，即滇重楼果实成熟时，胚的发育还停留于球形胚阶段，外种皮抑制物同时也抑制了胚的形态后熟。目前在生产中解除这种后熟障碍多采用变温层积与激素相结合的方法，利用变温层积打破种子形态学休眠，再利用激素处理解除生理休眠。

（1）沙藏法

将种子与种子重量1%的多菌灵可湿性粉剂拌匀，按一层河沙、一层种子放入泡沫催

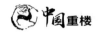

芽箱内，置于室内催芽，保持河沙的湿度在 30% ～ 40% 之间（手紧握成团，松开即散），室内温度 18 ～ 22℃。每 10 天翻动 1 次，处理 90 天左右，种子胚根位置有凸起时即可播种。

（2）变温层积法

将种子与壤土或湿沙按 1 :（3 ～ 5）的比例混匀，同时可加入种子重量 1% 的多菌灵可湿性粉剂杀菌，装入育苗筐中。根据重楼种子的"二次休眠"特性，先把育苗筐放置在 5 ～ 10℃ 的地窖（冰箱）中放置 1 个月左右，再放到 18 ～ 20℃ 的室内放置 1 个月左右，再放到 5 ～ 10℃ 的地窖（冰箱）中放置 1 个月左右，最后再放到 18 ～ 20℃ 的室内。期间每隔 15 天左右检查沙子 1 次，沙子湿度保持在 30% ～ 40%（用手抓一把沙子紧握能成团，松开后即散开为宜）。通过对种子的 2 次高低温交替处理，使种子快速通过后熟进入萌发。一般到第 2 年的 4 ～ 5 月有超过 50% 的种子胚根萌发时便可以播种。

3. 育苗

5 月中上旬，雨水下地后，将处理好的种子连同沙子一起均匀撒在苗床上，按 5cm×10cm 的株行距播于做好的苗床上。种子播后覆盖 1 : 1 的腐殖土和草木灰，覆土厚约 2 ～ 3cm，再在墒面上盖一层松针、碎草或刨花，厚度以不露土为宜，浇透水，保持湿润。也可进行条播，在整好的墒面上按行距 10 ～ 15cm 挖浅沟，将种子均匀播入沟内，覆土耙平，再在墒面上盖一层松针碎草或刨花，厚度以不露土为宜，浇透水，保持湿润。

将成熟的滇重楼种子，用沙子拌匀后搓揉，除去果肉，用清水把种子淘洗干净，剔出透明发软的细小种子，挑选饱满、成熟、无病害、无霉变和无损伤的优质种子稍晾水分，直接点播或条播在苗床上，再在墒面上盖一层松针碎草或刨花，厚度以不露土为宜，浇透水，保持湿润。重楼苗见图 3-5、图 3-6、图 3-7。

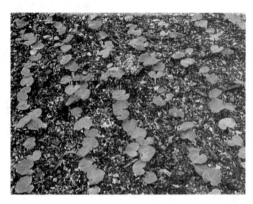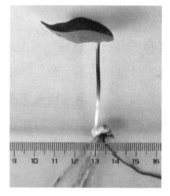

图 3-5　滇重楼种子一年生苗

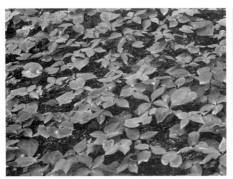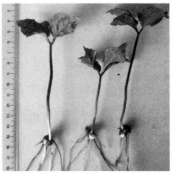

图 3-6　滇重楼种子两年生苗

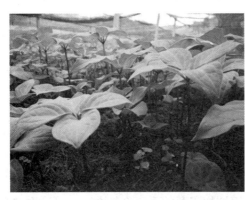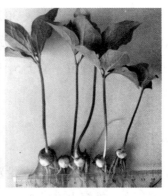

图 3-7　滇重楼种子三年生

二、根茎切块育苗

滇重楼根茎切块育苗分为带顶芽切块和不带顶芽切块 2 种方法。带顶芽切块根茎的生长量是不带顶芽切块的 1.5 ～ 2.5 倍，带顶芽切块根茎能于种植的第 2 年成苗，并开花、结实，其地上茎一般为单轴，出苗率较高。不带顶芽切块的根茎于种植的第 3 年 4 月份才能萌发出土成苗，出苗率较低，易形成多茎重楼。切块繁殖见图 3-8。

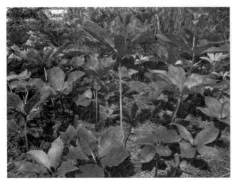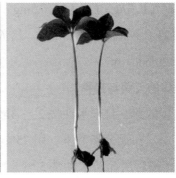

图 3-8　滇重楼切块繁殖苗

1. 带顶芽切块育苗

冬季在滇重楼倒苗后，取滇重楼根茎，按垂直于根茎主轴方向，在带顶芽部分节长 3～4cm 处切割（其余部分可作为商品重楼出售），用 50% 多菌灵 300 倍液浸泡 10～20min。浸泡后，切口用草木灰处理，以沾满切口为佳，稍晾干。随后按株行距 20cm×10cm 栽培，覆土 5～10cm，畦面覆盖锯末面或松针保湿，在荫蔽环境中进行育苗。

2. 不带顶芽切块繁殖

在切去顶芽的根茎中选取无损、无病虫害的根茎，以节为基础切割，切口在相邻两节的中部，切块用 50% 多菌灵 300 倍液浸泡 10～20min，再用 0.0002% 的 6–BA 或 50%ABT 生根粉浸泡 24h。浸泡后，切口用草木灰处理，以沾满切口为佳，稍晾干。随后按 20cm×10cm 株行距种植，覆土 5～10cm，畦面覆盖锯末面或松针保湿，在荫蔽环境中进行育苗。

三、组织培养育苗

组织培养技术可在短时间内大量繁殖性状优良的幼苗，且不受地区、季节等因素限制，全年均可生产，是解决珍稀濒危药用植物资源的重要途径之一，且已在多种药用植物上取得成功。鉴于组织培养途径的优越性，目前该技术已成为业界最为关注的用于突破重楼无性快繁瓶颈的方法之一，但结果不甚理想，研究成功的报道甚少。现今较为成功的方法是以滇重楼芽为外植体，首次在离体条件下实现了滇重楼的植株再生。

1. 培养条件

愈伤组织诱导培养基：① MS+6–BA 2mg·L^{-1}+NAA 0.1mg·L^{-1}；愈伤组织增殖和分化培养基：② MS+6–BA 2mg·L^{-1}+NAA 0.5mg·L^{-1}+KT 0.5mg·L^{-1}；生根培养基：③ 1/2MS+NAA 0.5mg·L^{-1}+IAA 0.5mg·L^{-1}。上述培养基中均附加 3% 蔗糖和 0.7% 琼脂，pH5.8，在 121℃ 下高压灭菌 20min。培养温度控制在（20±2）℃，光照时间 8h·d^{-1}，光照强度 20-30μmol·m^{-2}·s^{-1}。

2. 外植体的灭菌与接种

取滇重楼的芽，自来水冲洗 2～3h，去除表层的芽鞘，再用自来水冲洗干净后，蒸馏水冲洗 3 遍。在无菌条件下，用 75% 酒精消毒 30s，无菌水冲洗 3～5 次，0.1% 升汞灭菌 15min，最后用无菌水冲洗 5～8 次。将芽外部的芽鞘按层剥下，切成长宽分别为 1cm 左右的小块，芽内部不能分层的部分按切外层芽鞘的大小切成小块，接种到愈伤组织诱导培养基①上。

3. 愈伤组织的诱导

芽组织切块接种到愈伤组织诱导培养基①上 25 天后，接种切块开始膨大；再过 15 天左右，接种块切口处逐步形成淡黄色表面粗糙突起质地较坚硬的愈伤组织。

4. 愈伤组织的增殖和分化

把诱导出愈伤组织的切块转接到培养基②上，愈伤组织开始缓慢增殖；90 天后再转接到新的培养基②上；经过约 180 天，增殖到直径约 0.5cm 的愈伤组织块由淡黄色逐步变为白色，表面由粗糙突起逐步变为平滑后；再过 30 天后，逐步分化形成一个芽。分化出的芽如果不进行生根诱导，在培养基②上继续生长 150 天左右可展叶形成完整的无根苗。210 ～ 240 天为一个增殖周期，每个周期可繁殖不定芽 1 ～ 2 倍。

5. 诱导生根

将分化出的芽切下，接种于培养基③上进行根的诱导。在培养过程中芽的基部逐步褐化伸长成根茎状，培养 60 天左右，在褐化伸长前端芽的基部可长出 2 ～ 3 条根。

6. 移栽

将根长为 2 ～ 3cm 的芽取出，洗净培养基后移栽于腐殖质土中，置于 18 ～ 20℃温度下，土壤湿度保持 50% ～ 60%，180 天左右芽可生长出土，展叶形成完整植株。

目前对重楼组织培养技术研究成功的报道较少。生长素和细胞分裂素的种类和配比对愈伤组织诱导效果影响较大。总之，愈伤组织的诱导、增殖分化及生根培养的培养基仍需不断摸索。加之，种子育苗技术现已比较成熟，育苗成本较低，组织培养技术培育重楼种苗需慎重考虑。

第四节　田间管理

一、种苗管理

种子撒播和出苗后要适时遮荫、浇水、除草和施肥。遮阴度为 70% 为宜，在干旱季节，每 10 ～ 15 天及时浇水 1 次，土壤水分保持在 30% ～ 40%，有条件的地方，可采取喷灌，以增加空气湿度，促进滇重楼的生长。雨季来临前，要注意将沟渠清理好，保持排水通畅；多雨季节要注意排水，避免墒面积水，导致种子和种苗根系腐烂，种苗死亡。应及时清除杂草，苗地有小草就应及时拔出，避免带出种子和种苗，伤害种子和种苗根系，

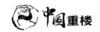

除草后及时浇水。出苗后，特别是二三年苗，每年枯苗后，在冬春季出苗前，除去覆盖物，撒充分腐熟农家肥（最好是羊粪）1000～1500kg，再覆盖锯末面或松针，以不露土为宜，苗床管理期间要注意补充苗床覆盖物。出苗后，每10～15天可喷洒叶面肥促进其生长。若是大棚育苗，要注意保湿、通风。5月中下旬雨水下地时对直播地进行间苗，同时查塘补缺。间苗前要先浇水，用木橇取苗，补苗时浇定根水，充分利用小苗，保证全苗和足够的密度。

播种第3年后，待有4～5个叶，种苗高10～15cm，根茎直径在1.5cm（根茎质量在10g左右的最宜）以上便可移栽。

二、种植管理

1. 移植

滇重楼移栽的最佳时间是每年的6～8月，雨水充沛时节进行移栽较为适宜。滇重楼的移栽要筛选好种苗的等级，安排好行距、株距和沟深。实践表明，根据产量和种植的成本，在滇重楼种苗移栽时根状茎应在10g左右，株行距10cm×20cm为宜。种植密度大则根茎易腐烂，存活率低；单位面积内肥力供应有限，密度过高通风和光合作用受到影响，地上部分生长旺盛但地下部分生长速度不快，总根状茎增重倍数不高；种苗成本高，滇重楼地下部分增重有限。种植密度低则种苗用量少，产量不高，且管理成本增大。种植时，按行距在畦面20cm处开沟，沟深5～10cm，按株距10cm将种苗排放，顶芽朝上放置，覆土与平整好的土地持平即可，并压实覆土。移栽完后，浇透定根水，覆盖锯末或松针，起保温保湿和防杂草的作用。

2. 合理灌溉

滇重楼的生长需要湿润的环境，一般需要年降雨量850～1200mm，土壤湿度保持在30%～40%，最适湿度在75%以上。因此，在干旱季节，10～15天要淋水（浇水）1次，保持畦面湿润；雨水较多时，要及时挖沟排水。如果土壤水量过多，排泄不畅，土壤板结导致通气不良，可能引起各种病害或导致烂根而死亡。在整个生长期间，畦面覆盖锯末或松针保湿。

3. 中耕除草

滇重楼为浅根系植物，适宜生长于疏松的土壤中，日常管理要做到勤锄、浅锄。苗期前3年，地上部分非常柔弱，除草时要非常小心，以免碰断地上部分或伤及根部。一般用小锄头轻轻刨松土壤，使土壤不板结，增强透气性，用手捻除苗周围杂草。根据田间杂草生长情况，半个月左右松土除草 1 次，保持田园洁净，防止杂草与重楼苗争夺水肥，改善种苗通风透光能力，减少病虫害的发生。移栽 2 年后，植株较大时，除草可以稍微深点，及时除草保持田园洁净。

4. 田间补苗

栽培的第二年 5 月中下旬雨水下地时对栽培地进行查塘补缺，补苗时选择栽培地植株大小一致的苗进行补苗，补苗后浇定根水，保证全苗和足够的密度。

5. 合理施肥

土壤肥力的高低和土壤类型是决定滇重楼高产和药材品质的关键因素，在经常翻用、有机质含量或速效肥力较高的土壤中，土壤透气性和保肥性较好，滇重楼生长良好，产量较高，药效好。重楼镇痛、止血、抗肿瘤的主要活性成分是甾体类皂苷、偏诺类皂苷、薯蓣类皂苷等，研究表明钙、镁、锌、钼、氮等对滇重楼的活性成分的积累有较大的影响。在一定范围内，滇重楼根茎的偏诺类皂苷Ⅶ含量与土壤有机质含量呈线性正相关；偏诺类皂苷 H 含量与有机质、速效磷含量呈线性正相关；薯蓣类皂苷 I 含量与土壤速效磷含量呈线性负相关，与土壤速效钾含量呈线性正相关；薯蓣类皂苷Ⅱ含量与土壤有机质和速效钾含量呈线性正相关；镁、铝能显著增加根茎总皂苷含量，新根茎总皂苷含量与钙水平呈极显著正相关，但不同钙水平对老根茎总皂苷含量影响不显著。因此，选择适宜地块并合理施肥尤为重要。

滇重楼为浅根性喜肥植物，根系一般分布在表土以下 10cm 左右的地方，不能吸收深层土壤内的营养物质。因此除施足底肥外，还需在生长期内增施追肥。追肥以有机肥为主，如家畜粪便、油枯、草木灰、作物秸秆等。辅以复合肥和各种微量元素肥料，不用或少用化肥。

滇重楼的施肥主要包括根肥和叶面施肥。因整地时施了基肥，栽培当年不用追肥。第 2 年出苗后，可施根肥和叶面肥，以提高肥力，促进滇重楼生长。根肥在 11 月份地上部分倒苗后，在出苗前每亩撒施充分腐熟的农家肥 1500 ~ 2500kg 或于 5 月中旬和 8 月下旬各追肥 1 次。在施用农家肥的同时，可根据重楼的生长情况施用含氮、磷、钾等元素的复合肥，每亩可使用 20 ~ 30kg 的复合肥；也可每亩施用尿素 10kg、过磷酸钙 20kg、硫酸钾 12kg；施肥可采用撒施或兑水浇施，施肥后应浇一次水或在下雨前施肥。

已有研究表明，叶面营养能显著改善滇重楼的光合特性，促进重楼生长和有效成分的富集。因此，在 6 ~ 8 月份，可进行叶面施肥促进植株生长，可用 0.2% 磷酸二氢钾或微量元素肥料喷施，每隔 15 天喷施 1 次，共 3 次；或用 0.5% 尿素和 0.2% 磷酸二氢钾进行

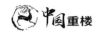

叶面喷施，每 15 天喷 1 次，共喷 3 次。喷施应在晴天傍晚进行。

6. 摘蕾

在非留种地，4 ～ 7 月份花萼展开后，及时摘除子房，保留萼片，使养分集中供应地下根茎的营养生长。

第五节　病虫害防治

滇重楼的病虫害采取"预防为主、综合防治"的方法，力求少用化学农药，在必须施用时，应符合无公害农产品生产质量安全控制技术规范的要求，严格掌握用药量、用药时间，最后一次施药距采收间隔天数不得少于 20 天，禁止使用国家明令禁止在食用农产品上使用的农药。

一、病害防治

滇重楼常见病害主要有细菌性穿孔病、灰霉病、茎腐病、褐斑病、根腐病、猝倒病和病毒病等。

1. 细菌性穿孔病

易发病时间及发病条件：6 ～ 8 月易发病。通风不畅，空气湿度过大时容易发病。温度适宜，雨水频繁或多雾、重雾季节适于病菌繁殖和侵染，发病重。

危害对象：叶片。

症状：初在叶上近叶脉处产生淡褐色水渍状小斑点，病斑周围有水渍状黄色晕坏。最后病健交界处产生裂纹，而形成穿孔，孔的边缘不整齐。见图 3-9。

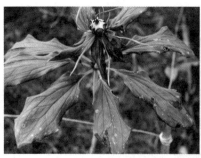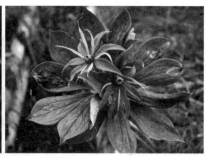

图 3-9　重楼细菌性穿孔病

防治措施：加强管理，注意排水，增施有机肥，通风透光，提高滇重楼抗病力；清除菌源，清除落叶，集中烧毁。

病期适时喷洒 20% 叶青双可湿性粉剂 600 倍液，或 10% 叶枯净可湿性粉剂 400 倍液，或 14% 络氨铜水剂 300 倍液，或 77% 可杀得可湿性微粒粉剂 400 ～ 500 倍液，或 1：1：200 波尔多液，或 72% 农用硫酸链霉素可溶性粉剂，或硫酸链霉素 4000 倍液等药剂喷施防治。

2. 灰霉病

易发病时间及发病条件：5 ～ 9 月易发病，7 ～ 8 月为发病的高发期。高湿条件、植株茂密、栽培空间郁闭、通风不畅条件下容易发病。

危害对象：果实、叶片、茎秆。

症状：花和果实发病，花萼、花瓣、花丝萎蔫下垂，表面产生灰色的霉层和黑色的菌核。叶发病多始于叶柄基部与茎连接的地方，受害部位变软呈水渍状，叶下垂，病害向叶片、茎逐渐蔓延，造成叶片腐烂、植株倒伏。茎部发病多由花或叶部病害蔓延所致，也可独立发病，菌核多形成于茎、叶柄和果实。见图 3-10。

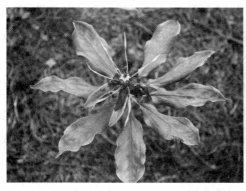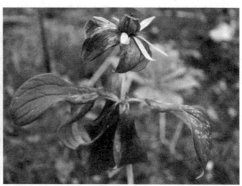

图 3-10　重楼灰霉病

防治措施：合理密植，雨季增强田间排水，及时清理田边杂草和遮蔽物，增加通风和透光。注意雨前重点预防和控制。

发病时，及时清除、销毁病残体。发病初期选用喷洒 40% 明迪（氟啶胺＋异菌脲）3000 倍液，或 40% 嘧霉胺 1000 倍液，或 50% 啶酰菌胺 1200 倍液，或 50% 速克灵 2000 倍液等药剂喷施、喷淋植株。也可交替使用嘧霉胺、腐霉利、扑海因等内吸性杀菌剂，并与代森锰锌复配喷施。

3. 猝倒病

易发病时间及发病条件：4 ～ 7 月易发病。苗期多发，高湿，积水易发病。

危害对象：茎秆。

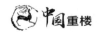

症状：发病的症状为从茎基部感病（亦有从茎中部感病者），初为水渍状，并很快向地上部分扩展，病部不变色或呈黄褐色并萎缩变软，病势发展迅速，有时子叶或叶片仍为绿色时即突然伏倒而贴于畦面，发病部位伴有臭味。开始时往往仅个别幼苗发病，条件适宜时以发病株为中心，向四周扩展蔓延，形成一块一块的病区。见图 3-11。

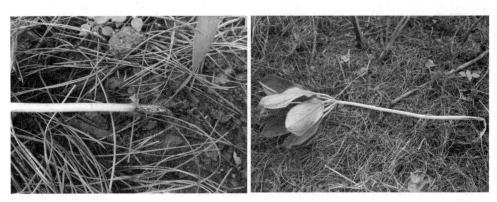

图 3-11 重楼猝倒病

防治措施：精选无病种子或种苗，苗床用 50% 多菌灵可湿性粉剂 600 倍液 +58% 甲霜灵可湿性粉剂 600 倍液混合后浇淋，或每亩喷 38% 恶霜嘧酮菌酯 25 ～ 50mL，然后撒薄薄一层干土，将催好芽的种子撒播上，再筛细土进行覆盖。

发病时，及时清除、销毁病残体，用石灰水浇灌病区。发病初期用 70% 敌克松可湿性粉剂 500 倍液，25% 甲霜灵可湿性粉剂 300 倍液喷淋防治，或用 50% 多菌灵 500 倍液喷施，或 70% 代森锰锌可湿性粉剂 500 倍液喷施，或 72% 霜脲·锰锌可湿性粉剂 600 倍液喷施，或 38% 恶霜嘧酮菌酯水剂 800 倍液喷施，或 69% 烯酰·锰锌可湿性粉剂或水分散粒剂 800 倍液喷施，或门神 800 倍液喷施，每 7 天喷 1 次，连喷 2 ～ 3 次。

4. 叶斑病

易发病时间及发病条件：一般 7 ～ 10 月均可发生，8 ～ 9 月为发病高峰期。通风不良、光照不足、肥水不当等容易发病，降雨早且多的年份，发病早而重。湿度是该病发生发展的决定性因素，雨水频繁的年份发病重。

危害对象：叶片。

症状：发病初期叶片表面出现灰褐色病斑，后病斑变成褐色，近圆形或不规则形，潮湿时病斑正反面有灰色或灰白色霉层，叶背面更多；后期病斑呈黑褐色，中心灰白色，病斑上覆盖白色霉层，为病菌的子实体，有的病斑成溃疡状孔洞，斑边缘有深褐色带明显。见图 3-12。

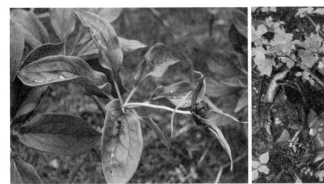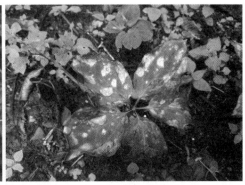

图 3-12　重楼叶斑病

防治措施：加强栽培管理，清洁田园，通风除湿。发病时，及时清除、销毁病残体。

发病初期用 75% 百菌清 100 倍液，或 40% 福星（氟硅唑）3000 倍液，或 30% 特富灵（氟菌唑）可湿性 1000 倍液喷施叶片，7～10 天 1 次，连喷 3～4 次。

5. 褐斑病

易发病时间及发病条件：5 月中下旬开始侵染发病，7～8 月为发病盛期。雨水是病害流行的主要因素，降雨早而多的年份，发病早而重。低洼积水处，通风不良，光照不足，肥水不当等易于发病。高湿植株郁闭、通风不畅条件下发病重。

危害对象：叶、叶柄、嫩枝、花梗和幼果均受危害，但主要危害叶片。

症状：发病初期叶表面出现红褐色至紫褐色小点，逐渐扩大成圆形或不定型的暗黑色病斑，病斑周围常有黄色晕圈，边缘呈放射状，病斑直径约 3～15mm。后期病斑上散生黑色小粒点，即病菌的分生孢子盘。严重时植株下部叶片枯黄，早期落叶，病害从叶尖或叶基开始，产生圆形或近圆形病斑，有时病害蔓延至花茎，形成叶枯、花枯和茎枯。见图 3-13。

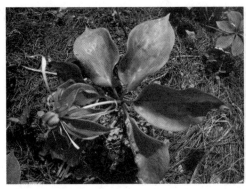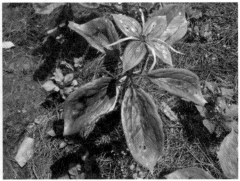

图 3-13　重楼褐斑病

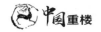

防治措施：加强栽培管理，注意种植密度，通风透光排水，增施有机肥，提高滇重楼抗病能力。发病时，及时清除、销毁病残体。

发病初期喷洒 5% 菌毒清水剂或 50% 甲基硫菌灵悬浮剂防治，发病时，喷 4% 氟硅唑或 20% 硅唑咪鲜胺 800 ～ 1000 倍液，或 75% 百菌清 500 倍液，或 80% 代森锌 500 倍液，7 ～ 10 天 1 次，连喷 3 ～ 4 次。

6. 茎腐病

易发病时间及发病条件：5 ～ 9 月易发病，6 ～ 8 月为发病盛期。高温多雨，田间湿度过大更易发病，扩展、蔓延快。

危害对象：茎秆。

症状：病变开始为茎秆基部形成水浸状暗褐色病斑，后软化，之后绕茎基部扩展一周，使皮层腐烂，茎内部开始腐烂，产生刺激性臭味，发病部位沿着维管束向上蔓延造成整个茎秆稀软腐烂，地上部分叶片变黄、萎蔫，植株倒伏，后期整株枯死。见图 3-14。

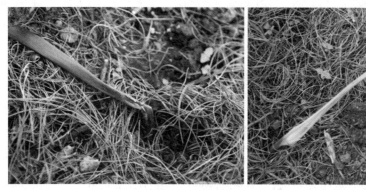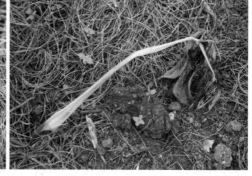

图 3-14　重楼茎腐病

防治措施：春冬季清扫园地，将病枝枝叶集中烧毁，消除病原；发现病株及时清除；雨后及时排水，保持适当湿度；注意通风透气；中耕除草不要碰伤根茎，以免病菌从伤口浸入。移栽前苗床喷 50% 多菌灵可湿性粉剂。

发病初期用 95% 敌克松可湿性粉剂灌根，每隔 10 天 1 次，连灌 2 ～ 3 次或在病穴中撒施生石灰。在病株上喷施 38% 恶霜嘧酮菌酯 1000 倍液，或 30% 甲霜恶霉灵 100 ～ 800 倍液，或福美双 500 倍液，68.75% 银法利 2000 倍液，或 75% 百菌清 600 倍液，每 7 ～ 10 天喷施 1 次，连续防治 3 次。未发病植株可喷施农用链霉素和春雷霉素预防。

7. 根腐病

易发病时间及发病条件：5 ～ 9 月易发病，7 ～ 8 月为发病高峰期。田间积水、土壤板结、覆盖太厚、根部肥害、根茎有创伤或根系线虫、高温多雨、田间湿度过大更易发病。

危害对象：地下部分。

症状：受害根茎一般从尾部开始腐烂。染病根茎表皮颜色为黑褐色，腐烂部位呈湿状软腐，或绵状软腐。解剖根茎，腐烂部位为黄白色或黑色的腐烂物，有恶臭。地上部分叶片边缘变黄焦枯，导致整株死亡。见图3-15。

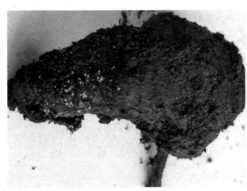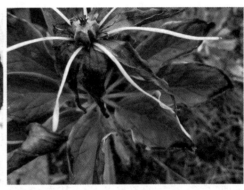

图3-15 重楼根腐病

防治措施：注意土地轮作和种苗更新，加强田间管理，注意降低土壤湿度，发病区及时防治地下害虫危害。

出苗后，用农用链霉素200mg/L加25%多菌灵可湿性粉剂250倍液混合后喷雾防治；发病初期用1%硫酸亚铁液或生石灰施在病穴内进行消毒。选用75%百菌清600倍液喷淋，或25%甲霜灵锰锌600倍液，或80%多菌灵500倍液喷淋，每7～10天喷施1次，连续防治3次。若发现线虫或地下害虫危害，可选用10%克线磷颗粒剂沟施、穴施或撒施，用50%辛硫磷乳油800倍液浇淋根部。

8. 病毒病

易发病时间及发病条件：3～5月干旱虫较多，病毒病发病较重。6月后，雨季来临，病毒病发病危害较轻。

危害对象：叶片。

症状：初期叶片表现为翠绿黄斑，此后，叶片黄绿色不均匀斑块逐渐增多，形成黄绿色相间的花叶，且有凹凸不平的皱缩或变形，严重时叶片变细，病株矮化。见图3-16。

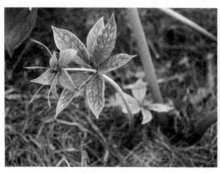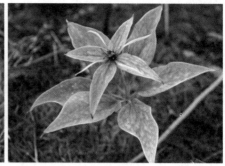

图 3-16　重楼病毒病

防治措施：采用药剂防治蓟马等传毒媒介，及时拔出病株集中处理，减少病源。

发病初期用2%氨基寡糖素1000倍液喷施，或8%宁南霉素2000倍液喷施，每7～10天喷施1次，连续防治2～3次。增施磷酸二氢钾，提高植株的抗病性。

9. 叶枯病

易发病时间及发病条件：在7～10月易发生。高温多湿、通风不良均可导致病害的发生。

危害对象：主要危害叶片，其次危害茎、花梗和蒴果以及地下茎，可造成地下茎糜烂。

症状：多从叶缘、叶尖侵染发生，病斑由小到大不规则状，红褐色至灰褐色，病斑连片成大枯斑，干枯面积达叶片的1/3～1/2，病斑边缘有一较病斑深的带；此后在病斑上产生一些黑色小粒点，病叶初期先变黄，黄色部分逐渐变褐色坏死。由局部扩展到整个叶脉，呈现褐色至红褐色的叶缘病斑，病斑边缘波状，颜色较深。病斑交界明显，其外缘有时还有宽窄不等的黄色浅带，随后，病斑逐渐向叶基部延伸，直至整个叶片变为褐色至灰褐色，随后在病叶背面或正面出现黑色绒毛状物或黑色小点。见图3-17。

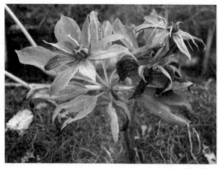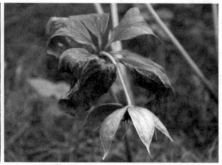

图 3-17　重楼叶枯病

防治措施：及时排水通风，降低空气相对湿度至 70% 以下，及时清除杂草，合理密植，增施磷钾肥和有机肥，减少氮肥施用量。

发病初期用 75% 百菌清可湿性粉剂 800 倍液喷施，或 70% 甲霜灵锰锌或 70% 乙膦铝锰锌 500 倍液喷施，或 72% 普力克水剂 800 倍液喷施，或万霉灵 600 ～ 800 倍液喷施，或 60% 防霉宝 500 倍液喷施，每 7 ～ 10 天喷施 1 次，连续防治 2 ～ 3 次。

二、虫害防治

滇重楼的虫害较少，主要是地老虎、食心虫、金龟子、蝼蛄等。

1. 地老虎

危害时间：主要是 4 ～ 11 月。

危害对象：地上部分，主要为茎秆。

症状：主要以幼虫危害为主，常沿贴近地面的地方将幼苗咬断取食，一个老龄幼虫，一夜可危害数株幼苗，造成缺苗。见图 3-18。

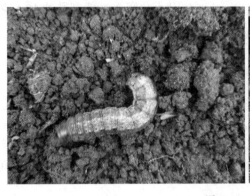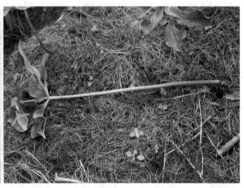

图 3-18　地老虎

防治措施：利用其成虫趋光性强和对糖醋液特殊嗜好的习性，在田间设置黑光灯和糖醋盆诱杀成虫。可用 2.5% 溴氰菊酯乳油 1000 倍液，或 50% 辛硫磷乳油 1500 倍液，或 90% 敌百虫 1000 倍液喷洒或灌根。

2. 金龟子

危害时间：主要是 4 ～ 11 月。

危害对象：地下部分，主要为根茎。

症状：金龟子主要咬食重楼地下根、根茎，致使地面上部植株营养水分供应不上，造成植株枯死或缺苗。块茎受害后，品质变劣或引起腐烂。见图 3-19。

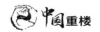

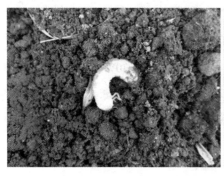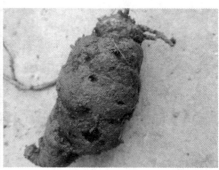

图 3-19　金龟子

防治措施：设置黑光灯诱杀，减少成虫产卵繁殖危害。可用 50% 辛硫磷乳油 1000 倍液，或 90% 敌百虫 1000 倍液，或 2.5% 溴氰菊酯乳油 1000 ～ 1500 倍液地面喷洒或灌杀。

3. 蝼蛄

危害时间：主要是 4 ～ 11 月。

危害对象：地下部分，主要为根茎。

症状：地上部分植株生长不良、萎蔫、枯死。

防治措施：将麦麸或油籽饼用微火炒香，再用 90% 敌百虫可溶性粉剂乳油 10 倍液拌匀，用毒饵 37.5kg/hm^2，在闷热无风傍晚施撒于田块中诱杀。

4. 食心虫

危害时间：主要是 5 ～ 11 月。

危害对象：主要为茎秆、果实。

症状：导致地面上部植株发黄、枯萎。

防治措施：每亩使用 2000IU/μL 苏云金杆菌悬乳剂 600mL 或 100 亿活芽孢／克可湿性粉剂 350g，兑水 40 ～ 60L 喷洒。

第六节　采收加工

以种子育苗栽培的重楼，一般生长 7 年以上采挖根茎入药。采挖一般在秋冬季倒苗后至次年出苗前，即当年 11 月至次年 3 月之间，可选择晴天采挖。采挖时，先割除茎叶，然后从侧面挖出根茎，抖去泥土，除去须根；也可将顶端带芽的节切下继续栽培，后端的部分除去泥土和须根入药。将除去泥土和须根的根茎洗净后，晾干或晒干即可。也可趁新鲜切片，片厚 2 ～ 3mm，晾干或晒干即可。如遇长时间阴天或雨天，可在 40 ～ 50℃的温度下烘干，避免糊化。

第四章 重楼药材质量评价

《中国药典》2020 年版一部收载的重楼为云南重楼（滇重楼）*Paris polyphylla* Smith var. *yunnanensis*（Franch.）Hand.–Mazz. 或七叶一枝花 *Paris polyphylla* Smith var. *chinensis*（Franch.）Hara 的干燥根茎。重楼的品质受产地、栽培方式、采收时间等多种因素的影响，同时也与其生长环境、生长年限、土壤环境等因素密切相关。药用重楼主要依靠野生资源，近年来由于自然环境的恶化和人为的无节制采挖导致其野生资源濒临灭绝，每年消耗量远远超出了其年生长量，加之市场需求的不断扩大，规范化种植成为必然选择，种质资源也成为影响重楼品质的重要因素之一。随着现代医学的发展，研究者们从重楼药材的真实性、有效性和安全性等多个角度开展了广泛的研究。

第一节 历代重楼品质评价

古代本草文献中对重楼药材品质的记载较为有限。直到近代，随着对重楼药材属性认识的深入，出现了评价重楼品质的有关论述。这些论述主要基于重楼的形态特征，包括根茎的粗细、断面色泽的深浅以及质地的软硬等综合评定重楼的品质。如 1977 年版《中华人民共和国药典》记载重楼"以粗壮、质坚实、断面色白、粉质足者为佳"，《中国药材学》记载重楼"以身干、条粗大、质坚实、断面色白、粉性足者为佳"，《中药材商品规格质量鉴别》记载重楼"统货，分广西统装、四川原装等规格，以身干、根条粗大、质坚实、断面色白、粉性足者为佳"，《50 味常用中药材的经验鉴别》记载重楼"商品以身干、根条肥大，质坚实，断面色白，粉性足为佳"，《金世元中药材传统鉴别经验》记载重楼"以粗壮、质坚实、断面色白、粉性足者为佳"。

近现代本草著作中重楼药材的品质评价记载见表 4-1。

表 4-1　近现代本草著作中重楼药材的品质评价

年代	出处	品质评价
1959	《药材资料汇编》	以根块壮大（呈椭圆形）、外色黑褐、内色粉红、质坚实者为佳
1977	《中华人民共和国药典》	以粗壮、质坚实、断面色白、粉性足者为佳
1995	《中药材商品规格质量鉴别》	以根条肥大，质坚实、断面色白、粉性足者为佳
1996	《中国药材学》	以身干、条粗大、质坚实、断面色白、粉性足者为佳
1998	《全国中药炮制规范》	以粗壮、干燥者为佳
1999	《500味常用中药材经验鉴别》	以身干，根条肥大，质坚实，断面色白，粉性足为佳
2001	《现代中药材商品通鉴》	以身干、根条粗大、质坚实、断面色白、粉性足者为佳
2005	《中草药与民族药药材图谱》	以身干、条粗大、质坚实、断面色白、粉性足者为佳
2010	《中华药海》	以粗壮、质坚实、断面色白、粉性足者为佳
2010	《金世元中药材传统经验鉴别》	以粗壮、质坚实、断面色白、粉性足者为佳
2020	《中华人民共和国药典》	质坚实，断面平坦，白色至浅棕色，粉性或角质

第二节　现代重楼品质评价

重楼作为一种名贵药材，是宫血宁片等中成药的主要原料之一，具有较高的经济价值。但重楼生产周期长，市场消耗量远远超过其生产量，导致货源紧张，重楼野生资源严重枯竭，已被列为云南省30种稀缺濒危天然药物之一。非正品重楼属植物根茎与正品重楼根茎的性状极为相似，非专业人员仅凭肉眼难以分辨，常流入市场成为混淆品。

一、真实性评价

1. 性状鉴别

正品性状：根茎呈结节状扁圆柱形，略弯曲，长 5 ~ 12cm，直径 1 ~ 4.5cm。表面黄棕色或灰棕色，外皮脱落处呈白色；密具层状突起的粗环纹，一面结节明显，结节上具椭圆形凹陷茎痕，另一面有疏生的须根或疣状须根痕。顶端具鳞叶和茎的残基。质坚实，断面平坦，白色至浅棕色，粉性或角质。气微，味微苦、麻。

常见伪品：

（1）万年青，为同科植物万年青的根茎。

性状：根茎呈圆柱形，长短不一，直径 1～2cm，表面灰棕色或棕褐色，具密集的波状环节，散有圆点状根痕，质硬，略带韧性，断面类白色或浅棕色，有维管束断痕外露。味甜、微苦涩。

（2）球药隔重楼：为藜芦科植物球药隔重楼的根茎。

性状：根茎为不规则圆柱形，平直或末端弯曲，长 3.5～14cm，直径 1.2～4cm，茎痕椭圆形或扁圆形，直径 0.6～1.9cm，排列不整齐，少数呈交互排列。质坚硬，断面呈黄白色或黄棕色，角质或粉质。

（3）狭叶重楼：为藜芦科植物狭叶重楼的根茎。

性状：形状与七叶一枝花近似，但稍细，长 1.3～8cm，直径 1.1～2cm。表面呈淡黄色，略具皱纹，环节较稀疏。突起不明显，节间长 1～4mm，茎痕扁圆形或半圆形，直径 0.4～1cm。质松硬，较易折断，断面类白色，常为粉质。

2. 薄层鉴别

《中华人民共和国药典》2020 年版记载，取重楼粉末 0.5g，加乙醇 10mL，加热回流 30min，滤过，滤液作为供试品溶液。另取重楼对照药材 0.5g，同法制成对照药材溶液。取重楼皂苷 I 对照品、重楼皂苷 II 对照品和重楼皂苷 VII 对照品适量，精密称定，加甲醇制成每 1mL 各含 0.4mg 的混合溶液。按照薄层色谱法（通则 0502）试验，吸取供试品溶液和对照药材溶液各 5μL 及对照品溶液 10μL，分别点于同一硅胶 G 薄层板上，以三氯甲烷 – 甲醇 – 水（15∶5∶1）的下层溶液为展开剂，展开，取出，晾干，喷以 10% 硫酸乙醇溶液，在 105°C 加热至斑点显色清晰，分别置于日光和紫外线灯（365nm）下检视。供试品色谱中，在与对照药材色谱和对照品色谱相应的位置上，显相同颜色的斑点或荧光斑点。

孙秀珍采用 TLC 鉴定重楼及其混淆品拳参，将重楼对照药材、重楼、拳参提取液各 2μL 点于同一硅胶 G 的薄层板上，以氯仿 – 甲醇（95∶5）为展开剂，展开，取出晾干，喷 5% 磷钼酸乙醇溶液，110℃加热至斑点显色清晰。结果显示，供试品重楼与对照品药材色谱相应的位置上，显现相同蓝色斑点，而拳参在与对照品药材色谱相应的位置上无相同颜色的斑点，可用于重楼和拳参的鉴别。

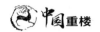

3. 显微鉴别

《中华人民共和国药典》2020 年版记载重楼粉末白色，淀粉粒甚多，类圆形、长椭圆形或肾形，直径 3 ～ 18μm。草酸钙针晶成束或散在，长 80 ～ 250μm，梯纹导管及网纹导管直径 10 ～ 25μm。

4. 紫外光谱鉴别

张金渝等通过正交试验设计 L_3^4（16）优化氯仿、无水乙醇和水对 46 份重楼样品的提取条件，采用紫外吸收光谱检测，用 SIMCA 软件及共有峰和变异峰双指标序列分析法进行定性、定量评价。结果显示，重楼样品在氯仿、无水乙醇和水分别提取 50，40，50min 时提取率最高，在 20h 内稳定性 RSD% 分别在 0.06 ～ 1.88，0.05 ～ 2.42，0.03 ～ 0.35 之间，精密度 RSD% 分别在 0 ～ 1.48，0.05 ～ 0.37，0.09 ～ 0.44 之间，重现性 RSD% 分别在 0 ～ 1.23，0.04 ～ 0.30，0.12 ～ 0.25。定性分析显示，重楼样品不同种、不同产区间存在较大差异；定量分析显示，重楼样品间最大共有峰率为 80.00%，最小变异峰率为 6.25%。该法定性评价不同种及不同产区间的重楼样品，并定量分析任意两个样品间的差异，阐明重楼种间及不同产区间的相似度，可为中药材真伪、品种鉴别和品质评价提供一种方法。

5. FTIR 鉴别

傅里叶变换红外光谱（FTIR）是一种振动光谱，对样品中不同的官能团及化学键会产生不同的振动吸收，能够全面反映物质内部分子结构定性定量信息，具有无损、快速等优点。赵飞亚等利用 FTIR 对云南重楼及其近似种大理重楼、狭叶重楼、多叶重楼、矮重楼、七叶一枝花药材进行鉴别。结果显示，云南重楼与近似种的二阶导数在 3000 ～ 2000cm^{-1} 和指纹区 1800 ～ 500cm^{-1} 波段内差异明显，HCA 和 PLS-DA 均能较好地区分云南重楼及近似种。吴喆等采用 FTIR 对云南重楼及其近似种白花重楼、毛重楼、南重楼、五指莲药材进行鉴别。结果显示，毛重楼和五指莲分别在 1535cm^{-1} 和 1369cm^{-1} 附近有特征吸收峰，可与另外 3 种重楼属植物相区分。以全波段光谱数据进行 PLS-DA 分析，能够准确区分 5 种野生重楼属植物。赵艳丽等应用近红外漫反射光谱，以贵州、广西和云南 3 个不同产区的 70 份野生药用植物重楼为研究对象进行产地鉴别，结果显示采用变量重要性图选择光谱波段结合 PLS-DA 分析能更准确地鉴别不同产区的重楼。杨兰芬等利用红外光谱技术对野生和栽培重楼药材进行光谱分析鉴别，红外光谱显示，峰簇在 1642cm^{-1} 和 1022cm^{-1} 波段内差异明显。二阶导数光谱在 1619cm^{-1}、1317cm^{-1} 和 781cm^{-1} 存在显著的差异。颜茜采用红外光谱法鉴别重楼及其伪品开口箭，结果显示重楼和开口箭各自有其独特的红外光谱特征，二者各自所包含的红外吸收峰的峰位明显不同，二者红外光谱的峰形整体上有非常明显的区别，特别是在 1650cm^{-1} 处及 1405 ～ 1258cm^{-1} 范围这两个地方二者的峰形有非常明显的区别。

6. HPLC 指纹图谱鉴别

高效液相色谱法具有分离效能高、分析速度快、重现性好、准确度和灵敏度高等优点，现广泛应用于药材的鉴别和含量分析。袁会琼等利用 HPLC 指纹图谱鉴别云南重楼和长柱重楼，相似度分析结果显示，两者的相似度分别为 0.905 ～ 0.998 和 0.905 ～ 0.986，通过聚类分析与主成分分析均可将两者明显区分开，方法专属性强、准确度高。宋九华等利用 HPLC 指纹图谱对云南、四川、贵州、甘肃省出产的 10 批重楼药材样品进行鉴别，通过相似度、聚类和主成分分析显示，10 批重楼可以分为两大类，甘肃省的重楼单独为一类，其他 3 个省产地的重楼聚为另一类。

7. 分子 DNA 鉴别

DNA 条形码（DNA barcoding）是选用标准的、相对短的 DNA 片段对物种进行快速、准确的自动化的鉴定和识别，ITS2 序列作为 DNA 条形码序列，可以将不同品种的重楼很好地区分开。姜黎等采用 DNA 条形码方法对 36 份正品重楼及常见混伪品进行了检测，发现将 ITS 全序列用作 DNA 序列能快速区分其正伪，可用于重楼药材的鉴定。刘涛等研究得出，35 份滇重楼样品的 psbA–trnH 序列用作 DNA 序列，可作为一种鉴定滇重楼药材的新方法，且具有较好的稳定性和准确性。方海兰等首次将 DNA 条形码技术用于重楼药材种子种苗的鉴定，结果表明，ITS 序列可有效鉴别正品重楼及其混伪品的种子种苗，能从源头上保证重楼药材种子种苗的真实性。刘立敏等利用 DNA 条形码技术结合 HPLC 含量测定，有效区分了重楼属 10 种药用植物，说明 ITS2 序列可用于重楼药材的鉴定。过立农等将 ITS 序列和 ITS2 序列相结合，有效地将 60 批栽培重楼样品鉴别到种，确定了样品中的 10 个品种。刘杰等利用 DNA 条形码技术，确定了重楼药材疑似伪品并非《中华人民共和国药典》收录品种，并推断其基原为吉林延龄草，再一次证明了 ITS2 序列和 NJ 聚类树可有效鉴定重楼药材。

二、有效性评价

重楼的药效受化学成分影响，可通过定性、定量分析其所含的与疗效相关的化学成分来评价其有效性。目前已报道的重楼有效性评价方法主要包括紫外 – 可见分光光度法、高效液相色谱法、超高效液相色谱法和液相色谱质谱联用。

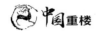

1. 紫外 – 可见分光光度法

钟彦等以芦丁为对照，构建了重楼总黄酮含量测定方法，该方法在 0.005 ～ 0.025mg/mL（$r = 0.9993$）范围内线性关系良好，平均回收率达 97.50%，RSD 为 1.89%，可用于不同种属、不同产地重楼属植物中总黄酮含量的测定。叶方等采用高氯酸显色法结合紫外分光光度仪在 406nm 波长处进行重楼总皂苷含量测定，结果显示武当山区重楼药材中总皂苷含量差别明显，最低为 1.29%，最高达 10.22%。罗静等以薯蓣皂苷元、芦丁、D– 无水葡萄糖为对照品，采用紫外 – 可见分光光度计测定了重楼药材中总皂苷、总黄酮和总多糖的含量。结果显示 14 个不同产地滇重楼药材中优势种源来自云南省大理白族自治州下关镇，总皂苷及 3 类成分含量之和皆为最高。赵飞亚等以薯蓣皂苷元为对照品，采用紫外分光光度法在波长 408nm 处测定不同生长年限南重楼中重楼总皂苷含量。结果显示不同产地重楼皂苷Ⅰ、Ⅱ、Ⅵ总含量及总皂苷含量积累量差异也比较明显，总皂苷为文山产（7 年生）＞大理云龙产（7 年生）＞大理永平产（7 年生），重楼皂苷Ⅰ、Ⅱ、Ⅵ总含量为大理云龙产（7 年生）＞文山产（7 年生）＞大理永平产（7 年生）。

2. 高效液相色谱法

《中华人民共和国药典》2020 年版规定重楼的含量测定规定如下：重楼按干燥品计算，含重楼皂苷Ⅰ（$C_{44}H_{70}O_{16}$）、重楼皂苷Ⅱ（$C_{51}H_{82}O_{20}$）和重楼皂Ⅶ（$C_{51}H_{82}O_{21}$）的总量不得少于 0.60%。

王陈采用高效液相色谱法测定了不同生长年限安徽产重楼中重楼皂苷Ⅰ、Ⅱ、Ⅵ、Ⅶ的含量，结果显示不同生长年限中重楼皂苷的含量差异较明显，5 年生药材含量最高，但其含量低于《中华人民共和国药典》标准规定。金琳等采用高效液相色谱法测定了不同产地多茎滇重楼根茎中重楼皂苷Ⅶ、H、Ⅵ、Ⅱ、Ⅲ、Ⅰ、Ⅴ含量，结果显示不同产地多茎重楼根茎中重楼皂苷Ⅶ、H、Ⅵ、Ⅱ、Ⅲ、Ⅰ、Ⅴ的含量存在显著（$P < 0.05$）或极显著（$P < 0.01$）差异，重楼皂苷（Ⅰ + Ⅱ + Ⅵ + Ⅶ）总量在 1.239% ～ 6.236%，显著高于《中华人民共和国药典》规定的重楼药材质量控制标准。张幼林等采用高效液相色谱法对武当山区市售重楼药材进行含量分析，结果表明市售重楼饮片中重楼皂苷Ⅰ、Ⅱ、Ⅵ、Ⅶ总含量差异明显，23 个样本中有 6 个含量未达到 2015 年版中国药典规定标准，合格率为 73.9%，说明市售重楼药材质量存在参差不齐的现象。

3. 超高效液相色谱法

昝珂等采用超高效液相色谱法测定了云南重楼栽培品中伪原薯蓣皂苷、伪原纤细薯蓣皂苷、重楼皂苷Ⅶ、重楼皂苷 D、重楼皂苷 H、重楼皂苷Ⅵ、重楼皂苷Ⅱ、薯蓣皂苷、纤细薯蓣皂苷、重楼皂苷Ⅰ、重楼皂苷Ⅴ共 11 种甾体皂苷含量，检测结果显示 2 种皂苷含量较低，5 个薯蓣皂苷中重楼皂苷Ⅱ和Ⅰ含量最高，4 个偏诺皂苷中重楼皂苷Ⅶ和重楼皂苷 H 含量相对较高。赵飞亚等采用 UPLC 法测定 10 种重楼药材中重楼皂苷Ⅰ、重楼皂苷Ⅱ、重楼皂苷Ⅵ、重楼皂苷Ⅶ、薯蓣皂苷、重楼皂苷 H、纤细薯蓣皂苷的含量，进一步采用 TOPSIS 数学模型对含量结果进行归一化与多指标数据集成化，获得重楼中 7 种指标的化学品质综合指数。结果显示 10 种重楼药材的综合评价排名由高到低依次为长柱重楼（$Ci = 0.2755$）＞多叶重楼（$Ci = 0.2732$）＞大理重楼（$Ci = 0.2698$）＞滇重楼（$Ci = 0.2445$）＞南重楼（$Ci = 0.2345$）＞狭叶重楼（$Ci = 0.1591$）＞黑籽重楼（$Ci = 0.1416$）＞矮重楼（$Ci = 0.1178$）＞七叶一枝花（$Ci = 0.1151$）＞毛重楼（$Ci = 0.1149$），表明不同种重楼化学综合质量差异较大，其长柱重楼、多叶重楼和大理重楼的化学综合质量优于滇重楼，南重楼与滇重楼的结果较为接近，可作为滇重楼资源扩充的优势品种。

4. 液相色谱质谱联用

随着液相色谱质谱联用技术在中药质量中的广泛应用，应用 LC–MS 对不同基原重楼属植物进行质量控制也被认为是一种有效、快捷的手段。目前已有研究利用 UHPLC/Q–TOF MS 对华重楼以及滇重楼的主要成分进行了指认与区分。

三、安全性评价

1. 内源性有害物质

根据 2020 年版《中华人民共和国药典》记载，重楼味苦，性微寒，有小毒，归肝经。临床上也有重楼不良反应的报道，但其作用机制及主要毒性成分尚不明确，李芝奇等开展了基于斑马鱼模型结合网络药理学探究重楼肝毒性机制的研究，经过文献挖掘整理及数据库预测分析后，从重楼 196 个主要化学成分中筛选出 14 个毒性成分。前期研究证明这 14 个成分具备一定毒性，且数据库预测所得生物利用度评分较高，皆 ≥ 0.17，其中薯蓣皂素、延龄草苷及偏诺皂苷的生物利用度水平较高，均为 0.55。重楼醇提物的肝脏毒性明显高于重楼水提物，根据前期实验及文献研究，重楼的主要毒性及活性成分为甾体皂苷类化合物，重楼的肝毒性机制可能与细胞增殖的 Ras 信号通路、能量代谢和信号转导相关的 PI3K/ATK 信号通路、MAPK 信号通路、JAK/STAT 信号通路相关。

2. 外源性有害物质

中药材的品质与其土壤环境密切相关，土壤中的重金属含量会影响药材品质。有研究发现，不同产地不同基源重楼重金属含量差异较大且具有地域性，其中七叶一枝花重金属

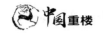

含量较高，多叶重楼、滇重楼、南重楼和五指莲等的铬、砷、镉、铅等重金属元素含量有不同程度超标现象，同时滇重楼活性成分重楼皂苷Ⅰ、Ⅱ、Ⅵ和Ⅶ含量与铜、砷、铬、汞等重金属元素含量等有关。杨敏等采用原子吸收光度法测定了滇黔地区滇重楼药材中14种元素，发现检测的无机元素的质量分数及组成结构比存在明显差异，其中重金属元素砷、汞均未超标，铜和镉部分产地超标。黎海灵以云南、贵州、四川采集的27份滇重楼药材及其根际土壤为研究对象，通过微波消解法处理，采用原子荧光光谱法（AFS）和电感耦合等离子体质谱法（ICP-MS）对铜、镉、铬、铅、砷、汞6种重金属元素进行测定，不同产地滇重楼药材及其根际土壤重金属含量存在显著性差，其中大多数产地滇重楼药材铜、铅元素含量超过标准限量。

第三节　重楼品质的影响因素

一、基原因素

王跃虎整理了1975年至2014年出版的文献，统计出18个药用种和变种，用于消炎止痛的重楼就有14种之多，有巴山重楼、凌云重楼、海南重楼、球药隔重楼、长柱重楼、禄劝花叶重楼、毛重楼、花叶重楼、七叶一枝花、狭叶重楼、滇重楼、黑籽重楼、北重楼、南重楼。民间用药大多不区分种类。钟廷瑜等通过对四川地区药用2种重楼的研究发现，除正品以外有9种重楼在民间作药用，且有时会混入商品药中或销往省外。不同种重楼的皂苷种类及含量差异较大，例如球药隔重楼的主要有效成分为重楼皂苷H，这一成分并未作为判断重楼属植物质量的成分列入《中华人民共和国药典》，但是除此成分以外十二批球药隔重楼有九批所含重楼皂苷Ⅰ、Ⅱ、Ⅵ、Ⅶ的总量也符合《中华人民共和国药典》的要求。除此以外，通过对金线重楼、宽叶重楼、毛重楼、黑籽重楼、花叶重楼等不同种的重楼属植物研究，结果证明重楼皂苷为重楼属植物主要活性成分，不同基原重楼属植物的重楼皂苷组成不同。

二、产地因素

各类重楼属植物在我国云南、贵州、四川、广西、西藏、湖南、广东、陕西、甘肃等省区均有分布，同一基原重楼属植物因产地不同其各类成分含量也有不同。黄芸等人应用蒸发光散射检测器，测定不同产地重楼药材中1个甾体皂苷的含量，可以看出不同收购地区的七叶一枝花及滇重楼的含量差异较大。而何秀丽等运用超高效液相色谱－串联质谱法（UPLC-MS/MS法）测定了鄂西北地区不同产地重楼中9种皂苷类成分的含量，并对这9种成分含量进行比较，发现各成分在不同样品中含量差异较大。梁玉永等比较了贵州不同产地的七叶一枝花中主要活性成分甾体皂苷的种类和含量，李懿等对产自云南省境内13个州（市、地区）的滇重楼样品进行了分析，付绍智等比较了不同产地长药隔重楼皂苷和金线重楼，均证明产地对重楼属植物中活性成分的含量类型有很大的影响。大量文献证明，不仅滇重楼、七叶一枝花中所含的重楼皂苷受产地的影响，而且重楼其他变种活性成分的含量也与产地有密切相关的联系，由此说明除了基原以外，地理环境对重楼质量的影响也十分突出。因此，在重楼栽培品种植过程中要选择道地产地、合适的环境才能保证其质量可控。

三、生长年限

滇重楼品质易受不同生长年限影响，生长年限不同，滇重楼根茎中重楼皂苷Ⅰ、Ⅱ、Ⅵ、Ⅶ总含量差异显著。为了探讨不同生长年限滇重楼根茎中重楼皂苷Ⅰ、Ⅱ、Ⅵ、Ⅶ总含量变化规律，确定滇重楼最佳采收年限，金琳等对近10年报道的有关不同生长年限滇重楼根茎中重楼皂苷Ⅰ、Ⅱ、Ⅵ、Ⅶ总含量的文献取均值进行统计分析。研究发现，前8年期间生长年限与滇重楼根茎中重楼皂苷Ⅰ、Ⅱ、Ⅵ、Ⅶ总含量呈正相关（1＜2＜3＜4＜5＜7＜8年生），8年生滇重楼根茎中重楼皂苷Ⅰ、Ⅱ、Ⅵ、Ⅶ总含量达到最高，为2.181%，远高于2015年版《中华人民共和国药典》限量标准，但是此后滇重楼根茎中重楼皂苷Ⅰ、Ⅱ、Ⅵ、Ⅶ总含量并不随着生长年限的增高而继续上升，9、12、13年生滇重楼根茎中重楼皂苷Ⅰ、Ⅱ、Ⅵ、Ⅶ总含量较8年生滇重楼均呈现明显下降趋势。张烨等测定不同生长年限滇重楼根茎中薯蓣皂苷元含量时也发现，3～7年生滇重楼根茎中薯蓣皂苷元含量逐年增高，7年生滇重楼根茎中薯蓣皂苷元含量最高。因此，滇重楼根茎采收年限以8年为宜。

四、土壤环境

1. 土壤元素

药材植物的健康生长离不开其根际土壤中的微量元素，有效的微量元素可以直接被植物吸收，参与植物的各种理化反应。同时，根际土壤中有效元素含量的高低也间接反映了土壤肥力的状况。铁、锰、锌、铜、硼是中药材植物体内重要的微量元素。研究发现，缺

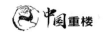

铁会引起植物出现黄叶病，缺锰会出现黄斑症，缺硼会使植物仅开花不结果，缺锌可能导致小叶病的发生。阳文武研究发现，不同产地滇重楼根际土壤有效元素含量差异性较大，野生产地根际土壤中的有效锰、铁、镁元素高于栽培产地，而栽培产地根际土壤中的有效铜、锌、钙、硼元素高于野生产地。根际土壤有效元素与其根茎品质具有一定相关性，特别是有效锰和有效硼元素，对部分重楼皂苷的累积具有拮抗作用。薯蓣皂苷与其根际土壤有效锰元素呈显著负相关，根茎中的重楼皂苷Ⅰ、Ⅴ均与其根际土壤有效硼元素呈显著负相关，说明根际土壤中的有效锰和硼元素含量过高不利于重楼皂苷积累。因此，在种植滇重楼时，应适当降低含锰和硼元素的微肥，以保证滇重楼根茎的入药品质。

2. 土壤微生物群落

土壤微生物群落在调控土壤物质循环和提高土壤质量中起到关键性作用。丛枝菌根（arbuscular mycorrhizal，AM）真菌可以改善土壤的营养成分，促进植物养分吸收利用，提高药用植物的产量和品质。据报道，接种不同 AM 真菌能够提高滇重楼薯蓣皂苷元的含量，改善土壤的理化性质，提高土壤养分和优化微生物结构，促进滇重楼幼苗期叶片叶绿素合成，提高幼苗光合能力。有研究报道滇重楼种子共生萌发时，接种薄壁两性囊霉和崔氏原囊霉可提高滇重楼幼苗的成活率和产量。另外，接种不同 AM 真菌可以促进滇重楼根际对土壤营养元素的吸收利用，提高滇重楼品质。有学者发现接种优选的混合 AM 真菌菌剂增加滇重楼根中内源激素含量比接种单株真菌的效果好。周浓等研究发现不同 AM 真菌混剂能够提高根际土壤中球囊霉素含量和酶活性，改变微生物群落结构，从而改善土壤环境，可以促进滇重楼对外界不利环境的抗逆性，提高滇重楼总皂苷含量，诱导滇重楼次生代谢的变化，增加有效成分，从而提升滇重楼的药用品质。

五、加工方式

《中华人民共和国药典》2020 年版规定的重楼炮制方法为除去杂质，洗净，润透，切片，晒干。周浓等通过比较同一采收期的滇重楼以自然晒干法，自然阴干法，35℃、70℃、105℃烘干处理的滇重楼在外观色泽、干燥时间、折干率和薯蓣皂苷元含量等方面的区别，结果表明滇重楼适宜的干燥方法为 35℃烘干法。通过这一方法处理的药材各质量指标均为最佳。杜春华等分析测定了经过 60℃烘烤前后滇重楼中重楼皂苷Ⅰ、Ⅱ、Ⅵ、Ⅶ的含量变化，结果表明经过 60℃烘烤前后滇重楼中重楼皂苷的总量变化有差异，其中四种皂苷总量及重楼皂苷Ⅰ含量明显降低。张静等比较了 9 种不同干燥方法对滇重楼根茎中总皂苷含量的影响，并通过自由基清除法比较了这 9 种不同干燥方法干燥后的重楼根茎皂苷提取物的抗氧化能力。结果证明35℃烘干处理是获得高品质和高活性滇重楼药材的较好方法。从以上文献资料可以看出，不同处理方式对重楼中的主要成分以及重楼品质有较大的影响，需要作为重楼质量控制的重要考虑因素。进行标准的重楼药材炮制、处理方法，有利于控制和提高重楼的质量。

六、商品规格

由于重楼本身并没有规格等级划分，关于这方面的文献报道较少。重楼主要以野生品种为主，近年随着重楼价格上涨，其栽培品种逐渐进入市场。目前的研究认为，云南重楼栽培品和野生品化学成分具有一定的差异。因此，建议将野生品与栽培品作为重楼规格等级划分的标准之一，重楼规格等级划分见表4-2。

表4-2　重楼规格等级划分

规格	等级	性状描述	
		性状相同点	性状差异点
栽培重楼	统货	表面黄棕色或灰棕色，外皮脱落处呈白色；密具层状凸起的粗环纹，一面结节明显，结节上具椭圆形凹陷茎痕，另一面有疏生的须根或疣状须根痕。顶端具鳞叶及茎的残基。质坚实，断面平坦，白色至浅棕色，粉性或胶质。无臭，味微苦、麻，茎痕数量应当≥4	多呈纺锤状，长5～12cm，膨大处直径多在3.0cm以上，下端直径约1.0～4.5cm。长度、直径、茎痕数无具体要求
	选货		多呈纺锤状，粗细、大小均匀。长度约为5～8cm，膨大处直径多在3.0cm以上，下端直径2.5～4.5cm，茎痕应≥6cm
野生重楼	统货		呈结节状扁圆柱形，略弯曲，长5～12cm，直径1.0～4.5cm。长度、直径、茎痕数无具体要求
	选货		呈结节状扁圆柱形，略弯曲，粗细、大小均匀，长度约为5～8cm，直径2.5～4.5cm，茎痕应≥6cm

第五章　重楼的化学成分

截至目前，国内外学者从重楼属植物中提取分离得到 240 个化合物，包括甾体皂苷类、胆甾烷醇类、C_{21} 甾体化合物、植物甾醇类、昆虫变态激素、三萜类化合物、黄酮类以及其他类化学成分。化学成分及结构见表 5–1、图 5–1。

第一节　甾体皂苷类

甾体皂苷是重楼属植物的主要化学成分，也是其活性成分，其由苷元与糖基结合而成。苷元主要以薯蓣皂苷元、偏诺皂苷元为代表。糖基部分有 D– 葡萄糖、L– 鼠李糖、L– 阿拉伯糖，还有少量的 D– 木糖和 L– 夫糖。按螺甾烷结构中 C–25 的构型和 F 环的环合状态可分为异螺甾烷醇型（isospirostanols）、螺甾烷醇型（spirostanols）、呋甾烷醇型（furostanols）和变形螺甾烷醇型（pseudospirostanols）。

1. 异螺甾烷醇型

目前，各学者从重楼属植物中分离得到了 93 个异螺甾烷醇型化合物，它们为该属植物主要的活性物质基础。糖基主要与苷元 C_3 位的羟基成氧苷，少数与 C_1、C_{21}、C_{23}、C_{26} 和 C_{27} 位的羟基成氧苷。主要有重楼皂苷 C、重楼皂苷 I、重楼皂苷 II、重楼皂苷 III、纤细薯蓣皂苷、重楼皂苷 VII、重楼皂苷 H、重楼皂苷 VI 等活性成分。

2. 螺甾烷醇型

目前，从重楼属植物中已分离得到了 8 个螺甾烷醇型化合物。其中 Sun 等从北重楼地上部位中分离得到了 parisverticoside A。陈昌祥、Qin 等从滇重楼茎叶中分离得到了 3 个螺甾烷醇型化合物，其甾体苷元均是 25S– 异纽替皂苷元（isonuatigennin）。

3. 呋甾烷醇型

呋甾烷醇型甾体皂苷是一类 F 环开裂，除了在 C_3 位与糖基相连外还通常在 C_{26} 引入葡萄糖形成双糖链的甾体皂苷，其 C_{22} 位易被取代形成甲氧基产物。C_{26} 位糖链容易被植物体内的酶代谢，进而与 C_{22} 位的羟基脱水闭合成环，形成与之对应的螺甾烷型前体化合物。

目前，从重楼属植物中已分离得到 22 个呋甾烷醇型化合物，如在多叶重楼、滇重楼、五指莲、四叶重楼、北重楼、金线重楼等重楼属植物根茎中分离得到 padelaosides C、smilaxchinoside B 等呋甾烷醇型化合物。

4. 变形螺甾烷醇型

目前，从重楼属植物中已分离得到 13 个变形螺甾烷醇型甾体皂苷，均为滇重楼茎叶中分离得到，其苷元为纽替皂苷元（nautigenin），这类化合物也是重楼属地上部位所特有的成分，目前没有从重楼根茎中分离得到过。这类纽替皂苷元在 3、7、17、26 位由羟基取代，苷元除在 C_3 位羟基成苷外，也在 C_{26} 位羟基与葡萄糖成苷。Qin 等从滇重楼的茎叶中分离出 chonglousides SL-9 ～ SL-15、abutiloside L、nuatigenin–3–O–α–L–rhamnopyranosyl–(1→2)–β–D–glucopyranoside 等化合物，其中化合物 abutiloside L、nuatigenin–3–O–Rha–(1→2)–Glc 具有强烈的抗肿瘤细胞 HepG2 和 HEK293 的作用。

第二节　胆甾烷醇类

目前，从重楼属植物中共分离得到 6 个胆甾烷类化合物，主要在 C_3 位羟基和 C_{26} 位羟基成苷。这类化合物在滇重楼、北重楼和长柱重楼中均有分布，在分离过程中处于极性较大的部位。其中化合物 parispolyside E、parispseudosides A ～ D、parisyunnanoside F 具有诱导血小板凝集的作用，它们存在于长药隔重楼、滇重楼和北重楼中。

第三节　C_{21} 甾体化合物

目前，从重楼属植物中分离出 13 个 C_{21} 甾体化合物，其中地上部位共分离得到 6 个。有学者从滇重楼的茎叶中共分离鉴定了 5 个 C_{21} 甾体化合物，包括 2 个孕甾烷类皂苷和 3 个 C_{22} 甾类内酯皂苷类化合物。dumoside、chonglouosideSL-7、chonglouoside SL-8 是重楼属植物中首次分离得到的 C_{22} 甾类内酯皂苷类化合物，北重楼地上部位中也分离得到了 1 个 C_{21} 孕甾烷类皂苷类化合物。其中 dumoside、chonglouoside SL-7 具有较强的抗菌作用。

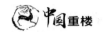

第四节　植物甾醇类

目前，从重楼属植物中分离得到植物甾醇类化合物有 8 个，主要有胡萝卜苷、β- 谷甾醇、pariposide F、豆甾醇、pariposide E、α- 菠甾醇等，胡萝卜苷和 β- 谷甾醇在多种重楼中均存在。植物甾醇的营养价值高、生理活性强，可通过降低胆固醇减少患心血管疾病的风险。

第五节　昆虫变态激素

目前，从重楼属植物中分离到 3 种昆虫变态激素，包括 β- 蜕皮激素、5- 羟基蜕皮酮和 calonysterone，其中 β- 蜕皮激素存在于滇重楼、北重楼、毛重楼、长药隔重楼等多个种中。

第六节　五环三萜类化合物

目前，从滇重楼、毛重楼和金线重楼中分离出 23 个五环三萜类化合物。除化合物羽扇豆醇（lupeol）和 Lu-20(29)-ene-3β-yloctacosanoate 为羽扇豆烷（lupane）型，其他均为齐墩果烷（oleanane）型。

第七节　黄酮类化合物

黄酮类化合物在该属植物中广泛分布，具有脂溶性，多数具有一定的生物活性。目前，从重楼属植物中提取分离的黄酮类化合物有 22 个，广泛存在于五指莲、滇重楼和四叶重楼中，毛重楼和长药隔重楼中也含有该类成分。其主要结构类型是黄酮醇类，苷元有山柰酚、槲皮素和异鼠李亭，且在 C_1-OH 位与糖基相连成苷。此外还有黄酮类、双黄酮类和查耳酮类。

第八节　其他类化合物

除上述成分外，从重楼属植物中还分离到脂肪酸类、苯丙素类、糖类、生物碱类以及醌类化合物，如 parispolyside F～G，糖类化合物 heptasaccharide、octasaccharide 等，脂肪酸类成分棕榈酸、十七碳烯酸甘油三酯、glyceryl-α-mono-palmitate 等，芳香族化合物 2–phenylethyl–Glc、没食子酸、vanillin 等，生物碱类 flazin 以及蒽醌类成分 dibutyl phthalate。

表 5–1 重楼属植物中分离得到的化学成分及结构

NO.	化合物名称	取代基	部位	种名
异螺甾烷醇型				
1	薯蓣皂苷元（diosg enin）	R=H	根茎	滇重楼、球药隔重楼、海南重楼、黑籽重楼、七叶一枝花、五指莲、长药隔重楼、巴山重楼、毛重楼、长柱重楼
2	diosgenin-3-*O*-α-L-rhamnopyranosyl-(1 → 3)-*β-D*-glucopyranoside (polyphyllin C)	R=*O*-Rha-(1 → 3)-Glc	根茎	滇重楼、南重楼、多叶重楼
3	diosgenin-3-*O*-α-L-arabinofuranosyl-(1 → 4)-[α-L-rhamnopyranosyl-(1 → 3)]-*β-D*-glucopyranoside	R=*O*-Rha-(1 → 3)-[Ara-(1 → 4)]-Glc	根茎	滇重楼、巴山重楼
4	diosgenin-3-*O*-α-L-rhamnopyranosyl-(1 → 2)-α-L-rhamnopyranosyl-(1 → 4)-[α-L-rhamnopyranosyl-(1 → 3)]-*β-D*-glucopyranoside (polyphyllin E)	R=*O*-Rha-(1 → 2)-Rha-(1 → 4)-[Rha-(1 → 3)]-Glc	根茎	滇重楼、多叶重楼
5	diosgenin-3-*O*-α-L-rhamnopyranosyl-(1 → 4)-[α-L-rhamnopyranosyl-(1 → 3)]-[*β-D*-glucopyranosyl-(1 → 2)]-α-L-rhamnopyranoside (polyphyllin F)	R=*O*-Rha-(1 → 4)-[-Rha-(1 → 3)-Rha-(1 → 2)]-Glc	根茎	滇重楼、多叶重楼
6	diosgenin-3-*O*-α-L-rhamnopyranosyl-(1 → 2)-[α-L-arabinofuranosyl-(1 → 4)]-*β-D*-glucopyranoside (polyphyllin D)	R=*O*-Rha-(1 → 2)-[Ara-(1 → 4)]-Glc	根茎	滇重楼、五指莲、金线重楼、七叶一枝花、南重楼、狭叶重楼、北重楼、毛重楼、巴山重楼、长药隔重楼、球药隔重楼、黑籽重楼、长柱重楼、多叶重楼

NO.	化合物名称	取代基	部位	种名
7	diosgenin-3-O-α-L-rhamnopyranosyl-(1 → 2)-[α-L-rhamnopyranosyl-(1 → 4)-α-l-rhamnopyranosyl-(1 → 4)]-β-D-glucopyranoside (Pb/formosanin C)	R=O-Rha-(1 → 2)-[Rha-(1 → 4)-Rha-(1 → 4)]-Glc	根茎	滇重楼、海南重楼、南重楼、七叶一枝花、北重楼、五指莲、球药隔重楼、毛重楼、巴山重楼、黑籽重楼、长柱重楼、多叶重楼、金线重楼、台湾重楼
8	diosgenin3-O-α-L-rhamnopyranosyl-(1 → 2)-[α-L-rhamnopyranosyl-(1 → 4)]-β-D-glucopyranoside (dioscin/parisaponin Ⅲ)	R=O-Rha-(1 → 2)-[Rha-(1 → 4)]-Glc	根茎	滇重楼、毛重楼
9	延龄草素 diosgenin-3-O-β-D-glucopyranoside (trillin)	R=O-Glc	根茎	滇重楼、多叶重楼
10	diosgenin-3-O-α-L-rhamnopyranosyl-(1 → 2)-β-D-glucopyranoside (polyphyllin Ⅴ)	R=O-Rha-(1 → 2)-Glc	根茎	滇重楼、五指莲、七叶一枝花、金线重楼、南重楼、狭叶重楼、北重楼、毛重楼、球药隔重楼、巴山重楼、黑籽重楼、长柱重楼、
11	纤细薯蓣皂苷 diosgenin3-O-α-L-rhamnopyranosyl-(1 → 2)-[α-L-arabinofuranosyl-(1 → 3)]-β-D-glucopyranoside (gracillin)	R=O-Rha-(1 → 2)-[Glc-(1 → 3)]-Glc	根茎	五指莲、七叶一枝花、球药隔重楼、滇重楼、金线重楼、南重楼、长药隔重楼、长柱重楼
12	diosgenin-3-O-α-L-arabinofuranosyl-(1 → 4)-β-D-glucopyranoside	R=O-Ara-(1 → 4)-Glc	根茎	滇重楼、南重楼、毛重楼、五指莲、多叶重楼
13	diosgenin-3-O-α-L-rhamnopyranosyl-(1 → 4)-β-D-glucopyranoside	R=O-Rha-(1 → 4)-Glc	根茎	滇重楼、多叶重楼、七叶一枝花

NO.	化合物名称	取代基	部位	种名
14	diosgenin-3-O-α-L-rhamnopyranosyl-($1 \rightarrow 5$)-α-L-arabinofuranosyl-($1 \rightarrow 4$)-[α-L-rhamnopyranosyl-($1 \rightarrow 2$)]-β-D-glucopyranoside	R=O-Rha-($1 \rightarrow 5$)-Ara-($1 \rightarrow 4$)-[Rha-($1 \rightarrow 2$)]-Glc	根茎	滇重楼、球药隔重楼
15	diosgenin-3-O-β-D-glucopyranosyl-($1 \rightarrow 5$)-α-L-arabinofuranosl-($1 \rightarrow 4$)-[α-L-rhamnopyranosyl-($1 \rightarrow 2$)]-β-D-glucopyranoside	R=O-Glc-($1 \rightarrow 5$)-Ara-($1 \rightarrow 4$)-[Rha-($1 \rightarrow 2$)]-Glc	根茎	滇重楼
16	diosgenin-3-O-α-L-rhamnopyranosyl-($1 \rightarrow 2$)-[β-D-apiofuranosyl-($1 \rightarrow 3$)]-β-D-glucopyranoside	R=O-Api-($1 \rightarrow 3$)-[Rha-($1 \rightarrow 2$)]-Glc	根茎	滇重楼
17	diosgenin-3-O-β-D-glucopyranoside-($1 \rightarrow 6$)-β-D-glucopyranoside	R=O-Glc-($1 \rightarrow 6$)-Glc	根	滇重楼
18	diosgenin-3-O-β-D-glucopyranoside-($1 \rightarrow 6$)-β-D-glucopyranoside-($1 \rightarrow 2$)-β-D-glucopyranoside	R=O-Glc-($1 \rightarrow 6$)-Glc-($1 \rightarrow 2$)-Glc	根	滇重楼
19	diosgenin-3-O-α-L-rhamnopyranosyl-($1 \rightarrow 4$)-α-L-rhamnopyranosyl-($1 \rightarrow 4$)-β-D-glucopyranoside	R=O-Rha-($1 \rightarrow 4$)-Rha-($1 \rightarrow 4$)-Glc	根、地上部分	滇重楼、北重楼
20	diosgenin-3-O-α-L-rhamnopyranosyl-($1 \rightarrow 4$)-[α-L-arabinofuranosyl-($1 \rightarrow 3$)]-β-D-glucopyranoside	R=O-Rha-($1 \rightarrow 4$)-[Ara-($1 \rightarrow 3$)]-Glc	根茎	滇重楼
21	diosgenin-3-O-β-D-glucopyranosyl-($1 \rightarrow 3$)-α-L-rhamnopyranosyl-($1 \rightarrow 4$)-[α-L-rhamnopyranosyl-($1 \rightarrow 3$)]-β-D-glucopyranoside (pariphyllin A)	R=O-Glc-($1 \rightarrow 3$)-Rha-($1 \rightarrow 4$)-[Rha-($1 \rightarrow 3$)]-Glc	根茎	滇重楼、多叶重楼
22	diosgenin-3-O-β-D-glucopyranosyl-($1 \rightarrow 4$)-α-L-rhamnopyranosyl-($1 \rightarrow 4$)-[α-L-rhamnopyranosyl-($1 \rightarrow 2$)]-β-D-glucopyranoside	R=O-Glc-($1 \rightarrow 4$)-Rha-($1 \rightarrow 4$)-[Rha-($1 \rightarrow 2$)]-Glc	根茎	滇重楼
23	ophiopogonin C'	R = O-COCH3	根茎	毛重楼

NO.	化合物名称	取代基	部位	种名
24	偏诺皂苷元 (pennogenin)	R=H	根茎	滇重楼、球药隔重楼、七叶一枝花、四叶重楼、毛重楼
25	pennogenin-3-*O*-α-L-rhamnopyranosyl-(1 → 2)-[β-*D*-glucopyranosyl-(1 → 3)]-β-*D*-glucopyranoside	R=*O*-Rha-(1 → 2)-[Glc-(1 → 3)]-Glc	根茎	滇重楼、五指莲、南重楼、球药隔重楼、毛重楼、七叶一枝花
26	重楼皂苷Ⅶ pennogenin-3-*O*-α-L-rhamnopyranosyl-(1 → 4)-α-L-rhamnopyranosyl-(1 → 4)-[-α-L-rhamnopyranosyl-(1 → 2)]-β-*D*-glucopyranoside [polyphyllin Ⅶ (Tg)]	R=*O*-Rha-(1 → 4)-[Rha-(1 → 4)-Rha-(1 → 2)]-Glc	根茎、种子、茎、叶、地上部分	滇重楼、四叶重楼、禄劝花叶重楼、金线重楼、南重楼、毛重楼、狭叶重楼、北重楼、五指莲、巴山重楼、球药隔重楼、长药隔重楼、宽叶重楼、黑籽重楼、长柱重楼、七叶一枝花
27	pennogenin-3-*O*-α-L-rhamnopyranosyl-(1 → 2)-[α-L-arabinofuranosyl-(1 → 4)]-β-*D*-glucopyranoside (polyphyllin H)	R=*O*-Ara-(1 → 4)-[Rha-(1 → 2)]-Glc	根茎	滇重楼、禄劝花叶重楼、五指莲、七叶一枝花、金线重楼、南重楼、狭叶重楼、北重楼、毛重楼、巴山重楼、长药隔重楼、球药隔重楼、黑籽重楼、长柱重楼、多叶重楼
28	pennogenin-3-*O*-α-L-rhamnopyranosyl-(1 → 2)-[α-L-rhamnopyranosyl-(1 → 4)]-β-*D*-glucopyranoside	R=*O*-Rha-(1 → 2)-[Rha-(1 → 4)]-Glc	地上部分、根茎	四叶重楼、滇重楼、长药隔重楼、巴山重楼、宽叶重楼

续表

NO.	化合物名称	取代基	部位	种名
29	重楼皂苷Ⅵ pennogenin-3-O-α-L-rhamnopyranosyl-(1 → 2)-β-D-glucopyranoside [polyphyllin Ⅵ (Tb)]	R=O-Rha-(1 → 2)-Glc	地上部分、根茎	五指莲、金线重楼、七叶一枝花、南重楼、狭叶重楼、北重楼、毛重楼、长药隔重楼、球药隔重楼、滇重楼、巴山重楼、黑籽重楼、长柱重楼
30	pennogenin-3-O-α-L-arabinofuranosyl-(1 → 4)-β-D-glucopyranoside	R=O-Ara-(1 → 4)-Glc	根茎	南重楼、七叶一枝花、北重楼、毛重楼、五指莲、球药隔重楼、长药隔重楼、黑籽重楼、滇重楼
31	pennogenin-3-O-β-D-glucopyranoside	R=O-Glc	根茎	七叶一枝花、长药隔重楼、球药隔重楼
32	pennogenin-3-O-α-L-rhamnopyranosyl-(1 → 2)-[β-d-xylopyranosyl-(1 → 5)-α-L-arabinofuranosyl-(1 → 4)]-β-D-glucopyranoside	R=O-Rha-(1 → 2)-[Xly-(1 → 5)-Ara-(1 → 4)]-Glc	根茎	滇重楼、长药隔重楼、多叶重楼
33	pennogenin-3-O-α-L-rhamnopyranosyl-(1 → 4)-β-D-glucopyranoside	R=O-Rha-(1 → 4)-Glc	根茎	北重楼、滇重楼
34	pennogenin-3-O-α-L-rhamnopyranosyl-(1 → 2)-[β-D-apiofuranosyl-(1 → 3)]-β-D-glucopyranoside	R=O-Rha-(1 → 2)-[Api-(1 → 3)]-Glc	根茎	滇重楼
35	pennogenin-3-O-β-D-glucopyranosyl-(1 → 5)-α-L-arabinofuranosyl-(1 → 4)-[α-L-rhamnopyranosyl-(1 → 2)]-β-D-glucopyranoside	R=O-Glc-(1 → 5)-Ara-(1 → 4)-[Rha-(1 → 2)]-Glc	根茎	滇重楼

NO.	化合物名称	取代基	部位	种名
36	pennogenin-3-*O*-α-L-rhamnopyranosyl-(1 → 4)-α-L-rhamnopyranosyl-(1 → 4)-*β*-*D*-glucopyranoside	R=*O*-Rha-(1 → 4)-Rha-(1 → 4)-Glc	地上部分	滇重楼、北重楼、七叶一枝花
37	pennogenin-3-*O*-*β*-*D*-xylopyranosyl-(1 → 5)-α-L-arabinofuranosyl-(1 → 4)-*β*-*D*-glucopyranoside	R=*O*-Xly-(1 → 5)-Ara-(1 → 4)-Glc	根茎	滇重楼
38	pennogenin-3-*O*-α-L-rhamnopyranosyl-(1 → 4)-α-L-rhamnopyranosyl-(1 → 3)-[α-L-rhamnopyranosyl-(1 → 2)]-*β*-*D*-glucopyranoside	R=*O*-Rha-(1 → 4)-Rha-(1 → 3)[Rha-(1 → 2)]-Glc	根茎	滇重楼
39	25*R*-spirot-5-en-3*β*,17α-diol-3-*O*-α-L-rhamnopyranosyl-(1 → 2)-6-acetyl-*β*-*D*-glucopyranoside (pavitnosides A)	R_1=*O*-Rha-(1 → 2)-6-acetyl-Glc, R_2=CH$_3$	根茎	南重楼
40	25*R*-spirot-5-en-3*β*,17α,21-triol-3-*O*-α-L-rhamnopyranosyl-(1 → 2)-*β*-*D*-glucopyranoside (pavitnosides B)	R_1=*O*-Rha-(1 → 2)-Glc, R_2=CH$_2$OH	根茎	南重楼
41	25*R*-spirot-6-one-7-en-3*β*,17α-diol-3-*O*-α-L-rhamnopyranosyl-(1 → 2)-*β*-*D*-glucopyranoside (pavitnosides C)	R=*O*-Rha-(1 → 2)-Glc	根茎	南重楼
42	25*R*-spirot-6-one-7-en-3*β*,17α-diol-3-*O*-α-L-rhamnopyranosyl-(1 → 4)-*β*-*D*-glucopyranoside (pavitnosides D)	R=*O*-Rha-(1 → 4)-Glc	根茎	南重楼
43	27-hydroxypennogenin	R=H	根茎	滇重楼
44	27-hydroxypennogenin-3-*O*-α-L-rhamnopyranosyl-(1 → 4)-α-rhamnopyranosyl-(1 → 4)-[α-L-rhamnopyranosyl-(1 → 2)]-*β*-*D*-glucopyranoside (polyphylloside Ⅲ)	R=*O*-Rha-(1 → 4)-Rha-(1 → 4)-[Rha-(1 → 2)]-Glc	根茎	滇重楼
45	27-hydroxypennogenin-3-*O*-α-L-arabinofuranosyl-(1 → 4)-*β*-*D*-glucopyranoside	R=*O*-Ara-(1 → 4)-Glc	根茎	滇重楼

NO.	化合物名称	取代基	部位	种名
46	1-dehydritrillenogenin	-	根茎	四叶重楼
47	24α-hydroxypennogenin-3-*O*-α-L-rhamnopyranosyl-(1 → 2)-[*β*-*D*-glucopyranosyl-(1 → 3)]-*β*-*D*-glucopyranoside	R=*O*-Rha-(1 → 2)-[Glc-(1 → 3)]-Glc	根茎	五指莲
48	24α-hydroxypennogenin-3-*O*-α-L-rhamnopyranosyl-(1 → 2)-[α-L-arabinofuranosyl-(1 → 4)]-*β*-*D*-glucopyranoside	R=*O*-Ara-(1 → 4)-[Rha-(1 → 2)]-Glc	根茎	五指莲
49	23,27-dihydroxy-pennogenin	R=OH	地上部分	滇重楼
50	23,27-dihydroxypennogenin-3-*O*-α-L-rhamnopyranosyl-(1 → 4)-α-L-rhamnopyranosyl-(1 → 4)-[α-L-rhamnopyranosyl-(1 → 2)]-*β*-*D*-glucopyranoside (polyphylloside Ⅳ)	R=*O*-Rha-(1 → 4)-Rha-(1 → 4)-[Rha-(1 → 2)]-Glc	地上部分	滇重楼
51	3*β*,5α,6α-trihydroxyisospirot-7-ene-3-*O*-α-L-rhamnopyranosyl-(1 → 4)-α-L-rhamnopyranosyl-(1 → 4)-[α-L-rhamnopyranosyl-(1 → 2)]-*β*-*D*-glucopyranoside	R=*O*-Rha-(1 → 4)-Rha-(1 → 4)-[Rha-(1 → 2)]-Glc	根茎	滇重楼
52	3*β*,5α,6α-trihydroxyisospirost-7-ene-3-*O*-*β*-*D*-glucopyranosyl-(1 → 3)-[α-L-rhamnopyranosyl-(1 → 2)]-*β*-*D*-glucopyranoside (parisvietnaside A)	R=*O*-Glc-(1 → 3)-[Rha-(1 → 2)]-Glc	根茎	南重楼、
53	21-*O*-*β*-*D*-apiofuranosyl-24-*O*-fucopyranosyl-(23*S*,24*S*)-spirosta-5,25(27)-diene-1*β*,3*β*,21,23,24-pentol-1-*O*-*β*-*D*-apiofuranosyl-(1 → 3)-α-L-rhamnopyranosyl-(1 → 2)-[*β*-*D*-xylopyranosyl-(1 → 3)]-*β*-*D*-glucopyranoside	R₁=*O*-Api-(1 → 3)-Rha-(1 → 2)-[Xyl-(1 → 3)]-Glc	根茎	四叶重楼

NO.	化合物名称	取代基	部位	种名
54	(3β,5α,6β,25R)-3,5,6-trihydroxy-spirostane-3-O-α-L-rhamnopyranosyl-(1 → 2)-β-D-glucopyranoside	R=O-Rha-(1 → 2)-Glc	根茎	滇重楼
55	(25R)-3β,12α-dihydroxispirost-5-ene3-O-α-L-rhamnopyranosyl-(1 → 4)-α-L-rhamnopyranosyl-(1 → 4)-[α-L-rhamnopyranosyl-(1 → 2)]-β-D-glucopyranoside (parisyunnanoside C)	R=O-Rha-(1 → 4)-[Rha-(1 → 4)-Rha-(1 → 2)]-Glc	根茎	滇重楼
56	(25R)-3β,5α,6β-trihydroxyspirost-7-ene3-O-β-D-glucopyranosyl-(1 → 3)-[α-L-rhamnopyranosyl-(1 → 2)]-β-D-glucopyranoside	R=Glc-(1 → 3)-[Rha-(1 → 2)]-Glc	根茎	滇重楼
57	(23S,24S)-24-O-β-D-galactopylanosyl-1β,3β,23,24-hydroxyspirosta-5,25(27)-diene-1-O-β-D-xylopyranosyl-(1 → 6)-β-D-glucopyranosyl-(1 → 3)-[α-L-rhamnopyranosyl-(1 → 2)]-β-D-glucopyranoside	R₁=O-Xyl-(1 → 6)-Glc-(1 → 3)-[Rha-(1 → 2)]-Glc, R₂=OH, R₃=O-Gal	根茎	滇重楼
58	(23S,24S)-24-O-β-D-fucopyranosyl-21-O-β-D-galactopyranosyl-1β,3β,21,23,24-pentahydroxyspirosta-5,25(27)-diene1-O-α-L-rhamnopyranosyl-(1 → 2)-[β-D-xylopyranosyl-(1 → 3)]-β-D-glucopyranoside (parisyunnanoside I)	R₁=O-Rha-(1 → 2)-[Xyl-(1 → 3)]-Glc,R₂=O-Gal,R₃=O-Fuc	根茎	滇重楼
59	(25R)-3β,7α-dihydroxispirost-5-ene3-O-α-L-arabinofuranosyl-(1 → 4)-[α-L-rhamnopyranosyl-(1 → 2)]-β-D-glucopyranoside (parisyunnanoside D)	R=O-Ara-(1 → 4)-[Rha-(1 → 2)]-Glc	根茎	滇重楼
60	(25R)-3β,7β-dihydroxispirost-5-ene3-O-β-D-glucopyranosyl-(1 → 3)-[α-L-rhamnopyranosyl-(1 → 2)]-β-D-glucopyranoside	R=O-Glc-(1 → 3)-[Rha-(1 → 2)]-Glc	根茎	滇重楼

NO.	化合物名称	取代基	部位	种名
61	(25R)-spirost-5-ene3β,7α-diol-3-O-α-L-arabinofuranosyl-(1 → 4)-β-D-glucopyranoside	R=O-Ara-(1 → 4)-Glc	根茎	滇重楼
62	(25R)-3β,7β-dihydroxispirost-5-ene3-O-α-L-arabinofuranosyl-(1 → 4)-[α-L-rhamnopyranosyl-(1 → 2)]-β-D-glucopyranoside (parisyunnanoside E)	R=O-Ara-(1 → 4)-[Rha-(1 → 2)]-Glc	根茎	滇重楼
63	(25R)-spirost-5-en-3β,7a-diol-3-O-β-D-glucopyranoside (chonglouoside SL-1)	R=O-Glc	茎、叶	滇重楼
64	3β-O-[α-L-rhamnopyranosyl-(1 → 2)]-β-D-glucopyranosyl-7α-hydroxyl-(25R)-spirost-5-ene (sansevierin A)	R=O-Rha-(1 → 2)-Glc	茎、叶	滇重楼
65	(25R)-7a-hydroxy-spirost-5-en-3β-yl-O-α-L-rhanmopyranosyl-(1 → 4)-β-D-glucopyranoside (dioseptemloside D)	R=O-Rha-(1 → 4)-Glc	茎、叶	滇重楼
66	(25R)-7a-hydroxy-spirost-5-en-3β-yl-O-α-L-rhanmopyr-anosyl-(1 → 2)-O-[α-L-rhanmopyranosyl-(1 → 4)]-β-D-glucopyranoside (dioseptemloside E)	R=O-Rha-(1 → 2)-[Rha-(1 → 4)]-Glc	茎、叶	滇重楼
67	21-O-apiofuranosyl-24-O-fucopyranosyl-(23S,24S)-spirosta-5,25(27)-diene-1β,3β,21,23,24-pentol-1-O-apiofuranosyl-(1 → 3)-rhamnopyranosyl(1 → 2)[xylopyranosyl(1 → 3)]-glucopyranoside	R₁=O-Api-(1 → 3)-Rha-(1 → 2)-[Xyl-(1 → 3)]-Glc, R₂=O-Api, R₃= O-Fuc	根茎	滇重楼
68	(3β,25R)-3-ol-spirostane-3,5,6-triol-3-O-rhamnopyranosyl-(1 → 2)-glucopyranoside	R=O-Rha-(1 → 2)-Glc	根茎	滇重楼
69	(3β,25R)-3-hydroxy-7-oxospirost-5-ene-α-L-arabino-furanosyl-(1 → 4)-[α-L-rhamnopyranosyl-(1 → 2)]-β-D-glucopyranoside	R=O-Ara-(1 → 4)-[Rha-(1 → 2)]-Glc	根茎	滇重楼

NO.	化合物名称	取代基	部位	种名
70	(25*R*)-7-oxospirost-5-en-3*β*-ol-3-*O*-*α*-L-rhamnopyranosyl-(1 → 4)-*α*-l-rhamnopyranosyl-(1 → 4) [*α*-L-rhamnopyranosyl-(1 → 2)]-*β*-*D*-glucopyranoside (chonglouoside SL-5)	R=*O*-Rha-(1 → 2)-[Rha-(1 → 4)-Rha-(1 → 4)]-Glc	茎、叶	滇重楼
71	27-*O*-*β*-*D*-glucopyranosyl-(25*R*)-spirost-5-en-1*β*,3*β*,27-triol-1-*O*-*α*-L-rhamnopyranosyl-(1 → 2)-[*β*-*D*-xylopyranosyl-(1 → 3)]-*β*-*D*-glucopyranoside (chonglouoside SL-6)	R=*O*-Rha-(1 → 2)-[Xyl-(1 → 4)]-Glc	茎、叶	滇重楼
72	(23*S*,25*R*)-spirost-5-en-3*β*,23*a*,27-triol-3-*O*-*α*-L-rhamnopyranosyl-(1 → 4)-*β*-*D*-glucopyranoside (chonglouoside SL-2)	R₁=*O*-Rha-(1 → 4)-Glc, R₂=OH, R₃=OH	茎、叶	滇重楼
73	23-*O*-*β*-*D*-glucopyranosyl-(23*S*,25*R*)-spirost-5-en-3*β*,23*a*,27-triol-3-*O*-*α*-L-rhamnopyranosyl-(1 → 2)-[*α*-L-rhamnopyranosyl-(1 → 4)]-*β*-*D*-glucopyranoside (chonglouoside SL-3)	R₁=*O*-Rha-(1 → 2)-[Rha-(1 → 4)]-Glc, R₂=O-Glc, R₃=OH	茎、叶	滇重楼
74	27-*O*-*β*-*D*-glucopyranosyl-(23*S*,25*R*)-spirost-5-en-3*β*,23*a*,27-triol-3-*O*-*α*-L-rhamnopyranosyl-(1 → 2)-[*α*-L-rhamnopyranosyl-(1 → 4)]-*β*-*D*-glucoyranoside (chonglouoside SL-4)	R₁=*O*-Rha-(1 → 2)-[Rha-(1 → 4)]-Glc, R₂=OH, R₃=*O*-Glc	茎、叶	滇重楼
75	23-*O*-*β*-*D*-glucopyranosyl-(23*S*,25*R*)-spirost-5-en-3*β*,23*a*,27-triol3-*O*-*β*-*D*-glucopyranoside (chonglouoside SL-17)	R₁=*O*-Glc, R₂=*O*-Glc, R₃=OH	茎、叶	滇重楼
76	23-*O*-*β*-*D*-glucopyranosyl-(23*S*,25*R*)-spirost-5-en-3*β*,23*a*,27-triol3-*O*-*β*-*D*-glucopyranosyl-(1 → 6)-*β*-*D*-glucopyranoside (chonglouoside SL-18)	R₁=*O*-Glc-(1 → 6)-Glc，R₂=*O*-Glc，R₃=OH	茎、叶	滇重楼

续表

NO.	化合物名称	取代基	部位	种名
77	23a,27-dihydroxydioscin (borassoside B)	R$_1$=O-Rha-(1 → 2)-[Rha-(1 → 4)]-Glc, R$_2$=OH, R$_3$=OH	茎、叶	滇重楼
78	(3β,5α,8α,25R)-spirost-6-en-5,8-epidioxy-3-ol-3-O-α-L-rhamnopyranosyl-(1 → 2)-β-D-glucopyranoside (parisposide A)	R$_1$=O-Rha-(1 → 2)-Glc, R$_2$=H	根茎	滇重楼
79	(3β,5α,8β,25R)-spirost-6-en-5,8-epidioxy-3-ol-3-O-β-D-apiofuranosyl-(1 → 3)-[α-L-rhamnopyranosyl-(1 → 2)]-β-D-glucopyranoside (pariposide B)	R$_1$=O-Api-(1 → 3)-[Rha-(1 → 2)]-Glc, R$_2$=H	根茎	滇重楼
80	(3β,5α,8α,25R)-spirost-6-en-5,8-epidioxy-3-ol-3-O-α-L-arabinofuranosyl-(1 → 4)-[α-L-rhamnopyranosyl-(1 → 2)]-β-D-glucopyranoside (pariposide C)	R$_1$=O-Ara-(1 → 4)-[Rha-(1 → 2)]-Glc, R$_2$=H	根茎	滇重楼
81	(3β,5α,8α,17α,25R)-spirost-6-ene-5,8-epidioxy-3,17-diol-3-O-α-L-rhamnopyranosyl-(1 → 2)-β-D-glucopyranoside (pariposide D)	R$_1$=O-Rha-(1 → 2)-Glc, R$_2$=OH	根茎	滇重楼
82	(23S,24S)-24-O-β-D-fucopyranosyl-21-O-β-D-galactopylanosyl-1β,3β,21,23α,24α-pentahydroxyspirosta-5,25-diene-1-O-α-L-rhamnopyranosyl-(1 → 2)-[β-D-xylopyranosyl-(1 → 3)]-β-D-glucopyranoside (parisyunnanoside G)	R$_1$=O-Rha-(1 → 2)-[Xyl-(1 → 3)]-Glc, R$_2$= O-Gal, R$_3$=Fuc	根茎	滇重楼、黑籽重楼
83	(23S,24S)-24-O-β-D-fucopyranosyl-1β,3β,21,23α,24α-pentahydroxyspirosta-5,25-diene-1-O-α-L-rhamnopyranosyl-(1 → 2)-[β-D-xylopyranosyl-(1 → 3)]-β-D-glucopyranoside (parisyunnanoside H)	R$_1$=O-Rha-(1 → 2)-[Xyl-(1 → 3)]-Glc, R$_2$=OH, R$_3$=O-Fuc	根茎	滇重楼

NO.	化合物名称	取代基	部位	种名
84	(23*S*,24*S*,25*S*)-24-*O*-β-*D*-fucopyranosyl-1β,3β,21,23,24-pentahydroxyspirost-5-ene-L-*O*-α-L-rhamnopyranosyl-(1 → 2)-[β-*D*-xylopyranosyl-(1 → 3)]-β-*D*-glucopyranoside (padelaoside B)	R_1=*O*-Rha-(1 → 2)-[Xyl-(1 → 3)]-Glc, R_2=OH, R_3=*O*-Fuc	根茎	滇重楼、金线重楼
85	(23*S*,24*S*,25*S*)-24-*O*-β-L-fucopyranosyl-1β,3β,21,23,24-pentahydroxyspirost-5-ene-1-*O*-α-L-rhamnopyranosyl-(1 → 2)-[β-*D*-xylopyranosyl-(1 → 3)]-β-*D*-glucopyranoside (padelaoside A)	R_1=*O*-Rha-(1 → 2)-[Xly(1 → 3)]-Glc-R_2=OH, R_3=*O*-Fuc	根茎	金线重楼、毛重楼
86	27-*O*-β-*D*-glucopyranosyl-(25*R*)-spirost-5-en-3β,17α,27-triol-3-*O*-α-L-rhamnopyranosyl-(1 → 2)-[α-L-rhamnopyranosyl-(1 → 4)-α-L-rhamnopyranosyl-(1 → 4)]-β-*D*-glucopyranoside (parisverticoside C)	R=*O*-Rha-(1 → 2)-[Rha-(1 → 4)-Rha-(1 → 4)]-Glc	地上部分	北重楼
87	(23*S*,25*R*)-spirost-5-en-1β,3β,23-triol-1-*O*-α-L-rhamnopyranosyl-(1 → 2)-[β-*D*-xylopyranosyl-(1 → 3)]-β-*D*-glucopyranoside (parisverticoside B)	R=*O*-Rha-(1 → 2)-[Xyl-(1 → 3)]-Glc	地上部分	北重楼
88	(25*R*)-7β-oxethyoliosgenin-3-*O*-α-L-rhamnopyranosyl-(1 → 2)-*O*-[α-L-rhamnopyranosyl-(1 → 4)]-β-*D*-glucopyranoside (chonglouoside SL-16)	R=*O*-Rha-(1 → 2)-[Rha-(1 → 4)]-Glc	茎、叶	滇重楼
89	(1β,3β,23*S*,24*S*,25*S*)-spirost-5-ene-1,3,21,23,24-pentol-1-*O*-α-L-rhamnopyranosyl-(1 → 2)-[β-*D*-xylopyranosyl-(1 → 3)]-β-*D*-glucopyranosyl-24-*O*-β-L-fucopyranoside (maireioside A)	R=*O*-Rha-(1 → 2)-[Xyl-(1 → 3)]-Glc	根茎	毛重楼

NO.	化合物名称	取代基	部位	种名
90	(23S,24S)-spirost-5,25(26)-diene-1β-3β,17α,21,23α,24α-hexaol-1-O-{α-L-rhamnopyranosyl-(1→2)-[β-D-xylopyranosyl-(1→3)]-β-D-glucopyranosyl}-21-O-β-D-glucopyranosyl-24-O-β-L-fucopyranoside(parisyunnanoside W)	R_1=O-Xyl-(1→3)-[Rha-(1→2)]-Glc R_2=OH, R_3=Gal	根茎	多叶重楼
91	parisvientnaside M	R_1=O-Glc-(1→3)-[Rha-(1→2)]-Glc	根茎	多叶重楼
92	(23S,24S,25S)-spirost-5-en-1β-3β,21,23,24-pentaol-1-O-β-D-apiofuranosyl-(1→3)-α-L-rhamnopyranosyl-(1→2)-[β-D-xylopyranosyl-(1→3)]-arabinopyranosyl (p) (trikamsteroside E)	R=O-Api-(1→3)-Rha-(1→2)-[Xyl(1→3)]-Ara(p)	根茎	黑籽重楼
93	paris saponin XI	R_1=O-Glc-(1→5)-Glc, R_2=OH	根茎	滇重楼
螺甾烷醇型				
94	(23S,25S)-spirost-5-en-3β,23,27-triol-3-O-α-L-rhamnopyranosyl-(1→2)-[α-L-arabinofuranosyl-(1→4)]-β-D-glucopyranoside (dianchonglouoside B)	R=O-Rha-(1→2)-[Ara-(1→4)]-Glc	根茎	滇重楼
95	(23S,25S)-3β,23,27-trihydroxy-spirost-5-en-3-O-β-D-glucopyranoside-(1→6)-β-D-glucopyranoside	R=O-Glc-(1→6)-Glc	根茎	七叶一枝花、滇重楼
96	(3β,25S)-spirost-5-ene-3,27-triol-3-O-α-L-rhamnopyranosyl-(1→4)-α-L-rhamnopyranosyl-(1→4)-[α-L-rhamnopyranosyl-(1→2)]-β-D-glucopyranoside	R_1=O-Rha-(1→4)-Rha-(1→4)-[Rha-(1→2)]-Glc, R_2=H	根茎	滇重楼

NO.	化合物名称	取代基	部位	种名
97	(3β,17α,25S)-spirost-5-ene-3,17,27-triol-3-O-α-L-arabinofuranosyl-(1 → 4)-β-D-glucopyranoside	R_1=O-Ara-(1 → 4)-Glc, R_2=OH	根茎	滇重楼
98	(25S)-spirost-5-en-3β,17α,27-triol-3-O-α-L-rhamnopyranosyl-(1 → 2)-[α-L-arabinofuranosyl-(1 → 4)]-β-D-glucopyranoside (dianchonglouoside A)	R_1 = O-Rha-(1 → 2)-[Ara-(1 → 4)]-Glc, R_2=OH	根茎	滇重楼
99	(25S)-25-hydroxy-spirost-5-en-3β-yl-O-α-L-rhammopyranosyl-(1 → 4)-β-D-glucopyranoside (disoseptemloside H)	R=O-Rha-(1 → 4)-Glc	茎、叶	滇重楼
100	(25S)-spirost-5-en-3β,25-diol-3-O-α-L-rhamnopyranosyl-(1 → 2)-β-D-glucopyranoside	R=O-Rha-(1 → 2)-Glc	茎、叶	滇重楼
101	(23S,24S,25S)-spirost-5-en-1β,3β,23,24-tetraol-1-O-α-L-rhamnopyranosyl-(1 → 2)-[β-D-xylopyranosyl-(1 → 3)]-β-D-glucopyranoside (parisverticoside A)	R=O-Rha-(1 → 2)-[Xyl-(1 → 3)]-Glc	地上部分	北重楼

呋甾烷醇型

NO.	化合物名称	取代基	部位	种名
102	(25R)-26-O-β-D-glucopyranosyl-3β,22,26-trihydroxyfurost-5-ene-3-O-α-L-rhamnopyranosyl-(1 → 3)-[α-L-arabinofuranosyl-(1 → 4)]-β-D-glucopyranoside (polyphyllin G)	R=O-Rha-(1 → 3)-[Ara-(1 → 4)]-Glc	根茎	多叶重楼
103	(25R)-26-O-β-D-glucopyranosyl-3β,22,26-trihydroxyfurost-5-ene-3-O-α-L-rhamnopyranosyl-(1 → 2)-β-D-glucopyranoside (trigofoenoside A)	R=O-Rha-(1 → 2)-Glc	根茎	滇重楼
104	(25R)-26-O-β-D-glucopyranosyl-3β,22,26-trihydroxyfurost-5-ene-3-O-α-L-rhamnopyranosyl-(1 → 2)-[β-D-glucopyranosyl-(1 → 3)]-β-D-glucopyranoside (protogracillin)	R=O-Rha-(1 → 2)-[Glc-(1 → 3)]-Glc	根茎	滇重楼

NO.	化合物名称	取代基	部位	种名
105	(25*R*)-26-*O*-β-*D*-glucopyranosyl-3β,22,26-trihydroxyfurost-5-ene-3-*O*-α-L-rhamnopyranosyl-(1 → 4)-α-L-rhamnopyranosyl-(1 → 4)-[α-L-rhamnopyranosyl-(1 → 2)]-β-*D*-glucopyranoside (dichotomin)	R=*O*-Rha-(1 → 4)-[Rha-(1 → 4)-Rha-(1 → 2)]-Glc	根茎地上部分	滇重楼、北重楼
106	(25*R*)-26-*O*-β-*D*-glucopyranosyl-3β,22,26-trihydroxyfurost-5-ene-3-*O*-α-L-rhamnopyranosyl-(1 → 2)-[α-L-arabinofuranosyl-(1 → 4)]-β-*D*-glucopyranoside (parisaponin I)	R=*O*-Rha-(1 → 2)-[Ara-(1 → 4)]-Glc	根茎、茎、叶	滇重楼、毛重楼
107	(25*R*)-26-*O*-β-*D*-glucopyranosyl-3β,26-dihydroxy-22-methoxyfurost-5-ene-3-*O*-α-L-rhamnopyranosyl-(1 → 2)-[α-L-arabinofuranosyl-(1 → 4)]-β-*D*-glucopyranoside (polyphyllin H)	R=*O*-Rha-(1 → 2)-[Ara-(1 → 4)]-Glc	根茎	多叶重楼
108	26-*O*-glucopyranosyl-25(R)-22-methoxyfurost-5-ene-3β,26-diol-3-*O*-rhamnopyranosyl-(1 → 2)-[arabinofuranosyl-(1 → 4)]-glucopyranoside	R=*O*-Rha-(1 → 2)-[Ara-(1 → 4)]-Glc	根茎	滇重楼
109	(25*R*)-26-*O*-β-*D*-glucopyranosyl-3β,26-dihydroxy-22-methoxyfurost-5-ene-3-*O*-α-L-rhamnopyranosyl-(1 → 2)-[β-*D*-glucopyranosyl-(1 → 3)]-β-*D*-glucopyranoside (methyl protoneogracillin)	R=*O*-Rha-(1 → 2)-[Glc-(1 → 3)]-Glc	根茎	五指莲
110	(25*R*)-26-*O*-β-*D*-glucopyranosyl-3β,17α,22α,26-tetrahydroxyfurost-5-ene-3-*O*-α-L-arabinofuranosyl-(1 → 4)-[α-L-rhamnopyranosyl-(1 → 2)]-β-*D*-glucopyranoside (parisyunnanoside A)	R=*O*-Ara-(1 → 4)-[Rha-(1 → 2)]-Glc	根茎	滇重楼

NO.	化合物名称	取代基	部位	种名
111	(25*R*)-26-*O*-β-*D*-glucopyranosyl-3β,17α,22α,26-tetrahydroxyfurost-5-ene-3-*O*-α-L-rhamnopyranosyl-(1 → 4)-α-L-rhamnopyranosyl-(1 → 4)-[α-L-rhamnopyranosyl-(1 → 2)]-β-*D*-glucopyranoside (Th)	*R*=*O*-Rha-(1 → 4)-Rha-(1 → 4)-[Rha-(1 → 2)]-Glc	地上部分根茎	滇重楼、四叶重楼、北重楼
112	(25*R*)-26-*O*-β-*D*-glucopyranosyl-3β,26-dihydroxy-22-methoxyfurost-5-ene-3-*O*-α-L-rhamnopyranosyl-(1 → 2)-[α-L-rhamnopyranosyl-(1 → 4)-α-L-rhamnopyranosyl-(1 → 4)]-β-*D*-glucopyranoside	R=*O*-Rha-(1 → 2)-[Rha-(1 → 4)-Rha-(1 → 4)]-Glc	根茎	滇重楼、北重楼
113	(25*R*)-26-*O*-β-*D*-glucopyranosyl-3β,26-diol-22-methoxyfurost-5-ene-3-*O*-α-L-rhamnopyranosyl-(1 → 2)-[α-L-rhamnopyranosyl-(1 → 4)]-β-*D*-glucopyranoside	R=*O*-Rha-(1 → 2)-[Rha-(1 → 4)]-Glc	茎、叶	滇重楼
114	(25*R*)-26-*O*-β-*D*-glucopyranosyl-3β,26-dihydroxyfurost-5,20(22)-diene-3-*O*-α-L-arabinofuranosyl-(1 → 4)-[α-L-rhamnopyranosyl-(1 → 2)]-β-*D*-glucopyranoside (parisyunnanoside B)	R=*O*-Ara-(1 → 4)-[Rha-(1 → 2)]-Glc	根茎	滇重楼
115	(25*R*)-26-*O*-β-*D*-glucopyranosyl-3β,26-dihydroxyfurosta-5,20(22)-diene-3-*O*-α-L-rhamnopyranosyl-(1 → 4)-α-L-rhamnopyranosyl-(1 → 4)-[α-L-rhamnopyranosyl-(1 → 2)]-β-*D*-glucopyranoside	R=*O*-Rha-(1 → 4)-[Rha-(1 → 4)-Rha-(1 → 2)]-Glc	根茎	滇重楼
116	padelaoside D	R=*O*-Rha-(1 → 4)-Rha-(1 → 4)-Rha-(1 → 4)-Glc	根茎	金线重楼

NO.	化合物名称	取代基	部位	种名
117	26-O-β-D-glucopyranoside-25(R)-5,22-diene-furost-3β,20a,26-triol-3-O-α-L-rhamno-pyranosyl-(1 → 2)-[α-L-rhamno-pyranosyl-(1 → 4)]-β-D-glucopyranoside	R=O-Rha-(1 → 2)-[Rha-(1 → 4)]-Glc	茎、叶	滇重楼
118	(25R)-26-O-β-D-glucopyranosyl-3β,20a,26-trihydroxyfurostan-5,22-diene-3-O-α-L-rhamnopyranosyl-(1 → 2)-[α-L-rhamnopyranosyl-(1 → 4)-α-L-rhamnopyranosyl-(1 → 4)]-O-β-D-glucopyrano-sid (smilaxchinoside B)	R=O-Rha-(1 → 4)-Rha-(1 → 4)-[Rha-(1 → 2)]-Glc	地上部分	北重楼
119	padelaoside C	R=O-Rha-(1 → 4)-Rha-(1 → 4)-Rha-(1 → 4)-Glc	根茎	金线重楼
120	3-O-α-L-rhamnopyranosyl-(1 → 4)-α-L-rhamnopyranosyl-(1 → 4)-[α-L-rhamnopyranosyl-(1 → 2)]-β-D-glucopyranoside (chonglouoside SL-19)	R=O-Rha-(1 → 4)-Rha-(1 → 4)-[Rha-(1 → 2)]-Glc	茎、叶	滇重楼
121	26-O-β-D-glucopyranosyl-(25R)-furost-5-en-3β,7a,22a,26-tetraol-3-O-α-L-rhamnopyranosyl-(1 → 2)-[α-L-rhamnopyranosyl-(1 → 4)]-β-D-glucopyranoside (chonglouoside SL-20)	R=O-Rha-(1 → 2)-[Rha-(1 → 4)]-Glc	茎、叶	滇重楼
122	padelaoside E	R=H, R_3=O-Rha-(1 → 4)-Rha-(1 → 3)-[Glc-(1 → 4)]-Rha	根茎	金线重楼
123	padelaoside F	R=CH$_3$, R_3=O-Rha-(1 → 4)-Rha-(1 → 3)-[Glc-(1 → 4)]-Rha	根茎	金线重楼

变型螺甾烷醇型

NO.	化合物名称	取代基	部位	种名
124	isonuatigenin-3-*O*-α-L-rhamnopyranosyl-(1 → 4)-[α-L-rhamnopyranosyl-(1 → 2)]-*β-D*-glucopyranoside (isonuatigenin)	R=*O*-Rha-(1 → 4)-[Rha-(1 → 2)]-Glc	地上部分	滇重楼
125	26-*O*-*β-D*-glucopyranosyl-nuatigenin-3-*O*-α-L-rhamnopyranosyl-(1 → 4)-[α-L-rhamnopyranosyl-(1 → 2)]-*β-D*-glucopyranoside (nuatigenin)	R=*O*-Rha-(1 → 4)-[Rha-(1 → 2)]-Glc	地上部分	滇重楼
126	26-*O*-*β-D*-glucopyranosyl-nuatigenin (chonglouoside SL-9)	R=H	茎、叶	滇重楼
127	26-*O*-*β-D*-glucopyranosyl-nuatigenin-3-*O*-*β-D*-glucopyranoside (chonglouoside SL-11)	R=*O*-Glc	茎、叶	滇重楼
128	26-*O*-*β-D*-glucopyranosyl-nuatigenin-3-*O*-α-L-rhamnopyranosyl-(1 → 2)-[*β-D*-glucopyranosyl-(1 → 3)]-*β-D*-glucopyranoside (chonglouoside SL-12)	R=*O*-Rha-(1 → 2)-[Glc-(1 → 3)]-Glc	茎、叶	滇重楼
129	26-*O*-*β-D*-glucopyranosyl-nuatigenin-3-*O*-α-L-rhamnopyranosyl-(1 → 4)-α-L-rhamnopyranosyl-(1 → 4)-[α-L-rhamnopyranosyl-(1 → 2)]-*β-D*-glucopyranoside (chonglouoside SL-14)	R=*O*-Rha-(1 → 4)-Rha-(1 → 4)-[Rha-(1 → 2)]-Glc	茎、叶	滇重楼
130	26-*O*-*β-D*-glucopyranoside-nuatigenin-3-*O*-α-L-rhamnopyranosyl-(1 → 2)-*β-D*-glucopyranoside	R=*O*-Rha-(1 → 2)-Glc	茎、叶	滇重楼
131	26-*O*-*β-D*-glucopyranoside-nuatigenin-3-*O*-α-L-rhamnopyranosyl-(1 → 4)-*β-D*-glucopyranoside	R=*O*-Rha-(1 → 4)-Glc	茎、叶	滇重楼
132	(22S,25S)-26-*O*-*β-D*-glucopyranosyl-22,25-cpoxy-furost-5-ene-3*β*,7*β*,26-triol-3-*O*-*β-D*-chacotrioside (abutiloside L)	R=*O*-Rha-(1 → 4)-Glc	茎、叶	滇重楼

续表

NO.	化合物名称	取代基	部位	种名
133	26-O-β-D-glucopyranosyl-12a-hydroxynuatigenin (chonglouoside SL-10)	R=OH	茎、叶	滇重楼
134	26-O-β-D-glucopyranosyl-12a-hydroxynuatigenin-3-O-α-L-rhamnopyranosyl-(1 → 2)-[α-L-rhamnopyranosyl-(1 → 4)]-β-D-glucopyronoside (chonglouoside SL-13)	R=O-Rha-(1 → 2)-[Rha-(1 → 4)]-Glc	茎、叶	滇重楼
135	26-O-β-D-glucopyranosyl-(22R,25R)-12a-hydroxynuatigenin-3-O-α-L-rhamnopyranosyl-(1 → 2)-[α-L-rhamnopyranosyl-(1 → 4)]-β-D-glucopyranoside (chonglouoside SL-15)	R=O-Rha-(1 → 2)-[Rha-(1 → 4)]-Glc	茎、叶	滇重楼
136	nuatigenin-3-O-α-L-rhamnopyranosyl-(1 → 2)-β-D-glucopyranoside	R=O-Rha-(1 → 2)-Glc	茎、叶	滇重楼
胆甾烷醇类				
137	3-O-{α-L-Arabinofuranosyl-(1 → 4)-[α-L-rhamnopyranosyl-(1 → 2)]-β-D-glucopyranosyl}homoarocholest-5-ene-26-O-β-D-glucopyranoside (parispolyside E)	R=O-Ara-(1 → 4)-[Rha-(1 → 2)]-Glc	根茎	七叶一枝花、长药隔重楼
138	3-O-{α-L-rhamnopyranosyl-(1 → 4)-α-L-rhamnopyranosyl-(1 → 4)-[α-L-rhamnopyranosyl-(1 → 2)]-β-D-glucopyranosyl}homoarocholest-5-ene-26-O-β-D-glucopyranoside (parispseudoside A)	R=O-Rha-(1 → 4)-Rha-(1 → 4)-[Rha-(1 → 2)]-Glc	根茎、地上部分	长药隔重楼、北重楼
139	3-O-[α-L-rhamnopyranosyl-(1 → 2)-β-D-glucopyranosyl]homoarocholest-5-ene-26-O-β-D-glucopyranoside (parispseudoside B)	R=O-Rha-(1 → 2)-Glc	根茎	长药隔重楼

NO.	化合物名称	取代基	部位	种名
140	(25R)-26-O-β-D-glucopyranosyl-3β,26-hydroxy-16,22-dioxocholesta-5,17(20)-diene-3-O-α-L-arabinofuranosyl-(1 → 4)-[α-L-rhamnopyranosyl-(1 → 2)]-β-D-glucopyranoside (parispolyside F)	R=O-Rha-(1 → 2)-[Ara-(1 → 4)]-Glc	根茎	滇重楼、长药隔重楼
141	(25R)-26-O-β-D-glucopyranosyl-16,22-dioxocholesta-5,17(20)-diene-3-O-α-L-rhamnopyranosyl-(1 → 4)-α-L-rhamnopyranosyl-(1 → 4)-[α-L-rhamnopyranosyl-(1 → 2)]-β-D-glucopyranoside (parispseudoside C)	R=O-Rha-(1 → 4)-Rha-(1 → 4)-[Rha-(1 → 2)]-Glc	根茎、地上部分	滇重楼、北重楼
142	parispseudoside D	R=O-Rha-(1 → 4)-Rha-(1 → 4)-[Rha-(1 → 2)]-Glc	地上部分	北重楼
C21 甾体化合物				
143	3-hydroxy-20-oxopregna-5,16-diene-3-O-α-L-rhamnopyranosyl-(1 → 2)-[α-L-rhamnopyranosyl-(1 → 4)]-β-D-glucopyranoside (hypoglaucin H)	R1=O-Rha-(1 → 2)-[Rha-(1 → 4)]-Glc, R2=H	根茎、地上部分	滇重楼、毛重楼
144	3-hydroxy-20-oxopregna-5,16-diene-3-O-α-L-rhamnopyranosyl-(1 → 2)-[α-L-arabinofuranosyl-(1 → 4)]-β-D-glucopyranoside	R1=O-Rha-(1 → 2)-[Ara-(1 → 4)]-Glc, R2=H	根茎	多叶重楼
145	3-hydroxy-20-oxopregna-5,16-diene-3-O-α-L-rhamnopyranosyl-(1 → 2)-[α-L-rhamnopyranosyl-(1 → 4)-α-L-rhamnopyranosyl-(1 → 4)]-β-D-glucopyranoside	R1=O-Rha-(1 → 4)-Rha-(1 → 4)-[Rha-(1 → 2)]-Glc, R2=H	根茎	滇重楼
146	pregna-5,16-dinen-3β-ol-20-one-3-O-α-L-rhamnopyranosyl-(1 → 2)-[α-L-rhamnopyranosyl-(1 → 4)-α-L-rhamnopyranosyl-(1 → 4)]-β-D-glucopyranoside	R1=O-Rha-(1 → 2)-[Rha-(1 → 4)-Rha-(1 → 4)]-Glc, R2=H	地上部分	滇重楼、北重楼

NO.	化合物名称	取代基	部位	种名
147	21-methoxyl-pregna-5,16-dien-3β-ol-20-one-3-O-α-L-rhamnopyranosyl-(1 → 2)-[α-L-rhamnopyranosyl-(1 → 4)]-β-D-glucopyranoside	R_1=O-Rha-(1 → 2)-[Rha-(1 → 4)]-Glc, R_2=OCH$_3$	茎、叶	滇重楼
148	16β-{[(5-O-(β-D-glucopyranosyloxy)-4-methylpentanoyl]oxy}-3β-hydroxy-20-oxopregn-5-en-3-O-α-L-rhamnopyranosyl-(1 → 2)-[α-L-rhamnopyranosyl-(1 → 4)]-β-D-glucopyranoside (hypoglaucin G)	R_1=O-Rha-(1 → 2)-[Rha-(1 → 4)]-Glc, R_2=Glc	根茎、茎、叶	毛重楼
149	pregna-5,16-diene-3β-ol-20-one-3-O-α-L-rhamnopyranosyl-(1 → 2)-[α-L-rhamnopyranosyl-(1 → 4)]-β-D-glucopyranoside	R_1=O-Rha-(1 → 2)-Rha-(1 → 2)-[Rha-(1 → 4)]-Glc, R_2=H	根茎	金线重楼
150	(20R)-1β,3β,21-triol-pregn-5-ene-20,16β-carbolactone-1-O-α-L-rhamnopyranosyl-(1 → 2)-[β-D-xylopyranosyl-(1 → 3)]-β-D-glucopyranoside	R_1=O-Rha-(1 → 2)-[Xyl-(1 → 3)]-Glc, R_2=OH	根茎	滇重楼
151	(20S)-3,21-dihydroxypregn-5-ene-22,16-lactone-1-O-α-L-rhamnopyranosyl-(1 → 2)-[β-D-xylopyranosyl-(1 → 3)]-β-D-glucopyranoside	R_1=O-Rha-(1 → 2)-[Xyl-(1 → 3)]-Glc, R_2=H, R_3=OH	根茎	七叶一枝花
152	(20R)-21-O-β-D-galactopyranosyl-1β,3β,21-trihydroxypregn-5-ene-20,16β-lactone-1-O-α-L-rhamnopyranosyl-(1 → 2)-[β-D-xylopyranosyl-(1 → 3)]-β-D-glucopyranoside (parisyunnanoside J)	R_1=O-Rha-(1 → 2)-[Xyl-(1 → 3)]-Glc, R_2=O-Gal, R_3=H	根茎	滇重楼
153	(20S)-3β,16β-dihydroxy-pregn-5-ene-22-carboxylic acid-(22,16)-lactone-3-O-β-chacotrioside (dumoside)	R_1=O-Rha-(1 → 4)-[Rha-(1 → 2)]-Glc, R_2=CH$_3$, R_3=H	茎、叶	滇重楼

NO.	化合物名称	取代基	部位	种名
154	(20*S*)-3*β*,16*β*,20-trihydroxy-pregn-5-en-20-carboxylic-acid-(22,16)-lactone-3-*O*-*α*-L-rhamnopyranosyl-(1 → 4)-*O*-[*α*-L-rhamnopyranosyl-(1 → 2)]-*β*-D-glucopyranoside (chonglouoside SL-7)	R=*O*-Rha-(1 → 4)-[Rha-(1 → 2)]-Glc	茎、叶	滇重楼
155	3*β*,16*β*-dihydroxy-pregn-5,20-dien-carboxylic acid-(22,16)-lactone-3-*O*-*α*-L-rhamnopyranosyl-(1 → 4)-*O*-[*α*-L-rhamnopyranosyl-(1 → 2)]-*β*-D-glucopyranoside (chonglouoside SL-8)	R=*O*-Rha-(1 → 4)-[Rha-(1 → 2)]-Glc	茎、叶	滇重楼
植物甾醇类				
156	胡萝卜苷 (daucosterol)	R=*O*-Glc	根茎	禄劝花叶重楼、金线重楼、北重楼、五指莲、毛重楼、长药隔重楼、滇重楼、巴山重楼、宽叶重楼
157	*β*-谷甾醇 (*β*-sitosterol)	R=H	根茎	北重楼、毛重楼、五指莲、长药隔重楼、球药隔重楼、巴山重楼、宽叶重楼
158	(3*β*)-stigmast-5-en-3-ol-3-*O*-*β*-D-glucopyranosyl-(1 → 6)-[*β*-D-glucopyranosyl-(1 → 2)]-*β*-D-glucopyranoside (pariposides F)	R=*O*-Glc-(1 → 6)-[Glc-(1 → 2)]-Glc	根茎	滇重楼
159	(3*β*,22*E*)-stigmasta-5,22-dien-3-*O*-*β*-D-glucopyranoside	R=*O*-Glc	根茎	滇重楼、五指莲、毛重楼、长药隔重楼、巴山重楼

NO.	化合物名称	取代基	部位	种名
160	豆甾醇 (stigmasterol)	R=H	根茎	北重楼、毛重楼、五指莲、长药隔重楼
161	(3β,22E)-stigmasta-5,22-dien-3-ol-3-O-β-D-glucopyranosyl-(1 → 6)-[β-D-glucopyranosyl-(1 → 2)]-β-D-glucopyranoside (pariposides E)	R=O-Glc-(1 → 6)-[Glc-(1 → 2)]-Glc	根	滇重楼
162	α- 菠甾醇 (α-spinasterol)	-	根茎	毛重楼
163	7β-hydroxysitosterol-3-O-β-D-glucopyranoside	-	茎、叶	滇重楼
昆虫变态激素				
164	β- 蜕皮激素 (β-ecdysone)	R_1=H, R_2=OH, R_3=H, R_4=OH	根茎	滇重楼、禄劝花叶重楼、北重楼、毛重楼、巴山重楼、长药隔重楼、球药隔重楼
165	5- 羟基蜕皮酮 (5-hydroxy-ecdysterone)	R_1=OH，R_2=OH，R_3=OH, R_4=H	根茎	金线重楼、四叶重楼
166	calonysterone	-	根茎	四叶重楼、毛重楼
五环三萜类				
167	3β,12α-dihydroxyolean-28,13β-olide-3-O-β-D-glucopyranosyl-(1 → 2)-α-L-arabinopyranoside (paritriside A)	R=O-Glc-(1 → 2)-Ara	根茎	毛重楼
168	3β,12α-dihydroxyoleane-28,13β-olide-3-O-β-D-glucopyranosyl-(1 → 2)-β-D-xylopyranoside (paritriside B)	R=O-Glc-(1 → 2)-Xyl	根茎	滇重楼
169	3β-hydroxyoleane-11,13(18)-dien-28-oic-3-O-β-D-glucopyranosyl-(1 → 2)-α-L-arabinopyranoside (paritriside C)	R=O-Glc-(1 → 2)-Ara	根茎	滇重楼

NO.	化合物名称	取代基	部位	种名
170	3β-hydroxyoleane-11,13(18)-dien-28-oicacid-3-O-β-D-glucopyranosyl-(1 → 2)-β-D-xylopyranoside (paritriside D)	R=O-Gl-(1 → 2)-Xyl	根茎	滇重楼
171	3β-hydroxyoleane-18-en-28-oicacid-3-O-β-D-glucopyranosyl-(1 → 2)-α-L-arabinopyranoside (paritriside E)	R=O-Glc-(1 → 2)-Ara	根茎	滇重楼
172	3β-hydroxyoleane-18-en-28-oicacid-3-O-β-D-glucopyranosyl-(1 → 2)-β-D-xylopyranoside (paritriside F)	R=O-Glc-(1 → 2)-Xyl	根茎	滇重楼
173	3β-dihydroxyoleane-12-en-28-oicacid-3-O-β-D-glucopyranoside-(1 → 2)-α-L-arabinofuranosyl	R=O-Glc-(1 → 2)-Ara	根茎	滇重楼
174	3β-dihydroxyoleane-12-en-28-oicacid-3-O-β-D-glucopyranoside-(1 → 2)-β-D-xylopyranosyl	R=O-Glc-(1 → 2)-Xyl	根茎	滇重楼
175	3β-hydroxyoleane-12-en-28-oicacid-3-O-α-L-rhamnopyranosyl-(1 → 2)-β-D-glucopyranoside	R=O-Rha-(1 → 2)-Glc	根茎	滇重楼
176	3β-dihydroxyoleane-12-en-28-oicacid-3-O-α-L-arabinofuranosyl	R=O-Ara	根茎	滇重楼
177	3β-dihydroxyoleane-12-en-28-oicacid-3-O-β-D-xylopyranosyl	R=O-Xyl	根茎	滇重楼
178	3β-dihydroxyoleane-12-en-28-oicacid-3-O-β-D-glucopyranoside	R=O-Glc	根茎	滇重楼
179	3β-dihydroxyoleane-12-en-28-oicacid-3-O-β-D-glucopyranoside-(1 → 2)-β-D-glucopyranoside	R=O-Glc-(1 → 2)-Glc	根茎	滇重楼
180	3β,23-dihydroxyoleane-12-en-28-oicacid-3-O-β-D-xylopyranosyl-(1 → 2)-α-L-arabinofuranosyl	R=O-Xyl-(1 → 2)-Ara	根茎	滇重楼

NO.	化合物名称	取代基	部位	种名
181	3β,23-dihydroxyoleane-12-en-28-oicacid-3-O-β-D-glucopyranoside-(1 → 4)-α-L-arabinofuranosyl	R=O-Glc-(1 → 4)-Ara	根茎	滇重楼
182	羽扇豆醇 (lupeol)	R=OH	根茎	毛重楼
183	lu-20(29)-ene-3β-yloctacosanoate	R=OCO(CH$_2$)$_{12}$CH$_3$	根茎	毛重楼
184	chikusetsusaponin IV methyl ester	R=O-(6′-butyl ester)-Glc	根茎	金线重楼
185	3-O-(6′-butyl-ester)-β-D-glucopyranoside-oleanolicacid-28-O-β-D-glucopyranoside	R=O-(6′-methyl ester)-Glc	根茎	金线重楼
186	glycoside St-J	R$_1$=6-COOH-Glc, R$_2$=O-Rha-(1 → 4) Glc (1 → 6)-Glc	根茎	滇重楼
187	methyl ester of glycoside St-J	R$_1$=6-COOCH$_3$. Glc,R$_2$=O-Rha-(1 → 4)-Glc-(1 → 6)-Glc	根茎	滇重楼
188	cussonoside B	R$_1$=H, R$_2$=O-Rha-(1 → 4)-Glc-(1 → 6)-Glc	根茎	滇重楼
189	β-香树脂醇	-	根茎	黑籽重楼
黄酮类				
190	kaempferol-3-O-β-D-glucopyranosyl-(1 → 6)-β-D-glucopyranoside	R$_1$=O-Glc-(1 → 6)-Glc, R$_2$=OH, R$_3$=OH	地上部分	滇重楼
191	7-O-α-L-rhamnopyranosylkaempferol-3-O-α-L-glucopyranosyl-(1 → 6)-β-D-glucopyranoside	R$_1$=O-Glc-(1 → 6)-Glc, R$_2$=OH, R$_3$=O-Rha	地上部分	滇重楼
192	7-O-β-D-glucopyranosylkaempferol-3-O-α-L-rhamnopyranosyl-(1 → 2)-β-D-glucopyranoside	R$_1$=O-Rha-(1 → 6)-GlcR$_2$=Glc, R$_3$=H	根茎	北重楼

NO.	化合物名称	取代基	部位	种名
193	山奈酚 (kaempferol)	R_1=OH，R_2=OH，R_3=OH	根茎	毛重楼、五指莲、长药隔重楼
194	kaempferol-3-O-α-L-rhamnopyranosyl-(1→2)-$β$-D-glucopyranoside	R_1=O-Rha-(1→6)-Glc，R_2=OH，R_3=H	根茎	滇重楼、北重楼
195	7-O-$β$-D-glucopyranosyl-kaempferol-3-O-$β$-D-glucopyranosyl-(1→2)-$β$-D-galactopyranoside	R_1=O-Glc-(1→2)-Gal，R_2=OH，R_3=O-Glc	根茎	四叶重楼
196	kaempferol-5-O-α-L-rhamnopyranoside	R_1=OH，R_2=O-Rha，R_3=OH	茎、叶	滇重楼
197	kaempferol-3-O-$β$-D-glucopyranosyl-7-O-α-L-rhamnopyranoside	R_1=O-Glc，R_2=OH，R_3=O-Rha	茎、叶	滇重楼
198	kaempferol-3-O-$β$-D-glucopyranosyl-(1→6)-$β$-D-glucopyranosyl-7-O-$β$-D-glucopyranoside	R_1=O-Glc-(1→6)-Glc，R_2=OH，R_3=O-Glc	茎、叶	滇重楼
199	isorhamnetin-3-O-α-L-rhamnopyranosyl-(1→2)-$β$-D-glucopyranoside	R_1=O-Rha-(1→2)-Glc，R_2=OCH_3，R_3=OH	根茎	滇重楼
200	isorhamnetin-3-O-$β$-L-glucopyranosyl-(1→6)-$β$-D-glucopyranoside	R_1=O-Rha-(1→6)-Glc，R_2=OCH_3，R_3=OH	根茎	滇重楼、五指莲、毛重楼
201	isorhamnetin-3-O-$β$-D-glucopyranoside	R_1=O-Glc，R_2=OCH_3，R_3=H	根茎	滇重楼、五指莲
202	槲皮素 (quercetin)	R_1=OH，R_2=OH，R_3=H	根茎	毛重楼、五指莲
203	quercetin-3-O-$β$-D-galactopyranoside	R_1=O-Gal，R_2=OH，R_3=H	根茎	五指莲
204	芦丁 (rutin)	R_1=O-Rha-(1→6)-Glc，R_2=OH，R_3=H	根茎	五指莲、宽叶重楼
205	myrincitrin	R_1=OH，R_2=OH，R_3=OH	根茎	五指莲

NO.	化合物名称	取代基	部位	种名
206	木犀草素 (luteolin)	R_1=H, R_2=OH, R_3=OH	根茎	五指莲
207	naringenin	R_1=H, R_2=OH, R_3=H	根茎	五指莲
208	木犀草苷 (luteoloside)	R_1=H, R_2=O-Glc, R_3=OH	根茎	五指莲
209	amentoflavone	R=H	根茎	五指莲
210	kayaflavone	R=Glc	根茎	五指莲
211	4,2′,4′-trihydroxy-chalcone	-	根茎	五指莲
其他类化合物				
212	cane sugar	-	根茎	滇重楼
213	棕榈酸 (palmitic acid)	-	根茎	七叶一枝花、毛重楼
214	十七碳酸烯酸甘油三酯	-	根茎	七叶一枝花
215	falcarindiol	-	根茎	七叶一枝花
216	(2S,3S,4E,8E)-1-O-β-D-glucopyranosyl-2-{[(2R)-2-hydroxyhexadecanoyl]amino}octadeca-4,8-diene-1,3-diol	-	根茎	滇重楼
217	2-freuloyl-O-α-D-glucopyranoyl-(1′→2)-3,6-O-feruloyl-β-D-fructofuranoside	R=OCH$_3$	根茎	滇重楼
218	3,6-di-O-feruloyl-β-D-fructofuranosyl-α-D-glucopyranoside (helonioside A)	R=OCH$_3$	根茎	滇重楼
219	parispolyside G	R=H	根茎	滇重楼
220	heptasaccharide	R=O-Glc-(1→6)-Glc-(1→6)-Glc-(1→6)-Glc-(1→6)-Glc-(1→6)-Glc-(1→4)-Man	根茎	滇重楼

续表

NO.	化合物名称	取代基	部位	种名
221	octasaccharide	R=O-Glc-(1 → 6)-Glc-(1 → 6)-Glc-(1 → 6)-Glc-(1 → 6)-Glc-(1 → 6)-Glc-(1 → 6)-Glc-(1 → 4)	根茎	滇重楼
222	1,5-diol-7-methoxy-3-methylanthraquinone	-	根茎	滇重楼、多叶重楼
223	et-α-d-fructofuranoside	-	根茎	滇重楼
224	β-l-thymidine	-	根茎	长药隔重楼、多叶重楼
225	glyceryl α-mono-palmitate	-	根茎	毛重楼
226	flazin	-	根茎	毛重楼
227	methyl-3,4-diol-benzoate	-	根茎	滇重楼
228	(8R,9R,10S,6Z)-triol-octadec-6-enoic acid	-	根茎	滇重楼
229	methyl-(9S,10R,11S)-triol-12(Z)-octadecenoate	-	根茎	滇重楼
230	2-phenylethyl-glucopyranoside	-	根茎	宽叶重楼
231	没食子酸 (gallicacid)	-	根茎	宽叶重楼
232	vanillin6	-	茎和叶	滇重楼
233	verticillatin A	-	根茎	北重楼
234	verticillatin B	-	根茎	北重楼
235	verticillatin C	-	根茎	北重楼
236	indicine N-oxide	-	根茎	北重楼
237	heliovinine N-oxide	-	根茎	北重楼
238	(-)-indicine N-oxide	-	根茎	北重楼
239	(7S)-indicine N-oxide	-	根茎	北重楼
240	isatinecine	-	根茎	北重楼

1-23　　**24-38**　　**39-40**

41-42　　**43-45**　　**46**

47-48　　**49-50**　　**51-54**

55　　**56**　　**57-58**

59-61　　**62-66**　　**67**

68-70　　**71**　　**72-77**

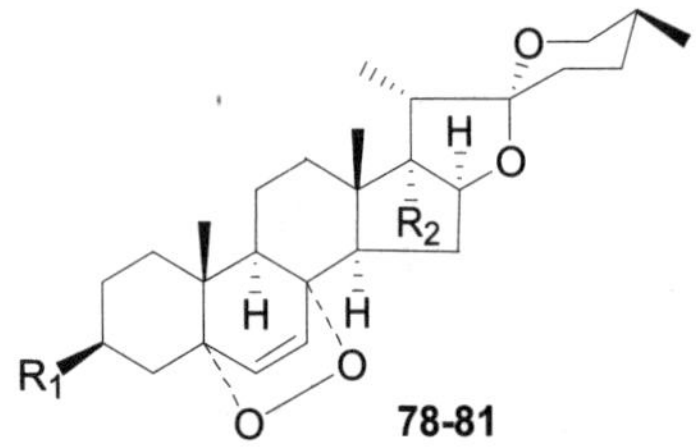

78-81

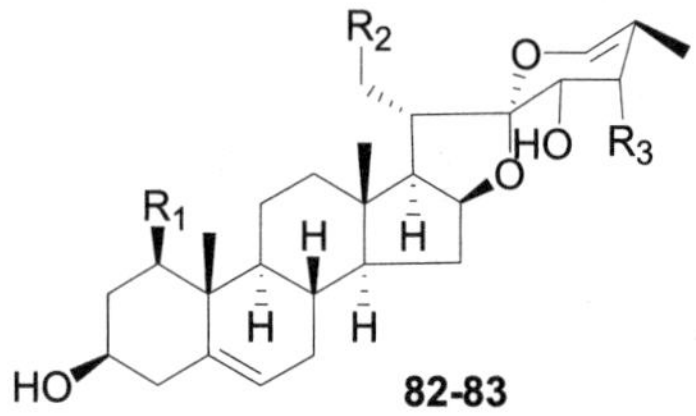

82-83

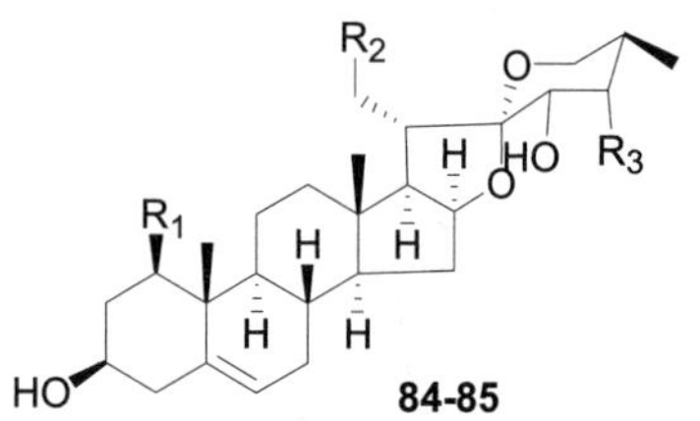

84-85

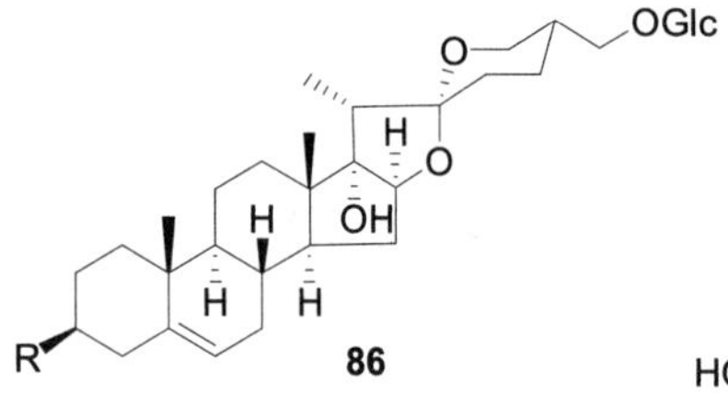

86

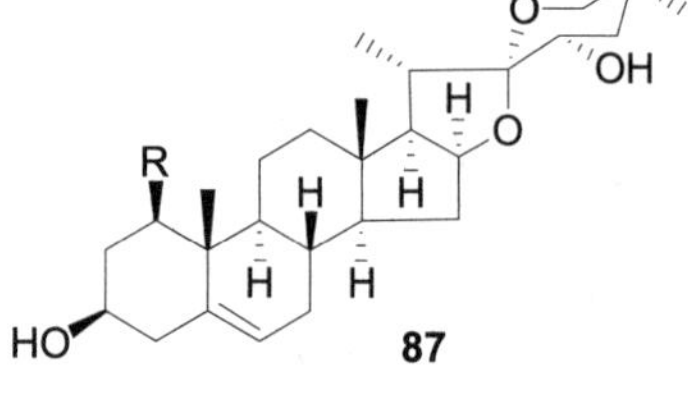

87

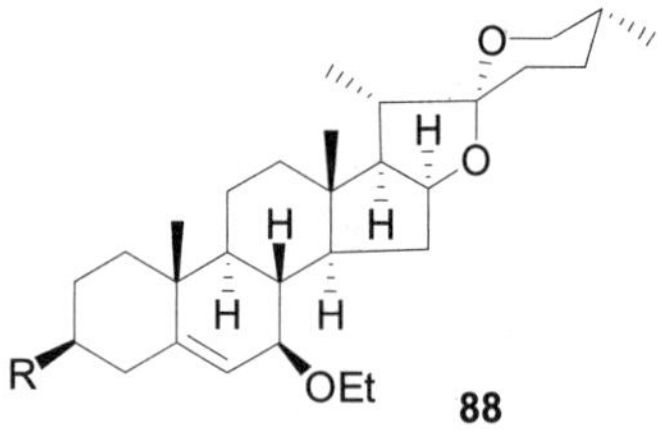

88

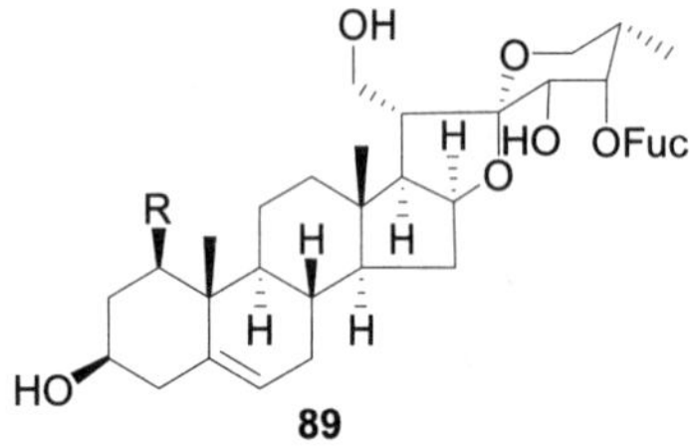

89

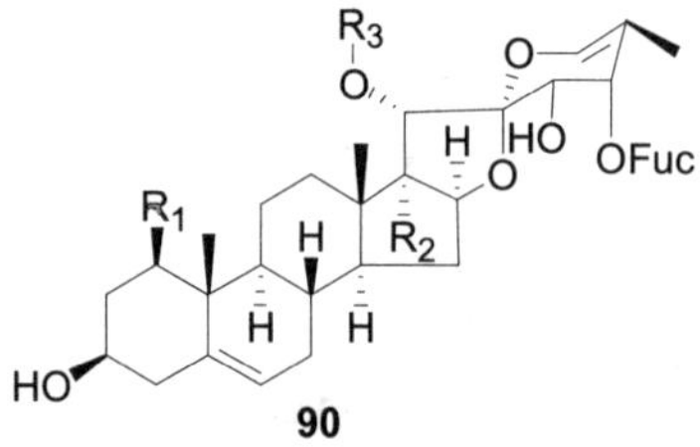

90

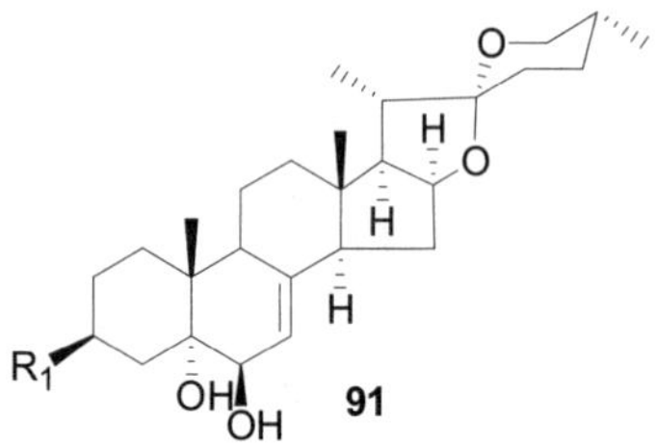

91

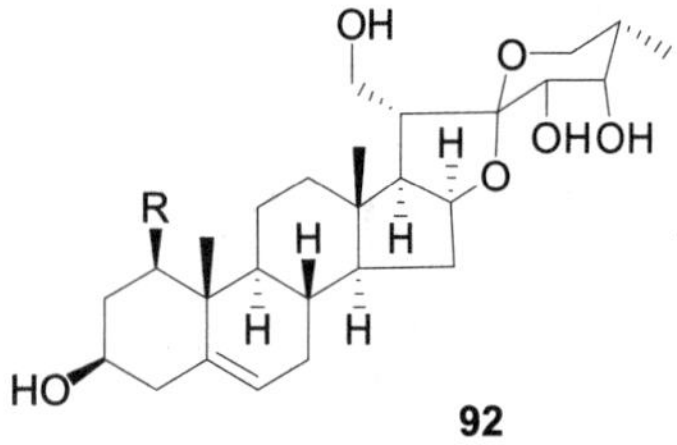

92

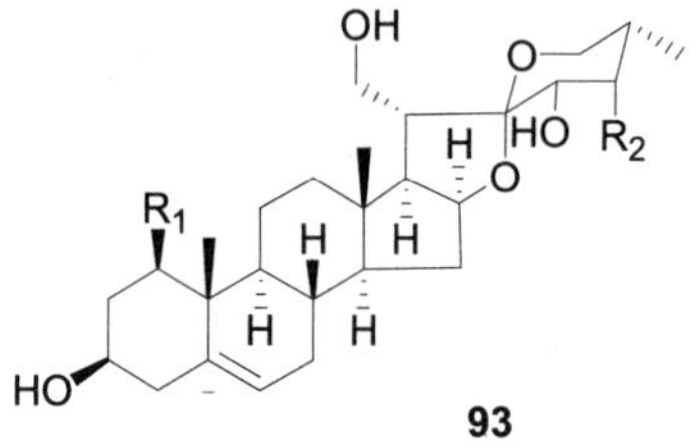

93

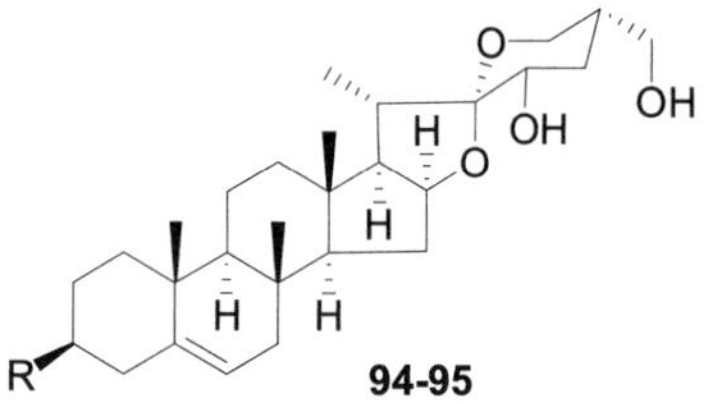

94-95

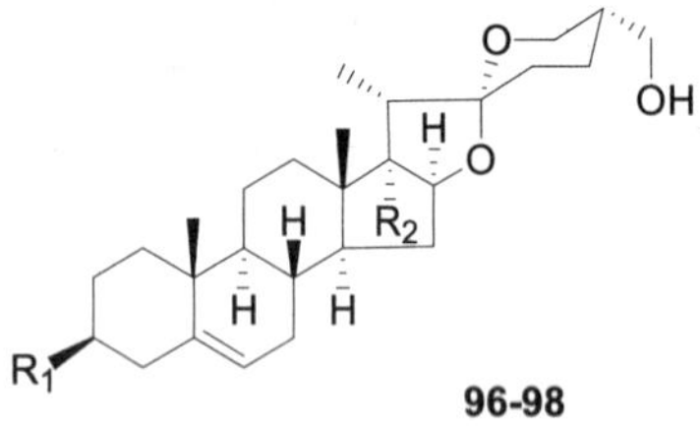

96-98

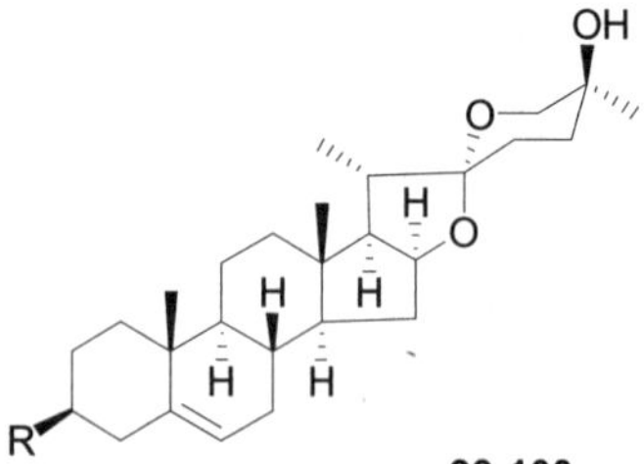

99-100

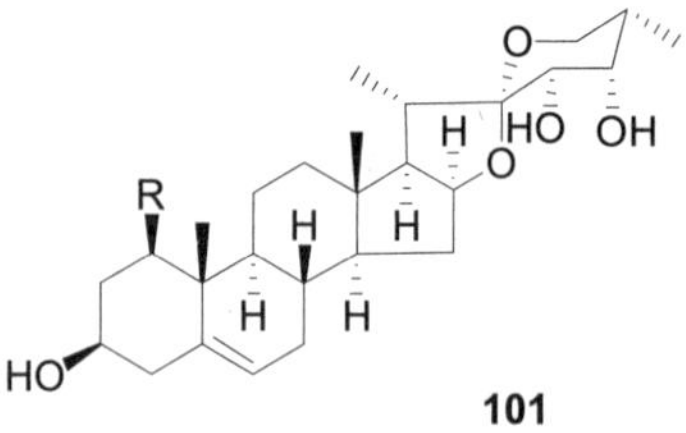

101

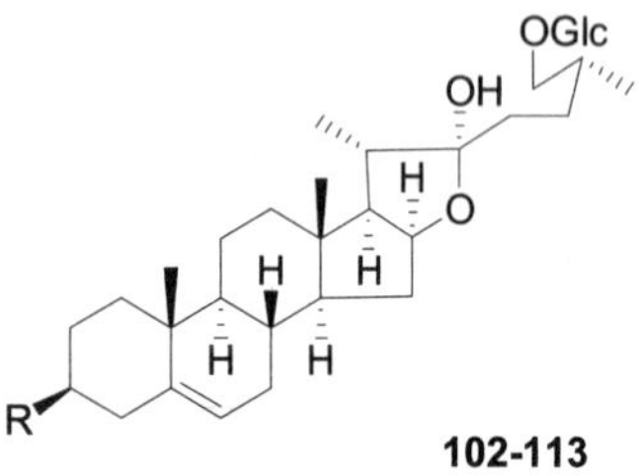

102-113

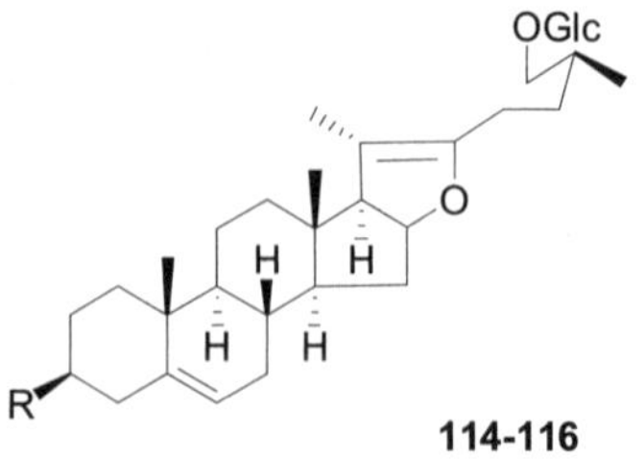

114-116

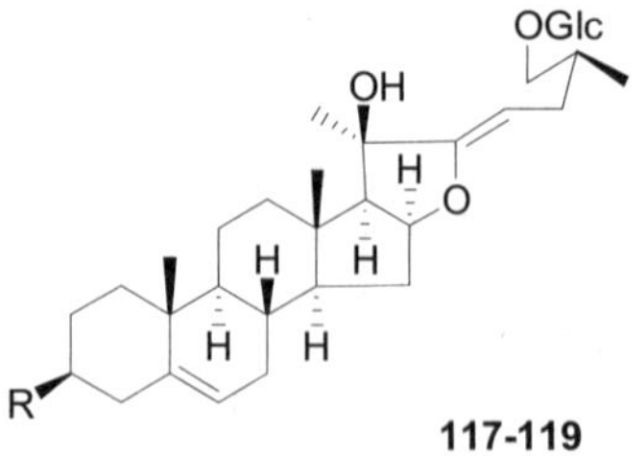

117-119

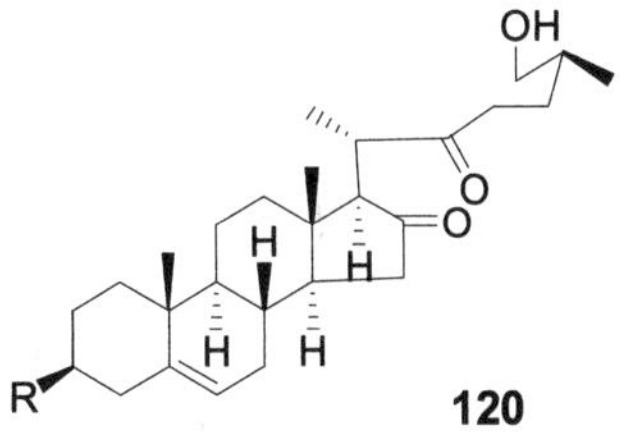
120

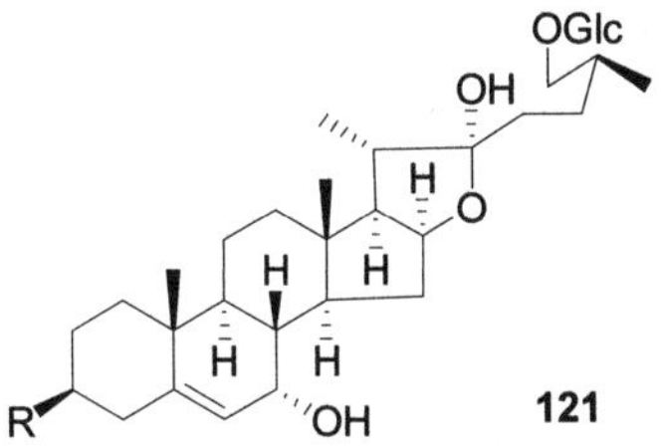
121

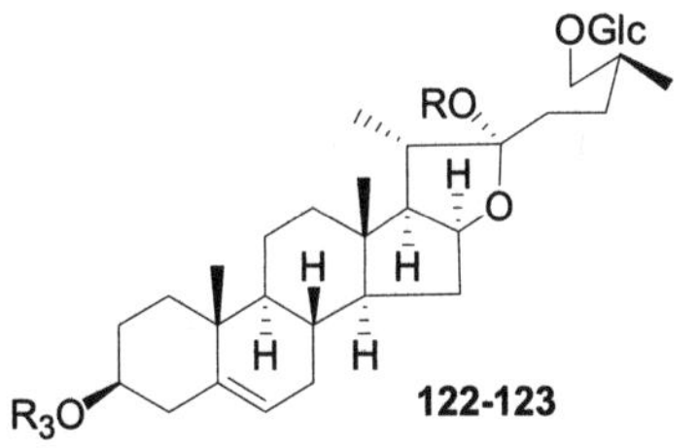
122-123

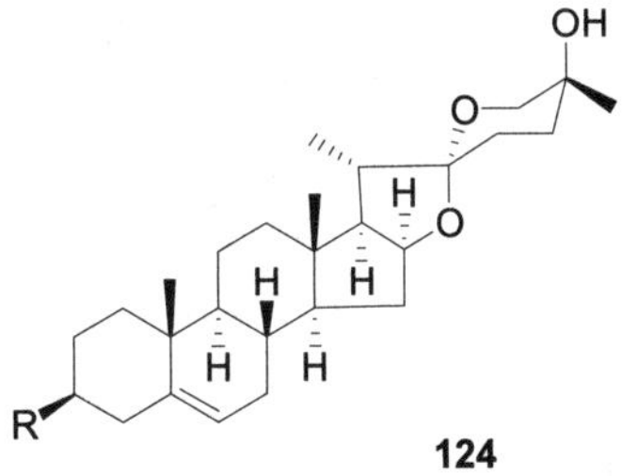
124

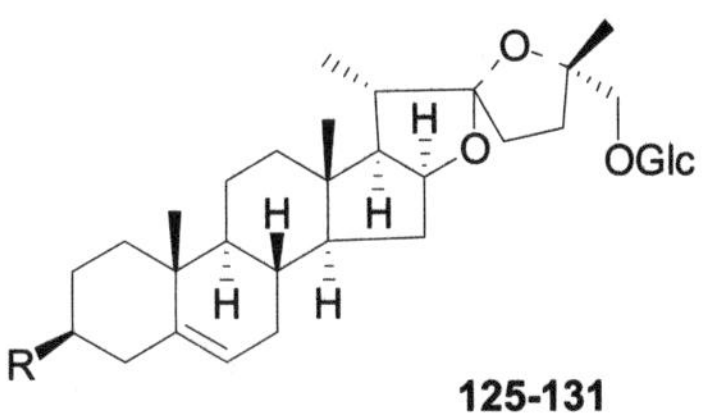
125-131

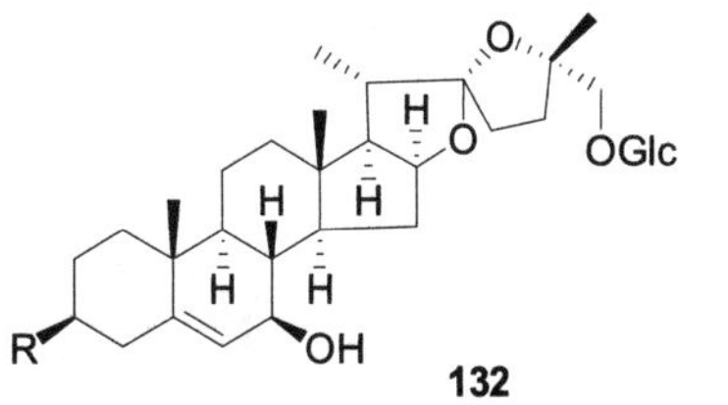
132

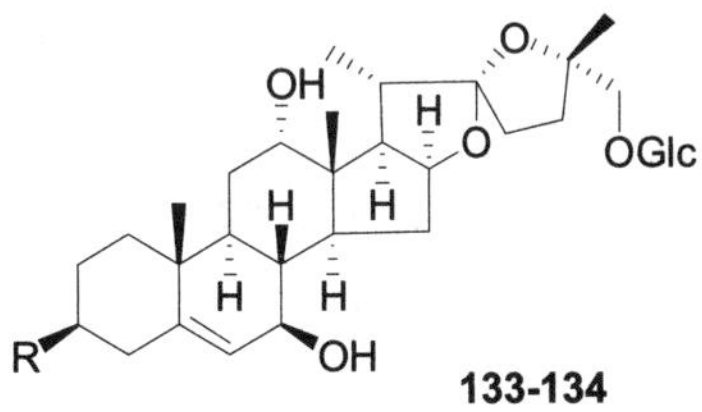
133-134

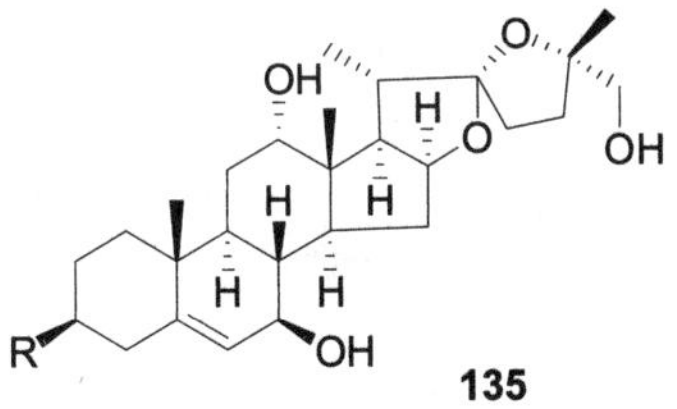
135

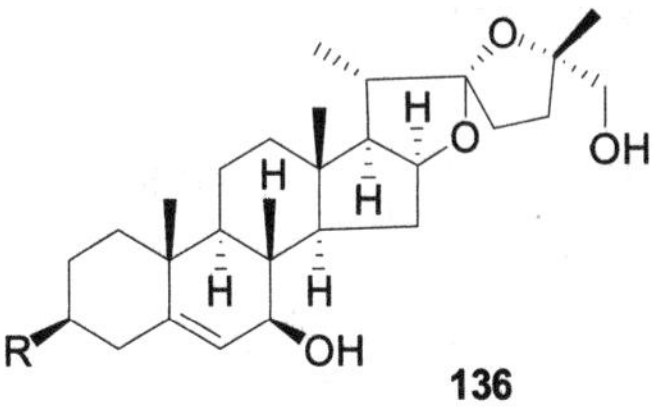
136

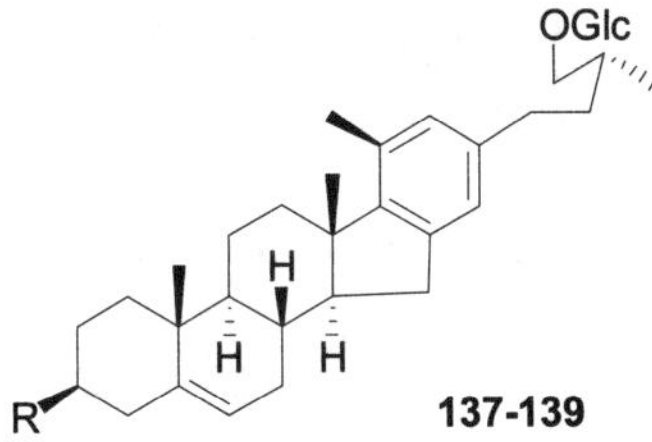
137-139

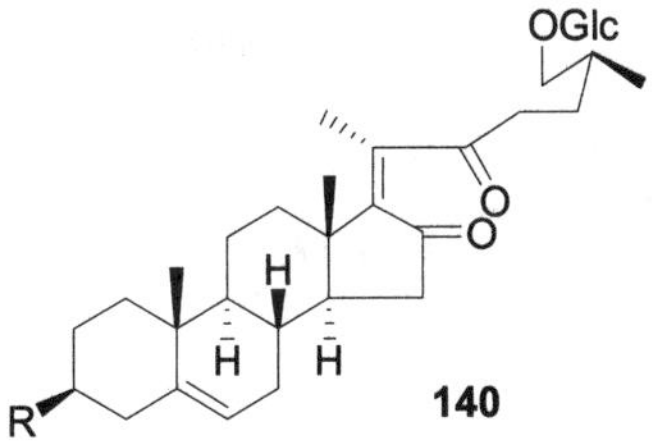
140

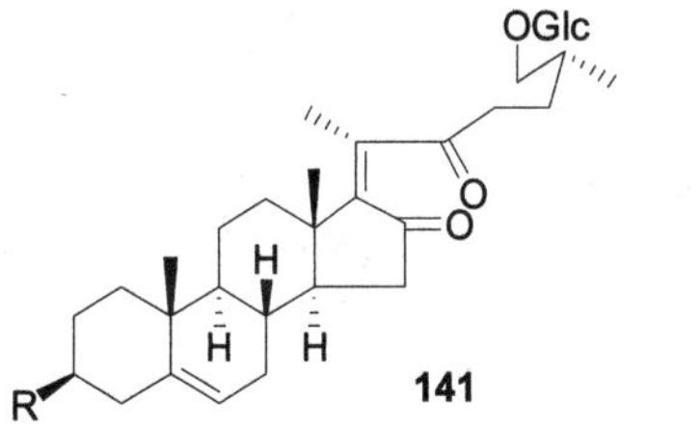
141

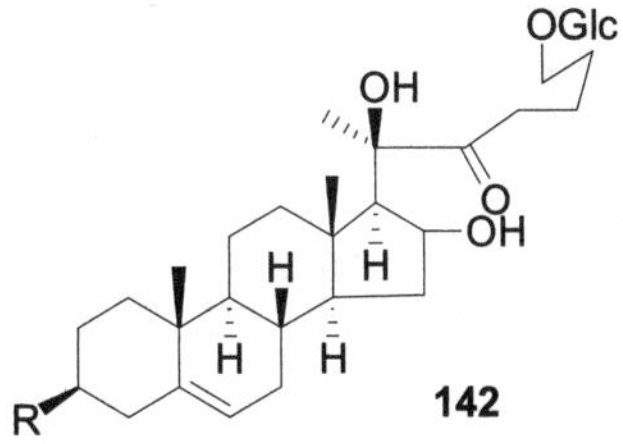
142

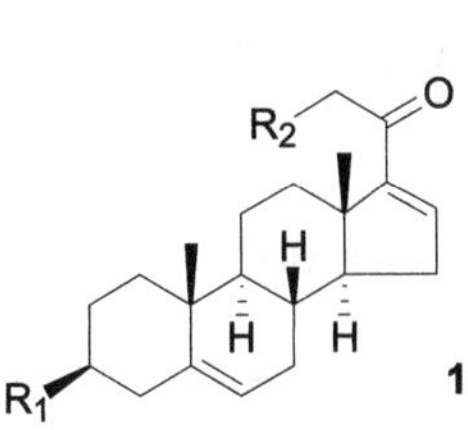
143-147

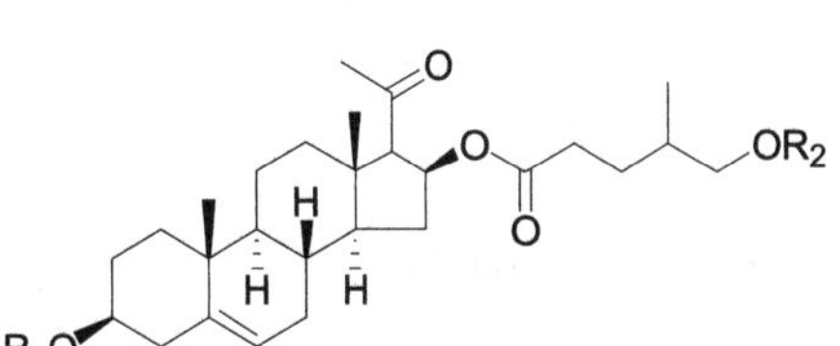
148

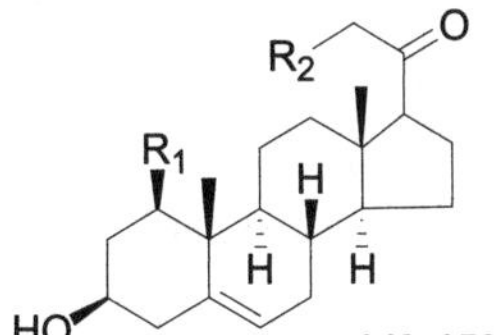
149-150

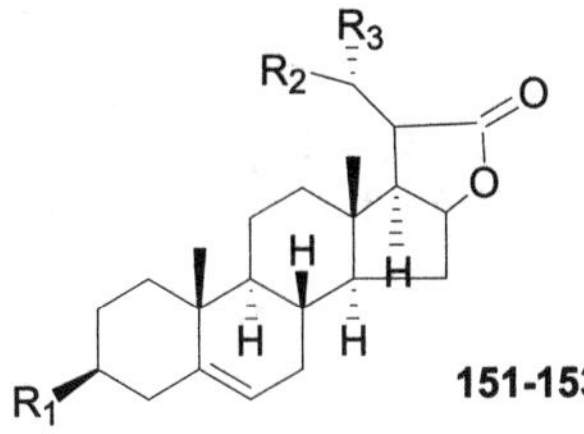
151-153

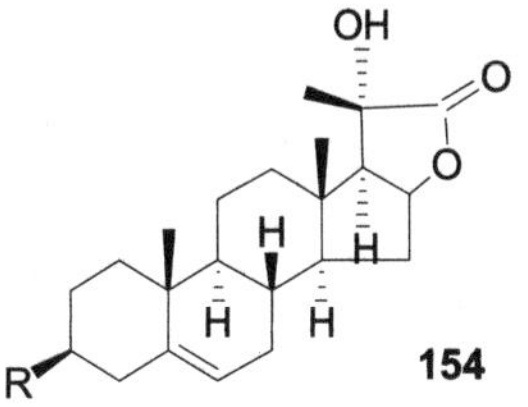
154

155

156-157

158-160

161

162

163

164-165

166

167-168

169-170

171-172

173-179

180-181

182-183

184-185

186-188

189

190-208

209-210

211

212

213

214

215

216

217

218

219-221

222

223

224

225

226

227

228

229

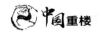

230

231

232

233

234

235

236

237

238

239

240

图 5-1 重楼属植物中分离到的主要化学成分结构

第六章　重楼的药理作用

第一节　抗肿瘤

滇重楼的抗肿瘤药效研究备受关注，现阶段的研究主要集中在其皂苷类成分的抗肿瘤效应及作用机制。诸多研究表明，重楼对肝癌、肺癌、卵巢癌、膀胱癌、结肠癌、神经胶质瘤、黑色素瘤、前列腺癌、胃癌、乳腺癌、骨肉瘤、食管癌、宫颈癌、胰腺癌、喉癌、鼻咽癌、白血病等多种肿瘤细胞具有抑制作用。其作用机制主要包括抑制肿瘤细胞增殖、诱导肿瘤细胞凋亡或阻碍细胞生长周期等。

一、肺癌

肺癌死亡率在全球范围内居于首位。重楼是一种广泛应用于肺癌治疗的中药，其抗肿瘤主要成分为重楼皂苷，包括超过 50 种化合物。

研究表明，重楼醇提取物可明显降低非小细胞肺癌 A549 细胞的活性，促进细胞凋亡。重楼总皂苷具有抑制 A549 细胞增殖的作用，使其停滞在 S 期。此外，重楼皂苷 Ⅱ 能有效抑制 A549 细胞的侵袭和转移，其作用机制可能与其降低金属蛋白酶家族的 MMP-1、MMP-2 和 MMP-9 基因和蛋白的表达有关，通过调节 A549 细胞的 PI3K/AKT/mTOR 信号通路下游功能性蛋白，从而抑制细胞的侵袭和转移，发挥抗肿瘤作用。重楼皂苷 Ⅱ 还能通过降低 A549 细胞的线粒体膜电位，提高细胞内 Ca^{2+} 水平，增加 ROS 含量，调节相关蛋白 Bcl-2、Bax、cleaved Caspase-3 的表达，促进 A549 细胞凋亡。

重楼皂苷 Ⅰ 对肺癌细胞的增殖和转移具有显著影响。其作用机制主要通过下调 Bcl-2、Cyclin D1、MMP-2、Vimentin 蛋白表达水平，同时上调 p21、Bax、Cleaved-Caspase-3、Cleaved-Caspase-9 蛋白表达水平，从而调控肺癌细胞。研究证实，重楼皂

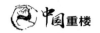

苷Ⅰ能降低 Caspase-8、Caspase-9 和 Bcl-2 的表达，引发线粒体碎裂，进而抑制人肺癌 NCI-H661 细胞增殖并诱导凋亡。此外，该化合物还可诱导肺癌循环肿瘤细胞凋亡，抑制其 G0/G1 期向 S 期的转化，发挥抗肿瘤效应。重楼皂苷Ⅰ还能提高肺癌细胞内 miR-542-3p 的表达，降低 Sp1 表达，进而降低 ILK 蛋白水平，从而抑制肺癌细胞生长。

重楼皂苷Ⅶ能通过增强 lncRNA AL158206.1-ceRNA-miRNA-19a-3p 的作用，降低 miRNA-19a-3p 对叉头框蛋白 P1 表达的影响，从而抑制非小细胞肺癌。同时，重楼皂苷Ⅶ可诱导肺癌循环肿瘤细胞失巢凋亡，抑制肺癌细胞的迁移和侵袭。此外，它还能通过死亡受体通路和 DNA 损伤相关通路诱导人肺腺癌循环肿瘤细胞凋亡。重楼皂苷Ⅶ还可抑制大细胞肺癌细胞的增殖、迁移和侵袭能力，并诱导其发生凋亡。

二、肝癌

肝癌位列全球癌症死因第三，每年确诊新增病例约在 50 万至 100 万之间。有研究成果表明，重楼水提取物具有抑制肝癌细胞增殖的作用，其作用机制可能与促进细胞凋亡、降低 Bcl-2 蛋白表达以及提高 Bax 蛋白表达有关。此外，滇重楼茎叶总皂苷提取物对人肝癌细胞增殖具有显著抑制效果，其机制与将细胞周期阻滞在 S 期并诱导凋亡相关。

研究表明，重楼皂苷Ⅶ在体内具有显著的抗肝癌效果，其作用机制可能涉及促进肿瘤细胞凋亡、降低微血管密度以及抑制肿瘤细胞增殖。重楼皂苷Ⅵ能够显著抑制肝癌 HepG2 细胞的活力。重楼皂苷Ⅰ对肝癌细胞 Huh7 和 HepG2 的增殖与迁移具有抑制效应，并诱导细胞凋亡。在人肝癌细胞 MHCC97-H 上，重楼皂苷Ⅰ表现出明确的抑制增殖和促进凋亡作用，通过阻滞细胞进入 G0/G1 期及抑制 S 期来促进细胞凋亡。此外，重楼皂苷Ⅰ还能抑制肝癌细胞 SMMC-7721 的增殖，通过阻滞细胞进入 G1 期，上调 Fas 和 Bax 蛋白表达，下调 Bcl-2、Cyclin D1 和 Cyclin E 蛋白表达，从而抑制肿瘤细胞生长并诱导细胞凋亡。重楼皂苷Ⅰ还能抑制肝癌细胞 Bel-7402 的增殖并诱导其凋亡，作用机制为上调 Bax 和 Caspase-3 蛋白表达，下调 Bcl-2 蛋白表达，从而激活 Caspase-3 通路。

三、白血病

白血病是一种造血干细胞恶性克隆性疾病，其特征在于白血病细胞失控性增殖、分化障碍及凋亡受阻，导致骨髓及其他造血组织中细胞大量积累。此外，这些异常细胞还会侵犯非造血组织和器官，进而抑制正常造血功能。

研究发现，滇重楼茎叶总皂苷可以通过抑制人慢性粒细胞白血病细胞中 β-catenin

mRNA 与蛋白的表达，进而抑制 Wnt 信号通路，从而遏制白血病细胞的增殖与生长，并促进其凋亡。重楼皂苷 D 能显著抑制人慢性粒细胞白血病细胞增殖，并促进细胞凋亡，其作用机制为下调 bcl-2、CDK1、cyclinB1、bcr-abl 融合蛋白的表达，同时上调 Bax、细胞色素 C、活化的 caspase-3 以及 p21 的表达，使细胞停滞在 G2/M 期，从而抑制人慢性粒细胞白血病细胞增殖。另有研究显示，重楼皂苷Ⅵ具有抑制急性髓系白血病 THP-1 细胞增殖的作用，并通过 p38 MAPK 通路诱导细胞凋亡。重楼皂苷Ⅰ能抑制多种白血病细胞株的增殖，其作用机制可能涉及诱导 P53 及其下游的表达，以及诱导 Caspase-3 通路介导白血病细胞凋亡。

四、结肠癌

结肠癌是一种常见的消化道恶性肿瘤，主要发生于结肠区域，尤其易于在直肠与乙状结肠交界处形成病变。在我国，结肠癌的发病率呈现逐年上升的趋势。全球范围内，结肠癌在肿瘤类疾病中的发病率和死亡率较高，对人类的健康和生命构成严重威胁。研究发现，多种重楼皂苷具有抑制结肠癌生长的作用。

重楼皂苷Ⅰ能抑制人结肠癌细胞株 HCT-116 的增殖，并将细胞阻滞于 G2/M 期。研究揭示，该化合物可促进 G2/M 期相关蛋白 CDC2 和 CDC25C 的表达及活性，其作用机制与干扰细胞内微管的结构密切相关。此外，重楼皂苷Ⅰ对 HCT-116 细胞的生长具有抑制作用，并能诱导细胞凋亡，这一过程可能与其降低线粒体途径相关的细胞凋亡因子 Bcl-2 表达、增加 Bax 表达以及上调线粒体通路下游的 Caspase-3 蛋白表达相关。重楼皂苷Ⅰ可通过介导结肠癌细胞的凋亡过程发挥其抗肿瘤活性。此外，研究发现重楼皂苷Ⅰ不仅能抑制结肠癌的生长，还具有抑制其转移的潜力，这可能与其抑制转录因子叉头框 Q1 和波形蛋白的表达，提高 E-钙黏蛋白 mRNA 的相对表达量有关。

重楼皂苷Ⅵ可预防结肠细胞癌变，其作用机制可能为通过降低基质金属蛋白酶 2 和 9 的活性，从而实现对结肠癌细胞 LoVo 迁移的抑制。另有研究报道，重楼皂苷Ⅵ对 HCT-116、HT-29 的增殖、迁移及侵袭能力具有显著的抑制作用，其作用机制为通过上调 E-钙黏蛋白表达和下调神经钙黏素蛋白的表达，实现对结肠癌细胞迁移与侵袭的抑制。

研究表明，重楼皂苷Ⅶ能够抑制 HCT-116 细胞的增殖和迁移，其作用机制可能与其调控上皮间质转化有关。研究还发现，重楼皂苷Ⅶ能够促进人结肠癌 SW-480 细胞中 Caspase-3、Caspase-8、Caspase-9、Bax 及 p21 的表达，同时降低 Bcl-2、Cdk-4、Cdk-6 和 Cyclin D1 的表达。其作用机制是通过线粒体和死亡受体途径诱导 SW-480 细胞凋亡，

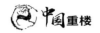

上调 p21 的表达则可将 SW-480 细胞阻滞于 G1 期，抑制 Cdk-4、Cdk-6 与 Cyclin D1 周期调控蛋白的表达。

研究发现，重楼活性单体 PP-22 作用于 SW620 细胞后，可将细胞阻滞于 S 期。在 PP-22 作用过程中，Caspase-3 和 Caspase-9 蛋白被激活并发生降解，抗凋亡蛋白 Bcl-2、Bcl-xL 水平下降，而促凋亡蛋白 Bax 的表达则有所提升。重楼活性单体 PP-26 通过上调 p15，使结肠癌 SW620 细胞停滞于 G1 期。通过抑制 P13K/Akt 及 ERK 信号通路，活化线粒体凋亡通路，从而诱导细胞凋亡。此外，研究还观察了重楼提取液对人类结肠癌 SW480 细胞增殖的影响。经重楼提取液处理后的 SW480 细胞出现变性、坏死的形态改变。处理 24 小时后，SW480 细胞在 S 期的分布比例降低，G0/G1 期和 G2/M 期细胞分布则有所增加。同时，SCF 的表达水平上升。其作用机制可能在于抑制肿瘤细胞的蛋白质与 DNA 合成和有丝分裂，从而抑制 SW480 细胞的增殖。

五、卵巢癌

卵巢癌是指生长在卵巢上的一种恶性肿瘤。卵巢癌是妇科常见的恶性肿瘤疾病，是严重威胁妇女健康的最大疾患。

研究表明，重楼皂苷 I 主要作用于 HO-8910PM 细胞的 G0/G1 期，抑制其增殖并诱导凋亡。重楼皂苷 I 对 SKOV3 细胞具有显著的生物学效应，可抑制体外癌细胞增殖、干扰细胞分裂、诱导癌细胞凋亡。此外，重楼皂苷 I 能显著抑制 SK-OV-3 及 OVCAR-3 细胞增殖，显著上调两个细胞株系中 DLEC1 基因 mRNA 转录及蛋白表达水平。重楼皂苷 I 通过表观遗传调控对 DLEC1 基因启动子发挥去甲基化作用，进而诱导 DLEC1 表达，发挥抗卵巢癌作用。重楼皂苷 Ⅶ 对人卵巢癌耐药细胞 SKOV3/DDP 增殖具有明显抑制作用，可引起早期凋亡 SKOV3/DDP 细胞比例显著增加。重楼皂苷 Ⅶ 联合顺铂能有效促进 SKOV3 细胞凋亡，其凋亡途径是通过内质网应激激活 caspase。SKOV3 细胞经重楼皂苷 Ⅱ 诱导后，细胞中 Cyt-C、Caspase-3、Caspase-9 和 Bax 表达水平升高，Bcl-2 表达水平及 ERK1/2 的磷酸化降低。重楼皂苷 Ⅱ 可通过线粒体途径、内质网应激途径等多种机制诱导细胞凋亡。

研究发现重楼皂苷 Ⅱ 可直接抑制血管内皮细胞生长因子的表达，抑制血管生成和肿瘤细胞迁移，从而发挥抗卵巢癌的作用。研究显示，重楼皂苷 Ⅱ 作用于肿瘤细胞后，通过抑制 IκB 激酶 β（IKKβ）的活性和表达，进而抑制核录因子 NF-κB 信号通路的转导，下调下游的 VEGF、Bcl-2 和 Bcl-xL 的表达，从而有效抑制血管生成和肿瘤细胞生长。

六、乳腺癌

乳腺癌是一种发生于乳腺上皮组织的恶性疾病，位居女性恶性肿瘤发病率之首。研究发现，重楼提取物能显著抑制乳腺癌细胞 MCF-7 的增殖，且在给药 48 小时后抑制效果尤为显著，其作用机制可能与诱导细胞死亡有关。进一步的研究表明，重楼皂苷 I 能增加人乳腺癌敏感及耐药细胞的膜通透性，同时降低耐药细胞的膜流动性。重楼皂苷 I 还能靶向阻断 EGFR 下游信号通路，抑制乳腺癌细胞增殖并诱导细胞凋亡。此外，重楼皂苷 I 对乳腺癌 MCF-7 的生长具有抑制作用，其机制可能与调节 Bcl-2、Bax 和 Caspase-3 表达有关。另外，重楼皂苷 II 能抑制乳腺癌细胞系 Bcap37、MCF-7、MDA-MB-231、MDA-MB-453 的增殖，其机制可能与引起 G2/M 期阻滞和促进细胞凋亡有关。

七、胰腺癌

胰腺癌是一种常见的消化系统恶性肿瘤，约 90% 为起源于腺管上皮的导管腺癌。研究揭示，重楼皂苷 I 具有抑制胰腺癌 PANC-1 细胞体外增殖及诱导细胞凋亡的作用，可能与其降低 PI3K、pAkt、Bcl-2 蛋白表达，提升 Bax 及 caspase-3 蛋白表达有关。重楼皂苷 VII 同样具有抑制 PANC-1 细胞增殖、迁移和侵袭的能力，并通过下调 PD-L1 表达，诱导 PANC-1 细胞凋亡。进一步研究发现，重楼皂苷 VII 在体外可抑制胰腺癌 Miapaca-2 细胞的增殖、迁移和侵袭，诱导细胞凋亡，且能抑制胰腺癌干细胞的增殖及干细胞标志物 CD133 的表达。此外，重楼皂苷 D 对胰腺癌 PANC-1 细胞的增殖具有抑制作用，其作用机制可能涉及细胞生长周期的阻滞及诱导细胞凋亡。

八、胃癌

胃癌是起源于胃黏膜上皮的恶性肿瘤，在我国各种恶性肿瘤中发病率较高。研究证实，重楼醇提取物对胃癌 SGC-7901 细胞生长具有明显的抑制作用，并可诱导其凋亡。重楼总皂苷具有抑制 SGC-7901 细胞增殖、迁移和侵袭的能力，同时还能抑制胃癌 MKN-45 细胞的迁移和侵袭，作用机制可能与调控 Wnt/β-catenin 信号通路有关。此外，重楼总皂苷能显著诱导人胃癌细胞 MKN-45 凋亡，机制可能与提高 caspase-3、caspase-8 活性，上调 Fas 和 FasL 的表达有关。重楼总皂苷对胃癌 MNK-45 和 MGC80-3 细胞增殖具有抑制作用，并能诱导细胞凋亡，影响细胞周期时相的分布。另有研究揭示，重楼总皂苷能显著抑制 MGC-80-3 细胞生长，使细胞阻滞于 S 期，提高细胞凋亡率，作用机制可能与下调

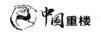

EphA2 和 survivin 的表达以及促进 Caspase-3 的表达有关。此外，重楼皂苷 II 也能明显抑制胃癌 MGC-803 细胞的增殖，并诱导细胞凋亡。

九、其他癌症

重楼具备广泛抗肿瘤功效，对肺癌、肝癌、胃癌、结肠癌等恶性肿瘤具有显著治疗作用，同时在抗乳腺癌、宫颈癌、胰腺癌、鼻咽癌等领域表现出卓越的应用潜力。

有研究揭示了重楼皂苷 VI 在食管癌细胞 KYSE150 与 EC109 中的作用机理。可能为经重楼皂苷 VI 作用 24 小时后，Bax、Bak、cleaved Caspase9、cleaved Caspase3 以及 cleaved PARP 的表达明显升高。同时，ERK1/2 的磷酸化水平降低，Bcl-2、GLUT-1、HK II 和 LDHA 蛋白的表达也显著下降。进一步研究发现，重楼皂苷 VI 通过激活线粒体凋亡途径诱导食管癌细胞凋亡，其作用机理与 JNK 通路的激活紧密相关。此外，重楼皂苷 VI 还能抑制 ERK/c-Myc 通路，从而降低糖酵解相关蛋白的表达，调控食管癌细胞的糖代谢重编程。研究证实，重楼皂苷能降低 COX-2、PGE2、Cyclin D1 的表达水平，诱导凋亡并使细胞阻滞于 G2/M 期，进而抑制人食管癌细胞 EC9706 和 KYSE150 的活力、迁移和侵袭。体内实验验证，重楼皂苷作用 24 周可显著减少 N- 亚硝基甲基苄胺（NMBA）诱导的食管癌大鼠食道上肿瘤细胞的数量和大小，显示出显著的抗食管癌效果。

研究表明，重楼皂苷 I 能有效促进鼻咽癌 CNE1 细胞凋亡。在重楼皂苷 I 作用下，CNE1 细胞中 E-cadherin 蛋白表达显著提升，而 N-cadherin、Wnt/β-catenin 及 TCF4 蛋白表达明显下降。此作用机制是通过调控 Wnt/β-catenin 信号通路，抑制细胞上皮间质转化，进而抑制其恶性生物学特征如侵袭和迁移，从而促进 CNE1 细胞凋亡。同时，研究揭示了重楼活性单体 pp-22 能抑制人 CNE-1 细胞生长，诱导 G2/M 期阻滞和细胞凋亡。此外，研究发现重楼皂苷 I 对人鼻咽癌细胞 CNE-2Z 具有放射增敏作用，可能与促进细胞凋亡及引发 G2/M 期阻滞相关。研究还发现，重楼总皂苷能抑制人鼻咽癌细胞 CNE-2Z 增殖，使细胞阻滞在 S 期，进而诱导细胞凋亡。对云南重楼大孔树脂 60% 乙醇洗脱部位，分离并鉴定出 2 个脂肪酸类化合物，其中化合物 2 显示出一定抑制鼻咽癌细胞活性。

研究发现，重楼总皂苷能显著降低人体内外涎腺腺样囊性癌 ACC-LM 细胞中棕色颗粒的强度，这表明重楼总皂苷可通过抑制 RSF-1 的表达来抑制 ACC-LM 细胞的增殖。此外，重楼总皂苷能通过抑制巨噬细胞移动因子（MIF）及其特异性膜受体 CD74 mRNA 和蛋白的表达，阻止 CD74-CD44 复合体的形成，从而防止其下游 ERK、PI3K/AKT 通路被激活。同时，重楼总皂苷能诱导细胞分裂相关蛋白的表达，并抑制 PI3K、p-AKT 和

Bcl-2 蛋白的表达。

研究显示，经重楼总皂苷处理后的 143B 和 MG-63 细胞，miR-520d-3p 表达上调，迁移诱导基因（MIG-7）下调，PI3K/MMPs/Ln-5γ2 通路受阻，骨肉瘤细胞 VM 形成能力降低。同时，基于肌动蛋白的突起与 VM 的形成密切相关，抑制 MIG-7 表达导致肌动蛋白结构受损，片状伪足和丝状伪足生成减少。人骨肉瘤 MG63 细胞经重楼皂苷Ⅰ培养后，细胞中 Bax、Cleaved PARP 蛋白表达升高，而 Bcl-2 蛋白表达降低。这一现象可能源于重楼皂苷Ⅰ通过诱导 DNA 损伤，抑制骨肉瘤 MG63 细胞的增殖与迁移，促进细胞凋亡，从而发挥抑制骨肉瘤的作用。研究发现重楼皂苷可降低 VEGF 和 NF-κBp65 的表达，阻止肿瘤新生血管生成，进而抑制细胞增殖、转移。重楼皂苷还能显著增强 p53 基因表达，抑制原癌基因（MDM2）活性，促使肿瘤细胞凋亡。此外，p53 表达增强有助于 NF-κB 转化为抑癌因子，促进 NF-κB 亚型 p52 的活化，提高细胞对重楼皂苷的敏感度。重楼提取物可以将骨肉瘤 143B 细胞阻滞在 G2/M 期，上调细胞周期相关蛋白 p-CDK1、p-Cdc25C、p-Chk2 表达，下调 cyclinB1 表达，促进细胞凋亡，上调 Bax/Bcl-2，cleaved Caspase-3、cleaved Caspase-8、cleaved Caspase-9 和 PARP 表达。

研究人员发现，重楼皂苷Ⅰ能够抑制低氧喉癌 Hep-2 细胞的增殖。其机制为下调 Hep-2 细胞中 HIF-1α、VEGF mRNA 和蛋白的表达，同时抑制 STAT3、p-STAT3 的表达。此外，研究显示，滇重楼皂苷可以通过抑制细胞增殖、调节细胞周期的方式诱导舌鳞癌细胞凋亡。另有研究指出，重楼皂苷Ⅰ可通过诱导细胞凋亡来实现其对 HeLa 细胞增殖的抑制作用。

第二节　镇痛镇静

疼痛是临床上许多疾病较常见的症状。刘江、王强等研究者对多种重楼提取物的镇痛效果进行了探讨，发现滇重楼的镇痛效果尤为显著。多项研究发现，重楼皂苷Ⅰ、Ⅵ及醇提物能够抑制醋酸诱发的小鼠扭体反应，作用机制包括延长痛阈潜伏期和提高痛阈值，且其镇痛效果优于总皂苷。重楼皂苷Ⅶ、H 亦可提升小鼠的痛阈值，其中重楼皂苷Ⅶ作用更为强烈且起效较快。此外，研究显示，滇重楼地上部分、果实及根茎中的总皂苷对醋酸诱发的小鼠扭体反应的镇痛效果无显著差异。另有研究指出，重楼皂苷在吗啡急性耐受形成后，可能具有增强吗啡镇痛效果的作用，机制可能涉及影响脑内促肾上腺皮质激素和β-内啡肽等因素。重楼皂苷能提高脑组织中超氧化物歧化酶、β内啡肽和 5- 羟色胺水平，降低丙二醛和前列腺素 E2 水平，从而通过外周神经系统和中枢神经系统两条途径发挥缓解癌痛的作用。其作用机制包括抑制 NF-κB 信号通路和阿片受体通路，阻断 IL-1β 炎性细胞因子的表达，从而减轻肿瘤诱导的氧化和炎症损伤，增加小鼠的痛觉耐受。此外，重楼皂苷还能缓解癌症化疗引发的神经痛，机制与抑制氧化应激及调节肠道菌群产生短链脂肪酸等有关。

在镇静作用方面，王强等研究发现滇重楼、七叶一枝花的甲醇提取物，重楼皂苷 A 以及纤细薯蓣皂苷对小鼠均有镇静止痛效果。滇重楼皂苷能够抑制下丘脑内促肾上腺皮质激素水平，从而发挥镇静镇痛作用，且作用强度不低于安定。滇重楼还能与巴比妥钠共同作用，加速小鼠入睡，并延长其睡眠时间。

第三节　止血

血液凝固是多种凝血因子参与酶促反应作用的结果。王强等、罗刚等研究发现，滇重楼所含的重楼皂苷 C 具有显著的止血作用，其机制可能为诱导血管收缩，降低毛细血管通透性，缩短血浆凝血和复钙时间。卜伟等发现滇重楼不同部位的总皂苷提取物，能明显缩短小鼠尾尖的出血时间，且根茎止血效果强于茎叶和果实。对比 7 种重楼药材提取物的止血药效果，滇重楼组小鼠出血时间和凝血时间均最短。另有研究发现，重楼皂苷 H 和甾体总皂苷可诱导血小板聚集，可能通过诱导血小板激活腺嘌呤二核苷酸磷酸的释放和血栓烷素 A2 的生成实现。七叶一枝花总皂苷可通过收缩血管减慢血流速度产生止血作用，对雌激素低下引起的子宫出血具有止血效果。此外，重楼皂苷 II 对离体子宫有收缩作用，能在一定程度上减少产褥出血。七叶一枝花提取物对小鼠具有较好的止血效果，在醇提高剂量组作用 2h 时止血效果最佳，可能通过增加血小板基数、激活血小板发生形变、提高纤维蛋白原数值来促进止血作用。

第四节　器官保护

一、对肝的保护作用

重楼对不同类型的肝损伤具有保护作用，其机制涉及抗纤维化、抗氧化、抗凋亡、抗炎和调节能量代谢等多个方面。在二乙基亚硝胺诱导的肝损伤大鼠模型中，重楼皂苷可减少肝脏脂质氧化，调节三羧酸循环，改善肝组织中的氨基酸代谢紊乱，减轻肝纤维化程度。在四氯化碳（CCl_4）诱导的肝纤维化大鼠模型中，重楼皂苷可降低大鼠血清中 ALT、AST、肝纤四项指标（Ⅳ、PC Ⅲ、LN、HA）和肝组织 HYP 含量。ALT、AST 含量与肝纤四项指标含量具有相关性（$P < 0.05$，$P < 0.01$），表明重楼皂苷具有一定的保肝降酶作用，能减轻肝纤维化程度。重楼醇提物和水提物可显著降低 CCl_4 诱导急性肝损伤小鼠血清中 ALT、AST 活性和肝脏 MDA 的含量，增强 SOD 和 GSH 活力，改善肝组织的病理学损伤。在相同的小鼠模型中，重楼总皂苷具有减少肝细胞坏死和缓解肝实质炎症反应的作用。

此外，重楼醇提物可降低刀豆蛋白 A 介导急性免疫性肝损伤小鼠血清中 ALT、AST 和 MDA 含量，缓解肝组织病理损伤，同时升高 SOD、GSH-Px 活性，表明重楼醇提物对急性免疫性肝损伤小鼠具有保护作用。滇重楼中的薯蓣皂苷和偏诺皂苷可降低炎症细胞浸润，改善肝小叶结构异常和肝细胞局灶性坏死，对微囊藻毒素所致炎症小鼠的肝脏具有保护作用。在高脂高糖饮食所致的脂肪性肝炎大鼠模型中，滇重楼总皂苷可下调 MDA、NO 以及炎症因子的水平，提高 T-AOC 及 GSH-Px 含量，改善大鼠肝功能，减少肝细胞脂质沉积。其作用机制可能与调控 TLR4/MyD88 途径的相关基因表达以及 IKKα 和 P65 的核内积累，抑制 NF-κB 信号通路有关。滇重楼中的多糖能够降低高脂饮食小鼠肝脏中 MDA 的含量，提升 T-SOD 和 GSH-Px 的活力，降低肝脏指数，抑制肝脏内脂质过氧化，发挥肝脏保护作用。

二、对肾的保护作用

重楼能明显改善造模引起的蛋白尿和高胆固醇血症（$P < 0.05$），降低肾小球 IgG 和 C3 荧光强度以及纤维连接蛋白的 mRNA 表达，从而减轻肾脏的病理损害。进一步研究发现，肾小球病理损害过程与 NF-κB 的活化有关，而重楼可明显抑制肾小球 NF-κB 活化及 Col Ⅳ 分泌，这表明重楼对 MN 大鼠肾脏的保护作用可能与抑制 NF-κB 活化有关。研究发现，滇重楼中的薯蓣皂苷和偏诺皂苷，可调节应激状态下神经内分泌系统释放 GC 和儿茶酚胺，对微囊藻毒素致肾单位结构异常的小鼠肾脏具有保护作用，且薯蓣皂苷的保护作用优于偏诺皂苷。体外研究证实，重楼皂苷 Ⅱ 可抑制肾脏系膜细胞增殖、炎症反应以及细胞外基质产生，延缓慢性肾脏病进展，其机制可能与上调 Bcl-2 相关 X 蛋白 /Bcl-2 水平有关。

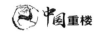

三、对胃肠道的保护作用

重楼具有治疗食管炎、胃炎、消化性溃疡及上消化道出血等病症的功效。研究证实，重楼醇提液对胃排空和小肠推进具有调节作用，并能显著抑制正常小鼠胃排空。在阿托品所致小鼠胃排空抑制模型中，重楼醇提液具有协同作用，使胃内残留率上升。结果显示，重楼醇提液具有双向调节小鼠胃排空和小肠推进的能力，这一作用可能与其成分影响胃肠激素的分泌有关。此外，重楼水提液可抑制大鼠离体胃平滑肌收缩及离体小肠平滑肌兴奋，对阿托品和乙酰胆碱引发的离体胃肠运动具有双向调节作用。研究发现，滇重楼预处理可能通过抑制 HMGB1 表达参与抗炎反应，改善小肠黏膜屏障通透性，从而发挥肠道保护功能。

四、对心脏的保护作用

重楼中的薯蓣皂苷可通过阻塞 L 型钙离子通道减轻心肌细胞的钙超载，从而起到保护心肌的作用。此外，薯蓣皂苷还能增加左心室收缩压和最大上升速率，显示出正性肌力效应。重楼提取物能够促进细胞内钙离子的外流，并降低 Na^+、K^+ 和 Ca^{2+} 通道的三磷酸腺苷酶活性。其中，重楼皂苷Ⅵ具有抑制小鼠内皮素（ET）分泌的作用，从而降低血压，保护心血管系统。此外，重楼皂苷Ⅵ对小鼠常压缺氧耐受性、颈总动脉结扎所致的小鼠大脑缺血、缺血再灌注所致的大鼠心肌损伤以及大鼠离体心脏心肌缺血所致的心肌梗死具有显著的改善作用。研究发现，滇重楼多糖对牛蛙心脏的收缩具有抑制作用，而对骨骼肌的收缩和舒张均具有促进作用。这可能源于滇重楼多糖阻断了快速钠离子通道，抑制了心肌膜 L 型钙通道，进而抑制了外源性钙离子内流，增强了运动单元的兴奋性，以及增强了钙泵的活动。

重楼皂苷Ⅰ可以抑制冠状动脉内皮细胞的增殖，并诱导这些细胞凋亡。重楼皂苷Ⅰ能够减轻柯萨奇病毒 B3（CVB3）诱导的病毒性心肌炎小鼠的心肌组织损伤，并降低血清中的心肌肌钙蛋白、肌酸激酶同工酶 MB 和肌红蛋白含量，同时降低心肌组织中 CVB3 的 mRNA 表达水平。此外，重楼皂苷Ⅰ可通过 NF-κB 信号通路减轻大鼠心肌缺血／再灌注损伤。

五、对肺的保护作用

近年来，慢性阻塞性肺疾病和支气管哮喘这两种慢性气道炎症性疾病的发病率和死亡率逐年增加，引起了人们的广泛关注。重楼具有止咳平喘的效果，能够有效缓解哮喘引起的气道炎性反应。

重楼可以降低大鼠血清 IgE 水平，抑制哮喘引起的嗜酸粒细胞增加，减少炎性介质的释放，从而有效缓解气道高反应性和炎症反应。研究显示，重楼总皂苷（RPTS）能够通过降低 IL-4 水平来抑制辅助性 T 细胞分化，减少 IgE 生成，同时提高 Th1 细胞产生的细胞因子水平，进而减轻哮喘的炎性细胞浸润和气道炎症反应。此外，RPTS 可通过降低炎性介质的水平来减轻大鼠肺泡壁结构破坏和炎细胞浸润，以缓解急性肺损伤。重楼皂苷Ⅶ具有抑制 ET-1 诱导的大鼠肺动脉平滑肌细胞增殖和迁移的作用，同时，重楼皂苷Ⅶ通过诱导细胞凋亡来抑制 ET-1 诱导的 G0/G1 期向 S 期的转化以及 S 期向 G2/M 期的转化。进一步的研究表明，重楼有助于缓解大鼠哮喘症状，减轻组织水肿、上皮气道损伤等炎性反应，同时降低外周血中 IgE 水平和 EOS 比例。这一作用机制可能与降低模型动物血清中的 IgE 和 EOS 有关。另一项研究发现，重楼皂苷Ⅰ对脂多糖诱导的小鼠急性肺损伤具有保护作用。

第五节　抑菌、抗病毒作用

重楼抗菌作用已有大量报道，研究显示重楼甲醇提取物可抑制宋内氏痢疾杆菌、沙雷菌、大肠杆菌、金黄色葡萄球菌；重楼乙醇提取物对痤疮短棒菌苗、表皮葡萄球菌、金黄色葡萄球菌、柑橘链格孢菌、柑橘褐腐疫霉菌、炭疽菌等均具有良好的抑制作用；正丁醇提取物可抑制白念珠菌，还可抑制白念珠菌生物膜形成，降低生物膜厚度，下调 HWP1、MP65、SUN41 基因表达量；醋酸乙酯提取物对肺炎克雷伯氏菌、枯草芽孢杆菌、大肠杆菌等菌种也具有一定的抑菌活性。亦有研究发现，滇重楼水提液对口腔中常见病原菌的生长具有抑制作用，且对牙菌斑生物膜中的变异链球菌、血链球菌、嗜酸乳杆菌具有抑制作用。

有关重楼的抗病毒作用，目前已报道的主要为其皂苷和多糖类成分等。蒲秀瑛等研究发现重楼皂苷Ⅱ、Ⅵ和Ⅶ在体外具有较好的抗 A 型流感病毒（Influenza A Virus，IAV）活性，重楼皂苷Ⅰ在体内外均具有较好的抗 IAV 活性，可明显降低 IAV 感染小鼠的死亡率。石小枫等发现滇重楼醇提物在试管内有杀灭钩端螺旋体病毒作用，鸡胚接种法表明滇重楼水或醇提取物对甲型及亚洲甲型流感病毒均有抑制作用。此外，用重楼提取液滴鼻小鼠，5h 后接种病毒，小鼠死亡率降低。滇重楼水煎剂治疗乙肝病毒可降低谷丙转氨酶、总胆

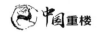

红素等指标。

第六节　抗炎作用

炎症和许多疾病如癌症、糖尿病等的发生密切相关。研究表明，滇重楼中的甾体皂苷、蜕皮甾酮及提取物均具有抗炎作用。如张媛等、肖杨等发现重楼皂苷Ⅰ、Ⅵ、Ⅶ、H和总皂苷具有较好的抗炎作用。研究发现滇重楼所含的蜕皮甾酮具有抗炎作用，其机制为抑制NF-κB和MAPK通路活化，改善HaCaT中因肿瘤坏死因子-α（tumour necrosis factor-α，TNF-α）刺激后产生的炎症。通过进一步的研究，Huang等发现重楼皂苷Ⅰ可通过改变凋亡标志物Caspase-3、Bcl-2、Bax，炎性细胞因子TNF-α、IL-6、IL-10，氧化应激标记物的表达，抑制核蛋白NF-κB p65的磷酸化活性，从而减轻心肌缺血和再灌注损伤形成的炎症。Zhang等采用酶联免疫吸附剂测定法，研究重楼皂苷Ⅶ对脂多糖诱导RAW264.7细胞释放炎症因子的影响，揭示了重楼皂苷Ⅶ通过NF-κB和MAPKs途径，降低一氧化氮和PGE_2的产生，抑制炎性细胞因子（TNF-α、IL-1β和IL-6）和iNOS、环氧合酶-2、MMP-9蛋白及mRNA表达。同时研究发现，重楼皂苷Ⅶ具有抑制二甲苯诱导的小鼠耳水肿和棉球诱导的肉芽肿形成作用，并可抑制脂多糖和$CuSO_4$诱导的斑马鱼胚胎肿胀。陆俊锟、董玮等研究表明滇重楼巴布剂下调炎症因子IL-1β与Toll样受体4的表达，从而减轻大鼠急性痛风性关节炎症反应。此外，熊伟等利用大鼠肠黏膜功能障碍模型，探讨滇重楼与全身炎症反应的相关性，将模型组大鼠与对照组比较，发现其全血中肌酸激酶、凝血酶和血尿素氮含量升高，动脉血二氧化碳含量下降，大鼠存活率及小肠推进率显著下降，其机制为通过下调晚期炎症因子HMGB1表达，抑制全身炎症反应，从而改善肠黏膜屏障通透性，发挥抗炎保护作用。

第七节　免疫调节作用

重楼的免疫调节作用主要表现为免疫增强。李春江等研究发现，重楼皂苷能提高荷瘤裸鼠的胸腺指数，其机制是通过偏移T细胞平衡，降低血清TNF-α表达水平。此外，研究还发现，重楼皂苷Ⅱ能抑制狼疮性肾炎局部免疫反应，调节T细胞TGF-β、IL-10蛋白的表达量，诱导并调节细胞自噬、凋亡。同时，还能上调Bax/Bcl-2水平，减少细胞外基质堆积，从而诱导肾小球系膜细胞凋亡或抑制其异常增殖。

刘功成研究结果显示，重楼多糖可以调节小鼠脾脏指数，增强脾脏的免疫功能，其机制为提高 GATA-3、T-bet、IL-2、IL-10 等免疫相关基因的 mRNA 表达水平。此外，滇重楼中的 C_{21} 甾体皂苷具有免疫调节等作用，能够阻止 T、B 淋巴细胞以及脾细胞的增殖，诱导已活化的淋巴细胞凋亡。重楼的复方制剂可以调节机体免疫功能，提高小鼠体内细胞毒性 T 淋巴细胞的活性。刘功成通过使用 D- 半乳糖诱导衰老小鼠模型，并连续给予滇重楼叶多糖灌胃，发现滇重楼叶多糖可以通过上调免疫相关基因 T-bet、IL-4、GATA、IFN-γ 等 mRNA 的表达水平来提高体液免疫和细胞免疫作用，从而增强机体的免疫功能。脾脏指数显示，滇重楼叶多糖能够升高该免疫指标，提示淋巴细胞增加程度较高，具有明显的免疫增强作用。

第八节　促进骨细胞增殖作用

骨细胞的增殖在骨生长与修复过程中发挥着关键作用。重楼皂苷在促进骨细胞增殖方面的成效日益受到关注。研究显示，重楼皂苷Ⅰ能够有效促进成骨样细胞 MC3T3-E1 的增殖，其作用机制可能与调控 β- 连环蛋白与 BMP-2 的表达有关。同时，重楼皂苷有助于改善骨质疏松大鼠股骨干骺端骨小梁的微结构特征，促进大鼠原代成骨细胞的增殖，其机制可能与降低 RANKL 的表达，提高 OPG 的表达有关。

重楼皂苷Ⅰ可促进矿化结节的形成，增强成骨细胞的活性，提高碱性磷酸酶、Ⅰ型胶原蛋白和 RUNX2 的 mRNA 水平，降低乳酸脱氢酶和诱导细胞凋亡，从而缓解磷酸三钙磨损颗粒诱导的成骨细胞损伤，机制可能与降低 Bax、cleaved Caspase-3、Atg5 和 LC-3 蛋白表达及 LC-3Ⅱ/LC-3Ⅰ值，增加 Bcl-2 和 p62 蛋白表达有关。重楼皂苷Ⅶ在体外能够抑制 BMM 细胞向破骨细胞的分化，其机制可能与减少 ROS 的产生，抑制 TRAF6-c Src-PI3K、MAPK 和 NF-κB 信号通路，以及上调 miR-100-5p 相关。重楼皂苷能够通过抑制 Smurf1 表达、增强 Cthrc1 表达参与调控 BMP-2 相关信号通路，促进新生大鼠颅骨成骨细胞增殖分化的过程。

第九节　抗氧化作用

抗氧化可保护细胞内的蛋白质、脂类、DNA 和其他分子免受自由基和氧化应激的损害。众多研究发现重楼所含的总皂苷和多糖，对超氧阴离子、羟基、DPPH 等自由基具有较强的清除能力。申世安研究发现重楼多糖（PPLP、PPRP）具有较强的抗氧化活性，其机制为调控抗氧化酶相关基因的表达，降低血清、心脏和肝脏等组织丙二醛的含量，增强

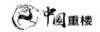

总超氧化物歧化酶、过氧化氢酶和 GSH-Px 等的活力。重楼多糖亦可提高衰老模型小鼠的 CuZn-SOD、T-SOD、GSH-Px 和过氧化氢酶活性，降低丙二醛、羟基自由基、超氧阴离子含量，对超氧阴离子及羟基自由基的清除能力与维生素 C 处理无显著差异。此外，研究表明滇重楼总黄酮亦对 DPPH、羟基自由基和超氧阴离子具有较好的清除能力，活性与维生素 C 相当。重楼皂苷Ⅶ联合二氧化硅纳米复合体可增加血清超氧化物歧化酶和总抗氧化能力的含量，从而增强抗氧化能力。

第十节 其他作用

除上述药理作用外，滇重楼化学成分还具有其他药效。如影响血管生成方面，毕葳等研究发现，重楼皂苷Ⅰ、Ⅱ的乙醇提取物可降低鸡胚绒毛尿囊膜的小血管数目，具有抑制血管生成的活性；重楼醇提物可抑制人脐静脉血管生成，其机制为抑制内皮细胞增生、迁移和管腔形成，诱导内皮细胞凋亡。重楼皂苷可以作为癌蛋白的抑制剂，有助于缓解阿尔茨海默病的症状，可改善阿尔茨海默病样病理和认知障碍，其机制与调节 CIP2A-PP2A 信号通路有关；还可抗肺动脉高压，机制为抑制内皮素诱导的细胞 G0/G1 期向 S 期、S 期向 G_2/M 期的转化，致使大鼠肺动脉平滑肌细胞增殖和迁移。此外，重楼中所含的偏诺皂苷和薯蓣皂苷具有抑制精子活力和精子成活率的效果，是一种高活性抗生育物质。研究还表明，重楼皂苷可杀灭血吸虫尾蚴，并阻止尾蚴侵入小鼠皮肤；对钉螺及钉螺卵也具有一定的抑制作用。重楼甲醇提取物能杀灭罗氏沼虾上的聚缩虫和靴纤虫。

第七章　重楼的临床应用及不良反应

重楼为云南重楼（滇重楼）*Paris polyphylla* Smith var. *yunnanensis*（Franch.）Hand.–Mazz. 或七叶一枝花 *Paris polyphylla* Smith var. *chinensis*（Franch.）Hara 的干燥根茎。味苦，性微寒，有小毒，归肝经。具有清热解毒、消肿止痛、凉肝定惊之功效，用于疗疮痈肿、咽喉肿痛、毒蛇咬伤、跌打伤痛、惊风抽搐等疾病的治疗。服用方式为水煎服，3～9g；外用适量，研末外敷。现代药理学研究表明，重楼具有优良的镇静、镇痛、止血、抗肿瘤等药理活性。以重楼为原料生产的中成药种类繁多，超过80种，其中较为著名的包括重楼解毒酊、云南白药、季德胜蛇药片、宫血宁胶囊、楼莲胶囊、热毒清片、骨风宁胶囊、云南红药胶囊等。

第一节　临床应用

一、肿瘤

1. 肝癌

选取 28 例中晚期肝癌患者。随机分为治疗组和对照组，各 14 例。

对照组采取肝动脉化疗栓塞法（TACE）进行治疗，具体措施如下：在局麻下采用改良 Seldinger 法行股动脉穿刺，将 5F 导管置于肝固有动脉或其分支后造影，观察肿瘤染色情况，超选肿瘤供应血管后，先注入阿霉素和喜树碱，然后再注入超液化碘油乳剂栓塞肿瘤血管。治疗组例行 TACE 治疗 1～2 次，间歇 40～45 天给予季德胜蛇药 10 粒口服，2 次 / 日，治疗 2 个月。

临床观察结果显示：在临床疗效方面，治疗组的有效率达到了 78.6%，而对照组为 57.1%。同时，在生活质量调查中，治疗组的表现亦优于对照组。上述两项指标的差异均

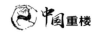

具统计学意义。

2. 消化道恶性肿瘤

选取 71 例中晚期消化道恶性肿瘤患者，随机分为治疗组 37 例和对照组 34 例。

治疗组采用楼莲胶囊配合化疗药物口服应用，楼莲胶囊的用量为每次 6 ～ 8 粒，3 次 / 日，口服，连续服用 2 个月。对照组仅采用化疗方案，原发性肝癌患者采用 5- 氟尿嘧啶、多柔比星和顺铂联合化疗；胃癌患者使用阿霉素、顺铂和依托泊苷方案；大肠癌患者采用 5- 氟尿嘧啶和左旋咪唑的联合化疗；胰腺癌和胆管癌患者使用 5- 氟尿嘧啶和顺铂的联合化疗。每 21 天为一个化疗周期，连续 2 ～ 3 个周期构成一个疗程。

临床观察结果显示：治疗组 37 例中，显效 8 例，有效 17 例，无效 12 例；对照组 34 例中，显效 4 例，有效 10 例，无效 20 例，两组总有效率分别为 67.% 和 41.%，两组相比较，差异具有统计学意义（$P < 0.05$）。

3. 卵巢囊肿

选取 60 例卵巢囊肿患者，随机分成治疗组和对照组，各 30 例。

治疗组主要采用加味逍遥丸与云南白药胶囊联合治疗，中气虚弱者，加入补中益气丸；中气虚寒者，加入附子理中丸；肾气虚弱者，加入桂附地黄丸。2 次 / 日，口服。对照组给予桂枝茯苓丸，每次 6g，2 次 / 日，口服。治疗周期为 3 个月经周期，症状消除或减轻后，再进行 1 个月的基础治疗。

临床观察结果显示：治疗组总有效率为 90.0%，对照组总有效率为 66.7%，两组比较，差异具有统计学意义（$P < 0.05$）。

典型病例：

患者甲，女，33 岁，初诊日期为 2008 年 12 月。

患者 3 年前行双侧卵巢囊肿剔除手术，术后服用孕三烯酮 1 年，近半年来自觉腰酸痛，小腹坠胀，喜温喜按，无经行腹痛，月经色暗红，伴乏力、头晕、面色萎黄、便溏，舌质暗，苔薄黄腻，脉沉细，末次月经 2008 年 11 月，患者于 2008 年 10 月及 2008 年 12 月进行 B 超检查，2 次 B 超结果均提示 "卵巢囊肿"，大小约 5.7cm×4.3cm×3.5cm。因惧怕手术后复发，患者要求保守治疗。

治疗用药：附子理中丸、加味逍遥丸、云南白药胶囊三药合用。

服药 1 周后，患者腰酸、腹坠减轻，头晕、乏力明显好转，大便转干，舌淡胖，边有齿痕，苔薄白，脉沉细。按前方继续治疗 1 个月后，患者腰痛、腹坠、喜温喜按等诸症消失，减附子理中丸用量，继服药满 1 个疗程后，体力大增，复查 B 超显示卵巢囊肿消失。

半年后喜现怀孕，后生 1 女。随访至今，患者子宫及附件正常。

二、毒蛇咬伤

毒蛇咬伤是指人体被毒蛇咬伤后，其毒液经过伤口进入人体，引起的急性全身性中毒疾病，其发病速度快，临床表现多样化，并发症多，除局部症状外，还可引起多器官功能损害，严重者可危及生命。

1. 蝮蛇咬伤

（1）七叶一枝花酊

选取 66 例蝮蛇咬伤风火毒症患者，随机分为治疗组 32 例和对照组 34 例。两组患者治疗前性别、年龄、就诊时间、病情分级以及患肢分布对比差异无统计学意义（$P > 0.05$）。

对照组给予抗蝮蛇毒血清联合地塞米松的常规方案。治疗组在对照组基础上增加使用外用七叶一枝花酊，4 次 / 日，连用 6 天。

临床观察结果显示：对照组的总显效率为 41.2%，而治疗组的总显效率高达 81.3%，在采用抗蝮蛇毒血清治疗的基础上，配合外用七叶一枝花酊，患者的局部症状得以显著改善，全身症状亦得到缓解。经过治疗，两组患者的症状积分、肿胀程度、活化部分凝血活酶时间以及谷草转氨酶水平均明显下降，差异具有统计学意义（$P < 0.05$）。在肌酐和肌酸激酶方面，治疗后的组间差异无统计学意义（$P > 0.05$）。

（2）七叶一枝花酊外涂联合红光照射治疗

选取 80 例蝮蛇咬伤患者，随机分成治疗组和对照组，各 40 例。两组性别、年龄、咬伤时间、肿胀程度等方面比较，差异无统计学意义（$P > 0.05$）。

对照组采取的治疗措施包括抗蝮蛇毒血清、破伤风抗毒素、激素、抗生素、清热解毒汤剂口服及对症治疗，同时外用七叶一枝花酊，间隔 2h 喷涂 1 次。治疗组在对照组治疗方案的基础上增加患肢红光照射，2 次 / 日，每次间隔 > 6h。5 天为一个疗程。

临床观察结果显示：在治疗前，两组的肿胀值差异无统计学意义（$P > 0.05$）。然而，经过治疗后，第 3 天和第 5 天的肿胀值均较治疗前有所减小。具体来说，治疗组的肿胀值在第 3 天和第 5 天明显降低（$P < 0.05$），而对照组则在治疗后的第 5 天表现出显著的减少（$P < 0.05$）。治疗后的第 5 天，治疗组的肿胀值显著低于对照组（$P < 0.01$）。在疼痛评分方面，两组在治疗前的差异无统计学意义（$P > 0.05$）。然而，经过治疗后，第 3 天和第 5 天的疼痛评分均显著降低（$P < 0.05$）。且在治疗后的第 3 天和第 5 天，治疗组

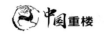

的疼痛评分显著低于对照组（$P < 0.01$）。此外，治疗组的伤口愈合时间为（2.93 ± 1.12）天，对照组的伤口愈合时间为（3.60 ± 1.39）天，治疗组的伤口愈合时间明显短于对照组的伤口愈合时间，差异具有统计学意义（$P < 0.05$）。

（3）七叶一枝花酊喷淋联合红光治疗

选取 60 例蝮蛇咬伤患者，随机分为治疗组和对照组，各 30 例。

对照组患者接受中、西医常规治疗，持续 6 天。治疗组在此基础上使用七叶一枝花酊喷洒患肢疼痛肿胀区域，范围超出肿胀边缘 3cm，4 次/日，连续 6 天。并实施红光照射患肢，每次 20 分钟，2 次/日。

临床观察结果显示：经治疗，两组患者在疼痛和肿胀程度方面均较治疗前显著改善（$P < 0.01$），且治疗组的改善程度明显高于对照组（$P < 0.01$）。在治疗后，两组白细胞计数、中性粒细胞计数以及 C 反应蛋白指标均较治疗前大幅度降低（$P < 0.01$），而治疗组的降低幅度优于对照组（$P < 0.01$）。

（4）季德胜蛇药与抗蛇毒血清联用

选取 100 例蝮蛇咬伤患者，随机分为治疗组和对照组，各 50 例。两组患者一般资料比较差异无统计学意义（$P > 0.05$）。

对照组处理后给予抗蛇毒血清治疗。治疗组在此基础上接受维生素 C、破伤风抗毒素以及抗生素等药物治疗。同时，治疗组口服 10 ~ 20 片季德胜蛇片，3 ~ 4 次/日，并利用 75% 的乙醇溶解 10 ~ 20 片季德胜蛇片，1 次/日，将其外敷在伤口周围肿胀的区域。

临床观察结果显示：在两组患者的脏器功能比较中，对照组的白细胞、红细胞、血小板、谷草转氨酶、谷丙转氨酶、肌酐、尿蛋白、血钾、凝血酶原时间、全血肌红蛋白和肌酸激酶的数值均低于治疗组，而血钠浓度则高于对照组，这些差异均具有统计学意义（$P < 0.05$）。

（5）季德胜蛇药与莫匹罗星软膏联用

选取 80 例蝮蛇咬伤患者。

治疗方法：全体患者接受综合治疗，包括抗蛇毒血清、地塞米松、破伤风抗毒素和抗菌药物的应用，口服季德胜蛇药片，以及伤口扩创排毒、大黄灌肠等。在此基础上，进一步采用莫匹罗星软膏外敷于咬伤肢体破溃处及肿胀肢体瘀血、瘀斑处，2 ~ 3 次/日。破溃处及瘀血、瘀斑处则以季德胜蛇药片捣碎加白醋调成稀糊状外敷，1 次/日，连续外敷 7 天。

临床观察结果显示：经 1 周治疗，痊愈、显效、好转、无效患者分别为 52 例、18

例、8 例、2 例，总有效率达 97.5%。

2. 烙铁头蛇咬伤

选取 69 例确诊为烙铁头蛇咬伤患者，随机分为治疗组 34 例和对照组 35 例。两组患者的性别、年龄、疾病严重程度等一般资料比较差异无统计学意义（$P > 0.05$）。

对照组采用常规治疗措施搭配季德胜蛇药片。初始剂量为 20 片，后续每隔 6h 服用 10 片。针对病情严重者，可根据实际情况增加 10～20 片，并适当缩短用药间隔。治疗组在对照组的基础上，添加 60～80mL 血必净注射液，1 次／日，静脉注射，连续使用 10～14 天。

临床观察结果显示：经治疗，治疗组患者的痊愈时间和肢体消肿时间明显短于对照组，差异具有统计学意义（$P < 0.05$）。治疗后，两组患者的凝血功能指标及血小板计数均较治疗前显著改善（$P < 0.05$）。同时，治疗后的各项指标比较中，治疗组表现显著优于对照组，差异具有统计学意义（$P < 0.05$）。

3. 毒虫毒蛇咬伤

选取 48 例毒虫毒蛇咬伤患者，根据给药方式不同分为内服组与外用组，各 24 例。两组毒虫毒蛇咬伤病例在年龄、咬伤至就诊时间、性别等资料上差异无统计学意义（$P > 0.05$）。

两组患者均接受了早期局部封闭、抗感染、糖皮质激素及其他对症治疗。外用组根据损伤皮肤面积，每次取出 10～20 片蛇药片并进行碾碎处理。将甘油、水和蛇药片以 2∶1∶4 的比例进行稀释，待病灶部位用生理盐水擦拭干净并干燥后，将糊状蛇药均匀涂抹在患处周围，注意避开切口，以免引发感染，2～4 次／日，直至结痂形成。内服组则口服蛇药片，每次剂量为 10～20 片，3 次／日。连续治疗 5 日。

临床观察结果显示：外用药物的有效率略高于内服药物（$P < 0.05$），且外用药物在缓解局部疼痛和缩短住院时间方面的表现显著优于内服药物（$P < 0.05$）。

4. 毒蛇咬伤后急性肾损伤

选取 69 例毒蛇咬伤后急性肾损伤患者，随机分为治疗组 36 例和对照组 33 例。两组性别、年龄等一般资料比较差异无统计学意义（$P > 0.05$）。

对照组根据咬伤毒蛇的种类，立即给予相应抗蛇毒血清，同时针对症状进行对应处理，如肝损伤患者给予保肝药物，消化道症状显著者提供抑酸制剂等。对于无法口服药物的患者，可实施鼻饲法。治疗组在对照组基础上接受血液净化治疗，首次治疗时间为 24h，治疗疗程根据患者康复进度约为 1 周。同时，患者需口服季德胜蛇药片，首次服

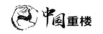

用 20 片，后续每隔 6h 增加 10 片。对于危急重症患者，可根据实际情况调整剂量，增加 10～20 片，并适当缩短用药间隔。

临床观察结果显示：治疗组 36 例中痊愈 21 例，显效 9 例，有效 4 例，无效 2 例，总有效率 94.4%；对照组 33 例中痊愈 18 例，显效 5 例，有效 2 例，无效 8 例，总有效率 75.8%。因此，治疗组疗效优于对照组，差异具有统计学意义（$P < 0.05$）。

5. 毒蛇咬伤致肢体肿胀

选取 42 例毒蛇咬伤致肢体肿胀患者。随机分成治疗组和对照组，各 22 例。

治疗组除给予抗蛇毒血清与血液灌流外，还采取口服季德胜蛇药片（初次服用 20 片，后续每隔 6h 补充 10 片）及患肢外敷蛇药（每次取 20 片季德胜蛇药溶解于 30mL 黄酒，涂抹于患肢，每隔 6h 进行 1 次）的疗法。对照组仅给予抗蛇毒血清与血液灌流治疗。连续治疗 5 天。

临床观察结果显示：治疗组的肢体肿胀程度及疼痛程度在治疗前后呈现出显著的改善（$P < 0.01$），而对照组在相同指标上的改善程度并不显著。在治疗后，治疗组的肢体肿胀程度及疼痛程度相较于对照组明显减轻，两组差异具有统计学意义（$P < 0.01$）。

三、泌尿系统感染

1. 解脲支原体

选取 40 例解脲支原体感染患者，随机分为治疗组 20 例，对照组 20 例，两组资料对比差异无统计学意义（$P > 0.05$）。

治疗组给予七叶一枝花，用生理盐水冲洗阴道后，阴道上药，1 次 / 日，每次 1g。对照组给予曼舒林（即盐酸环丙沙星栓，规格：0.25g）阴道给药，1 次 / 日，每次 1 粒，连续 10 天为 1 个疗程。所有患者均在月经干净后 3～5 天后开始治疗，并在停药后第 3～5 天进行复查。连续治疗 10 天为 1 个疗程。

临床观察结果显示：治疗组总有效率为 85%，对照组总有效率为 75%，两者比较差异具有统计学意义（$P < 0.05$）。

2. 下生殖道人型支原体感染

选取 40 例确诊为女性下生殖道人型支原体感染者。随机分为治疗组和对照组，各 20 例。

治疗组接受重楼免煎剂的中药治疗，在使用生理盐水冲洗阴道后，1 次 / 日，阴道给药，每次使用 1 袋。对照组在生理盐水冲洗阴道后，采用曼舒林（盐酸环丙沙星栓）进行阴道给药，同样为 1 次 / 日，每次 1 粒。连续 10 天构成 1 个疗程。

临床观察数据表明：经 Ridit 分析，治疗组与对照组在治疗阴道炎方面的疗效比较，U 值为 0.420，P 值为 0.679，差异无统计学意义（$P > 0.05$）。在临床症状消除、致病源转阴、治疗前后阴道分泌物变化以及治疗前后小腹疼痛变化等方面比较，两组间差异均无统计学意义（$P > 0.05$）。

四、抗炎

1. 胃肠道炎

（1）重楼

选取 86 例胃肠道炎患者。

治疗方法：取重楼 30g，选用新鲜猪胃 1 个，洗净（切勿去除黏膜），将重楼放入猪胃内，置于砂锅内，加入 3kg 水，以文火煎煮。待煎至大约 2kg 水时，将猪胃内的药物倒出，继续煎煮至大约剩余 0.5kg 水时，将猪胃切碎，与水混合，每日分 3 次服用，每次饭前 30 分钟口服 2 ～ 3 匙。

典型病例：宋某，男，53 岁，某单位办公室干部。患萎缩性胃炎多年，曾到西安、上海、北京等多处大医院诊治，效果不佳，服用此方，12 剂即愈，随访 2 年无复发。

（2）云南白药

选取 177 例慢性糜烂出血性胃炎患者，随机将患者分为治疗组 90 例和对照组 87 例。两组患者年龄、疾病类型、年龄以及基础疾病对比，差异无统计学意义（$P < 0.05$）。

对照组采用传统的治疗方法，患者服用枸橼酸铋钾 120mg，3 次 / 日。治疗组在对照组服药的基础上，加服云南白药胶囊，3 次 / 日。两组患者均开展为期 2 周的治疗。

临床观察数据表明：在治愈率方面，治疗组相较于对照组实现了显著提升，达到了 63.3%，而对照组的治愈率仅为 35.6%。此外，对照组的治疗有效率明显低于治疗组，两者之间的差异具有统计学意义（$P < 0.05$）。

2. 溃疡性结肠炎

选取 60 例湿热内蕴型溃疡性结肠炎患者。随机分为治疗组和对照组，每组 30 例。两组患者在性别、年龄、病程等方面比较，差异均无统计学意义（$P > 0.05$）。

治疗组给予重楼汤口服联合消溃散保留灌肠。

重楼汤组成：重楼 10g，黄芩 10g，党参 10g，茯苓 10g，山药 10g，白术 10g，侧柏炭 10g，牡丹皮 10g，牛膝 10g，柴胡 6g，合欢花 6g，芡实 10g，当归 10g，郁金 10g，薏

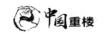

苡仁 10g，甘草 6g。水煎，日 1 剂，口服，取汁早晚 2 次分服。

消溃散组成：苦参 12g，黄连 10g，没药 15g，槐花 10g，珍珠母 12g，龙齿 12g，黄柏 10g，地榆 10g，白及 12g，白花蛇舌草 10g，藤梨根 10g，石上柏 10g，三七粉 5g，木香 6g，甘草 10g。水煎服，日 1 剂，取汁保留灌肠。

对照组用美沙拉秦口服联合美沙拉秦碾极细粉末保留灌肠。美沙拉秦（0.4g/ 片）每日 3 次，每次 2 片口服；美沙拉秦片 2 片研成极细粉末溶于 38℃、100mL 0.9% 生理盐水保留灌肠。

临床观察数据表明：治疗后，治疗组的黏膜疗效总有效率达到了 83.3%，显著高于对照组的 60.0%，差异具有统计学意义（$P < 0.05$）。同时，治疗组的证候疗效总有效率为 86.7%，同样高于对照组的 73.3%，差异亦具统计学意义（$P < 0.05$）。在血清中肿瘤坏死因子 –α（TNF–α）和白细胞介素 –6（IL–6）水平方面，两组间的差异无统计学意义（$P > 0.05$）。然而，这两项指标在两组中都呈现下降趋势，且治疗组的表现优于对照组，差异具有统计学意义（$P < 0.05$）。

3. 腮腺炎

（1）季德胜蛇药片

选取 44 例流行性腮腺炎门诊患儿。随机分为治疗组和对照组，各 22 例。两组患者在年龄、性别、病程、病情等方面比较，差异无统计学意义。

治疗组给予季德胜蛇药片 15 ～ 20 片，香醋调敷，1 次 / 日。对照组给予利巴韦林注射液 10mg/（kg·d），1 次 / 日。3 天为 1 个疗程。

临床观察结果显示：对照组总有效率为 72.7%，治疗组总有效率为 90.9%，两组总有效率比较差异具统计学意义（$P < 0.05$）。

（2）七叶一枝花

选取 35 例流行性腮腺炎患者。

治疗方法：采取干燥的七叶一枝花根部 10g，将其研磨成浓稠汁液，用食醋进行稀释，随后涂抹在患者腮腺部位，3 次 / 日。若使用新鲜药材，则需将根部用量翻倍，捣成糊状后加入适量食醋，敷于腮腺部位，1 次 / 日。

临床观察结果显示：经诊治，26 例单纯性腮腺炎患者全部治愈，8 例腮腺炎合并颌下腺炎患者亦全部治愈，1 例腮腺炎并发睾丸炎患者病情好转。总体治愈率高达 97.14%。治疗周期最短为 3 天，最长为 8 天，平均 4.3 天。

典型病例：李某，男，6 岁半，门诊就诊。

母诉患儿 5 月 6 日两侧耳垂下肿胀，压痛，晚上发热，早晨洗脸时两耳垂肿胀更大，不思饮食，发热更甚。体温 39.5℃，两侧腮腺肿如半个鸡蛋大，边缘不清楚，压痛明显，腮腺管开口处乳头红肿，无并发症。诊断为流行性腮腺炎。

治疗方案如下：使用七叶一枝花新鲜根茎 20g，洗净去表皮冲成糊状加适量食醋，敷两侧腮腺肿胀部位。同时辅助治疗，服用阿司匹林 0.2g，每日 3 次，酵母片 0.3g，每日 3 次。经过治疗，次日患儿体温恢复正常，两侧肿胀的腮腺部消退 2/3。压痛症状减轻，食欲恢复正常，第 3 天腮腺肿胀完全消失。

（3）七叶一枝花碧玉散

选取 265 例流行性腮腺炎患者。随机分为治疗组 165 例和对照组 100 例。两组患者在年龄、性别、病情及病程等方面比较，差异无统计学意义。

治疗组中，六种草药——七叶一枝花 60g、青黛 30g、冰片 6g、白及 60g、天花粉 60g、黄柏 60g，研成粉末，与冷开水混合成糊状。将糊状药物用脱脂纱布隔着皮肤外敷在患处。在敷药前，先用生菜油涂抹皮肤，使药物能够直接贴在翳风穴和颊车穴。轻型患者每日敷药 1 次；重型患者早晚各敷药 2 次；高热患者则接受物理降温或补液治疗。对照组口服普济消毒饮，每日 1 剂，分 3 次服用。

临床观察结果显示：治疗组中，轻型患者平均用药 3 天，重型患者平均用药 5 天。对照组中，轻型患者平均用药 4 天，重型患者平均用药 8 天。两组在轻型和重型患者用药时长方面，差异具有统计学意义（$P < 0.01$）。

（4）热毒清片

选取 90 例流行性腮腺炎患者。随机分为治疗组 60 例和对照组 30 例。两组患者在性别、年龄、病程、病情轻重等方面比较，差异无统计学意义。

治疗组给予热毒清片（重楼、南板蓝根、蒲公英、冰片、甘草），口服，5～7 岁每次 1 片，8～11 岁每次 2 片，12～15 岁每次 3 片，饭后半小时温水吞服，3 次 / 日。对照组给予喉疾灵片，口服，5～7 岁每次 1 片，8～11 岁每次 2 片，12～15 岁每次 3 片，饭后半小时温水吞服，3 次 / 日。5 天为 1 个疗程。

临床观察结果显示：治疗组总有效率为 91.67%，对照组总有效率为 83.33%，两组总有效率比较差异具有统计学意义（$P < 0.05$）。

（5）重楼与利巴韦林联用

选取 68 例流行性腮腺炎患者。随机分为治疗组 37 例和对照组 31 例。两组在年龄、性别等方面比较，差异无统计学意义。

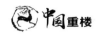

对照组给予利巴韦林10mg/kg进行静脉滴注，7天为1个疗程。治疗组在对照组基础上加用重楼20g，用适量米醋研磨取浆液，随用随研，勤涂擦肿大腮腺患处。对于两组中发热和全身不适症状较重的患者，可根据情况适当应用退热药物或物理降温方法进行支持治疗，如合并细菌感染则加用抗生素。

临床观察结果显示：治疗组总有效率为91.89%，对照组总有效率为84.37%，两组总有效率比较，治疗组在疗效上优于对照组，差异具有统计学意义（$P < 0.05$）。

4. 外耳道炎

选取67例真菌性外耳道炎患者。随机分为治疗组35例和对照组32例。

治疗组给予七叶一枝花酊剂涂敷。对照组给予达克宁乳膏局部涂敷。14天为1个疗程。

临床观察结果显示：治疗组中，经过1周的治疗，总有效率为85.71%，经过2周的治疗，总有效率为91.43%。对照组在治疗1周后的总有效率为81.25%，治疗2周后的总有效率为87.50%。对照组和治疗组在治疗后1周和2周的临床疗效，差异无统计学意义（$P > 0.05$）。

5. 痛风性关节炎

痛风性关节炎是因体内长期嘌呤代谢障碍，尿酸盐沉积于关节而引起急性关节炎症反应的一种疾病。该病多在夜间突发，局部关节出现红、肿、热、痛症状，常伴有关节活动受限，给患者生活带来极大不便。针对急性痛风性关节炎，尽快减轻关节疼痛、缓解患者紧张和焦虑情绪是治疗与护理的关键。

（1）季德胜蛇药片

选取78例急性痛风性关节炎患者，随机等分为治疗组和对照组，各39例。两组患者在性别、年龄、病程等方面差异无统计学意义（$P > 0.05$）。

对照组口服美洛昔康胶囊，每次剂量为7.5mg，2次/日；同时口服秋水仙碱，每次剂量为0.5mg，2次/日，针对症状进行治疗，同时配合常规护理。治疗组在对照组的基础上，增加使用季德胜蛇药片，每次剂量为0.4g，3次/日。在护理方面，治疗组基于常规护理以外，实施外敷护理，具体操作如下：将2g季德胜蛇药研磨成粉末，加入食醋调成糊状，使用消毒棉签均匀涂抹于疼痛关节，涂抹范围超出红肿关节边缘2～3cm，厚度为1～2mm，每日更换一次药物。

临床观察结果显示：在关节疼痛消退时间、红肿减退时间以及住院时长方面，治疗组患者相较于对照组均有显著缩短，差异具有统计学意义（$P < 0.05$）。

（2）季德胜蛇药片与秋水仙碱片联用

选取 78 例老年痛风性关节炎患者。

治疗方案：口服秋水仙碱片，每日剂量为 1mg，连续服用 3 天，第 4 天暂停。根据疼痛和肿胀关节的面积，选用季德胜蛇药片 8 ～ 16 片，碾碎后与适量白醋混合搅拌成糊状，均匀涂抹于患处，1 ～ 2 次 / 日，7 天为 1 个疗程。若症状严重，可连续外用 2 个疗程。治疗期间，严禁服用维生素 B_2 和磺胺类药物，注意休息，避免高嘌呤和辛辣刺激食物，多饮水，严禁饮酒。疗程结束后，进行疗效统计。

临床观察结果显示：治疗前后实验室指标比较，结果显示治疗后患者各项指标均明显改善（$P < 0.01$）。临床疗效显示本组患者临床控制 19 例，显效 32 例，有效 24 例，无效 3 例，总有效率 96.15%。

（3）滇重楼巴布剂

选取 53 例急性痛风性关节炎患者，随机分为治疗组 26 例和对照组 27 例。

对照组服用双氯芬酸钠缓释胶囊，治疗组在对照组基础上再外敷滇重楼巴布剂。

临床观察结果显示：经过 1 个疗程的治疗，对照组与治疗组在红肿热痛及活动功能的改善方面均取得了明显的效果。在痛风性关节炎急性期，两组在降低尿酸方面的作用比较无统计学意义。然而，在疼痛、红肿和关节活动功能的改善程度上，治疗组的表现明显优于对照组，差异具有统计学意义（$P < 0.05$）。至于关节肤温的改善情况，两组之间的疗效比较，差异无统计学意义。

6. 类风湿性关节炎

选取 60 例类风湿性关节炎患者。随机分为治疗组 40 例和对照组 20 例。两组在性别、年龄、病程差异无统计学意义。

治疗组给予骨风宁胶囊，每次 3 粒，3 次 / 日，开水送服。对照组给予昆明山海棠片，每次 2 粒，3 次 / 日，开水送服。

临床观察结果显示：治疗组总有效率为 90%，对照组总有效率为 60%，两组疗效比较，差异具统计学意义（$P < 0.05$）。对晨僵、关节疼痛、关节肿胀、发热汗出 4 组症状疗效进行组间对比，差异均具有统计学意义（$P < 0.05$）。

7. 盆腔炎

选取 100 例慢性盆腔炎患者，随机分为治疗组和对照组，各 50 例。两组在年龄、病程、临床症状及病情分级等一般临床资料方面的差异无统计学意义（$P > 0.05$）。

两组患者均给予慢性盆腔炎常规治疗和护理措施，治疗组在此基础上给予中成药宫血

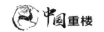

宁胶囊（重楼提取物），口服 2 粒 / 次，3 次 / 日，4 周为 1 个疗程。对照组在常规治疗基础上给予西药抗生素治疗，氧氟沙星胶囊，口服，0.2g/ 次，2 次 / 日。

临床观察结果显示：治疗组总有效率明显高于对照组，差异具有统计学意义（$P <$ 0.05）。对所有患者随访 6 个月后，治疗组复发 3 例（6%），对照组复发 12 例（24%），差异具有统计学意义（$P < 0.05$）。

8. 支原体肺炎

选取 226 例支原体肺炎患者，随机分为治疗组和对照组，各 113 例。两组患者的一般资料差异无统计学意义（$P > 0.05$）。

对照组采用阿奇霉素静脉滴注，1 次 / 日，连续 5 天，随后停药 4 天，停药第四日根据病情再口服或静脉使用 3 天，接着停药 4 天，最后再用 3 天。对于白细胞和中性粒细胞计数升高者，需考虑是否存在细菌感染，此时可联合应用头孢菌素类抗生素治疗。对于确诊为心肌炎的患者，建议在治疗方案中加入 10% 葡萄糖溶液 250mL+ 能量合剂，以及 5% 葡萄糖溶液 250mL+ 门冬氨酸钾镁注射液 20mL 静脉滴注，1 次 / 日。此外，针对咳嗽和发热等症状，给予相应的对症治疗。治疗组在对照组基础上加用三子重楼汤（三子养亲汤加重楼、贯众和半枝莲）。

临床观察结果显示：经治疗，治疗组患者在临床疗效方面显著优于对照组，差异具有统计学意义（$P < 0.05$）。相较于对照组，治疗组患者在肺部干湿啰音、发热、咳嗽及喘息消失时间方面均表现出较短的时间，差异具有统计学意义（$P < 0.05$）。治疗前，两组患者的 TNF-α 和 IL-6 水平比较，差异无统计学意义（$P > 0.05$）。治疗后，两组患者的 IL-6、TNF-α 水平均显著降低，且治疗组的 IL-6、TNF-α 水平低于对照组，差异具有统计学意义（$P < 0.05$）。

9. 急性阴道炎

选取 60 例急性阴道炎患者，随机分为治疗组和对照组，每组 30 例。两组患者一般资料比较，差异均无统计学意义（$P > 0.05$）。

对照组给予妇炎灵栓（2g/ 粒）阴道塞药治疗，每次 1 粒，1 次 / 日。治疗组在对照组基础上给予院内制剂重楼参柏洗剂坐浴治疗。重楼参柏洗剂坐浴组方：重楼 50g，苦参 50g，大黄 30g，枯矾 40g，地榆 26g，黄柏 26g，地肤子 26g，蛇床子 26g，百部 26g，花椒 18g，荆芥 26g。每日 1 剂，水煎取汁 500mL，用温水稀释后进行坐浴治疗，1 次 / 日。对照组和治疗组都连续治疗 7 天。

临床观察结果显示：治疗前，两组患者在各项症状评分上比较，差异无统计学意义

（$P > 0.05$）。然而，经过治疗，两组患者在白带量多、阴道黏膜充血、尿频、尿急以及阴道瘙痒灼痛等方面的评分均有所下降，且治疗组的评分低于对照组，这些差异均具有统计学意义（$P < 0.05$）。此外，在治疗前，两组患者在各项生活质量评分上比较，差异均无统计学意义（$P > 0.05$），然而，经过治疗，两组患者在心理功能、物质生活、躯体功能以及社会功能等方面的评分均有所上升，且治疗组的评分高于对照组，这些差异同样具有统计学意义（$P < 0.05$）。

五、消肿

1. 面部肿胀

选取 80 例面部整形手术患者，随机分为治疗组和对照组，各 40 例。两组患者在性别、年龄、手术方式及创伤反应等方面比较，差异无统计学意义（$P > 0.05$）。

治疗组采用云南白药胶囊进行治疗，自术前 2 天开始口服，2 粒 / 次，3 次 / 日，持续至术后 5 天。对照组则接受抗炎及抗感染类药物的治疗，并配合安慰剂胶囊，同样自术前 2 天开始口服，2 粒 / 次，3 次 / 日，至术后 5 天结束。

临床观察结果显示：治疗组患者术后 2、4、6 天的血清 C 反应蛋白水平显著低于对照组，差异具有统计学意义（$P < 0.05$）。术后 7 天时，治疗组患者的面部肿胀情况明显优于对照组，差异具有统计学意义（$P < 0.05$）。

2. 头皮血肿

选取 256 例头皮血肿患者，随机分为治疗组 1（90 例）、治疗组 2（86 例）和对照组（80 例）。各组患者在性别、年龄等方面比较，差异无统计学意义（$P > 0.05$）。

对照组给予常规治疗（清洁、消毒血肿部位，再置冰袋；服用塞来昔布胶囊每次 200mg，2 次 / 日）和护理。治疗组 1 在对照组基础上给予云南白药胶囊，口服，3 次 / 日，每次 0.5g。治疗组 2 在治疗组 1 基础加用云南白药气雾剂，1～2 喷 / 次，3 次 / 日。10 天为 1 个疗程。

临床观察结果显示：在为期 10 天的治疗过程中，对照组的总有效率仅为 70%，明显低于治疗组 1 的 85.6%。然而，治疗组 2 的总有效率达到了 100%，与治疗组 1 相比，具有显著优势（$P < 0.001$）。在治疗的第 4 天和第 10 天，治疗组 1 的疼痛程度均低于对照组（$P < 0.01$），而治疗组 2 的疼痛程度则相较于治疗组 1 显著降低（$P < 0.01$）。在治愈时间方面，治疗组 1 的平均治愈时间为（7.42 ± 0.70）天，明显短于对照组的（9.1 ± 0.83）天（$P < 0.01$）。治疗组 2 的治愈时间为（6.32 ± 0.58）天，治疗组 2 的治愈时间少于治疗

组 1 的治愈时间。

3. 肛周脓肿

选取 100 例肛周脓肿患者，随机分为治疗组与对照组，各 50 例。两组性别、年龄、病程等资料比较，差异均无统计学意义（$P > 0.05$）。

治疗组给予《滇南本草》中重楼解毒汤加味［重楼 25g，鱼腥草 20g，臭灵丹 20g，天花粉 15g，白头翁 15g，升麻 10g，石榴皮 10g，虎杖 15g，滇紫草 10g，炮山甲 5g（研磨兑服）］内服以及保留灌肠。对照组针对"不复杂的"肛周脓肿，采用抗生素治疗的基础上加用抗炎镇痛药左氧氟沙星、甲硝唑、布洛芬治疗。两组均治疗 10 天。

临床观察结果显示：治疗组的总体有效率达到了 90.00%，相较于对照组的 72.00% 表现出显著优势。此外，治疗组的复发率仅为 6.67%，明显低于对照组的 27.78%，此类差异具有统计学意义（$P < 0.05$）。

六、止血

1. 咯血

（1）云南白药胶囊

选取 65 例咯血患者。随机分为治疗组 35 例和对照组 30 例。两组患者在年龄、性别、出血情况等方面比较，差异无统计学意义（$P > 0.05$）。

治疗组在抗感染治疗的同时给予云南白药胶囊 0.5g，口服，4 次 / 日，合并大咯血时加用垂体后叶素加入 0.9% 氯化钠液 250mL 静滴治疗，1 ～ 3 天。对照组在抗感染治疗的同时给予垂体后叶素加酚磺乙胺治疗。

临床观察结果显示：治疗组有效率为 94%，对照组有效率为 77%，两组比较差异具有统计学意义（$P < 0.05$）。

（2）云南白药与黛蛤散联用

选取 85 例支气管扩张咯血患者，随机分为治疗组 43 例和对照组 42 例。两组患者在性别、年龄、平均病程及出血情况等方面比较，差异无统计学意义（$P > 0.05$）。

治疗组给予黛蛤散加味联合云南白药治疗。对照组给予常规治疗：盐酸左氧氟沙星胶囊 1 粒，2 次 / 日，口服；垂体后叶注射液静脉滴注，1 次 / 日。

临床观察结果显示：治疗组总有效率为 92.5%，对照组总有效率为 62.5%，两组比较差异具有统计学意义（$P < 0.05$）。

（3）云南白药胶囊与蛇毒巴曲酶联用

选取 24 例出现咯血症状患者。

治疗方法：对患者实施蛇毒巴曲酶联合云南白药胶囊治疗。蛇毒巴曲酶静脉注射；云南白药胶囊 0.5g，3 次 / 日，口服。

临床观察结果显示：所有患者中，治愈 10 例，显效 8 例，有效 5 例，无效 1 例。总有效率为 95.83%。

2. 子宫出血

（1）宫血宁胶囊与甲羟孕酮片联用

选取 32 例围绝经期功能失调性子宫出血（以下简称围绝经期功血）患者。

治疗方法：在患者阴道流血及月经期间，应用宫血宁胶囊进行治疗，0.13g/ 粒，1 粒 / 次，3 次 / 日，连服 6 天，饭后服用；在诊刮术后或月经周期第 12 ～ 14 天起口服甲羟孕酮片 6mg，1 次 / 日，连续服用 12 天，共连用 3 个月经周期。中重度贫血患者同时予纠正贫血治疗。

临床观察结果显示：痊愈 27 例，有效 4 例，无效 1 例，总有效率 97%。大多数围绝经期功血患者经治疗后，月经周期恢复正常，控制在 25 天以上，行经在 7 天以内，经量与治疗前相比明显减少。

（2）宫血宁胶囊与米非司酮联用

选取 102 例围绝经期功血患者，随机分为治疗组和对照组，各 51 例。两组患者在年龄、病程等方面比较，差异均无统计学意义（$P > 0.05$）。

对照组在常规治疗基础上口服米非司酮，睡前顿服，每次 10mg，1 次 / 日。治疗组在对照组基础上服用宫血宁胶囊，每次 1 ～ 2 粒，口服，3 次 / 日，每次月经来潮后服用 7 天。3 个月为 1 个疗程。

临床观察结果显示：治疗 3 个月后，治疗组总有效率为 94.1%，对照组总有效率为 80.4%；治疗组控制出血时间及完全止血时间均短于对照组；治疗后两组血红蛋白及子宫内膜厚度均较治疗前改善，治疗组较对照组改善更为明显。所得结果差异均具有统计学意义（$P < 0.05$）。

（3）宫血宁胶囊与屈螺酮炔雌醇片联用

选择 97 例青春期功能失调性子宫出血（以下简称功血）患者。随机分为治疗组 48 例和对照组 49 例。两组患者在年龄、初潮年龄及病程等方面比较，差异均无统计学意义（$P >$ 0.05）。

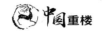

对照组在常规治疗基础上给予屈螺酮炔雌醇片，口服治疗，2片／日，分早晚2次服用，用温开水送服，连续服用3天，若在48h后出血量仍未减少，则将剂量增至3片／日至止血，出血停止后逐渐减量，每3天减1片，逐渐减至1片／日。治疗组在对照组基础上，于出血发生期给予宫血宁胶囊，1mg／日，单次口服，连用7天。连续治疗3个月经周期。

临床观察结果显示：治疗3个月经周期后，治疗组子宫内膜厚度低于对照组，血红蛋白含量高于对照组，凝血酶原时间和部分凝血活酶时间少于对照组，差异均具有统计学意义（$P < 0.05$）。

3. 上消化道出血

（1）云南白药胶囊

选取86例上消化道出血患者，随机分为治疗组和对照组，各43例。两组患者在性别、年龄、起病至就诊时间及疾病类型等方面比较，差异均无统计学意义（$P > 0.05$）。

对照组在常规治疗基础上给予奥美拉唑钠治疗，奥美拉唑钠40mg＋生理盐水50mL以8mg/h的速度持续泵入5天。治疗组在对照组基础上联合应用云南白药胶囊1g，口服，3次／日，5天为1个疗程。

临床观察结果显示：治疗后，治疗组和对照组的治疗总有效率分别为95.3%和79.1%，两组比较差异具有统计学意义（$P < 0.05$）。

（2）云南白药与泮托拉唑联用

选取98例上消化道出血患者，随机分为治疗组和对照组，各49例。两组患者在性别、年龄、出血原因及出血量等方面比较，差异均无统计学意义（$P > 0.05$）。

治疗组给予泮托拉唑80mg静脉滴注，1次／日，同时给予云南白药0.5g/次，口服，3次／日。对照组在常规治疗基础上给予泮托拉唑80mg静脉滴注，1次／日；同时给予去甲肾上腺素8mg，口服，1次／日。5天为1个疗程。

临床观察结果显示：在连续治疗过程中，治疗组的疗效显著优于对照组（$P < 0.05$）。治疗组的止血时间及住院时间显著短于对照组，且输血量较少，两组间差异具有统计学意义（$P < 0.01$）。

（3）云南白药与奥美拉唑及生长抑素联用

选取104例肝硬化合并上消化道出血患者，随机分为治疗组和对照组，各51例。两组患者在性别、年龄、病程等方面比较，差异无统计学意义（$P > 0.01$）。

对照组在常规治疗基础上注射生长抑素，周期为3天，待止血后，采用奥美拉唑治疗。治疗组在对照组基础上加用云南白药治疗，将 1g 云南白药置于 10mL 蛋清内，混合均匀，口服，4 次 / 日，连用 3 天。

临床观察结果显示：治疗后，治疗组总有效率为 94.23%，对照组总有效率为 80.77%，治疗组总有效率高于对照组，差异具有统计学意义（$P < 0.05$）。在超敏 C 反应蛋白、白介素 IL-6 水平、止血时间、住院时间以及输血量等方面，治疗组的表现均优于对照组。具体来说，治疗组的超敏 C 反应蛋白水平为（7.96±3.68）μg/L，低于对照组的（11.23±3.84）μg/L；治疗组 IL-6 水平为（32.48±6.03）ng/L，低于对照组的（51.34±8.15）ng/L；治疗组止血时间为（23.96±5.92）h，短于对照组的（31.82±6.73）h；治疗组住院时间为（7.31±2.35）天，短于对照组的（9.27±2.84）天；治疗组输血量为（448.73±54.16）mL，少于对照组的（518.47±69.23）mL，结果差异均具统计学意义（$P < 0.01$）。

（4）云南红药胶囊与醋酸奥曲肽注射液联用

选取 80 例肝硬化合并上消化道出血患者，随机分为治疗组和对照组，各 40 例。两组患者在性别、年龄等方面比较，差异无统计学意义（$P > 0.05$）。

对照组患者在常规治疗基础上给予 0.3mg 醋酸奥曲肽注射液和 0.9% 氯化钠注射液 50mL 混合，静脉滴注。治疗组患者在对照组基础上给予云南红药胶囊，3 次 / 日，1 次 3 粒。

临床观察结果显示：治疗后，治疗组总有效率为 95.0%，明显优于对照组的 75.0%，差异具有统计学意义（$P < 0.05$）。

（5）云南白药与蒙脱石散联用

选取 70 例新生儿上消化道出血患者，随机分为治疗组和对照组，各 35 例。两组患者在性别、年龄、胎龄和原发性疾病等方面比较，差异无统计学意义（$P > 0.05$）。

对照组进行禁食、吸氧、抗感染、补充血容量、胃肠减压、维持水电解质平衡、注射血管收缩剂等综合治疗。治疗组在对照组基础上加用云南白药与蒙脱石散交替鼻饲，同时用碳酸氢钠溶液洗胃后，将云南白药 20mg/kg 混合 10mL 生理盐水经鼻饲注入胃中，2h 后将胃内容物抽空，将蒙脱石散 1g 混合 10mL 生理盐水后经鼻饲注入胃中，每 8h 一次，直至出血停止。

临床观察结果显示：治疗组出血停止时间和隐血试验阴性时间均短于对照组，差异具有统计学意义（$P < 0.05$）。治疗组总有效率为 97.14%，对照组总有效率为 82.86%，两组比较差异具有统计学意义（$P < 0.05$）。

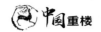

七、抗病毒

1. 带状疱疹

带状疱疹是由水痘－带状疱疹病毒引起的，该病毒为嗜神经病毒，具有亲神经和亲皮肤的特性。在感染后，该病毒长期潜伏于脊神经后根脊神经节细胞中。当机体免疫功能减弱时，易于诱发此病。带状疱疹的主要特征为沿神经走向单侧分布的群集小水疱，伴有显著的神经痛和局部淋巴结肿大。

（1）重楼

选取 50 例带状疱疹患者。

外治法：重楼用量范围为 30 ～ 60g，具体药量根据患处面积而定。需准备适量米，将重楼研磨成粉末，加入米酒调成稀糊状，涂抹于患处，并用纱布固定。3 ～ 5 次 / 日，连续使用 3 ～ 5 天，以观察治疗效果。

临床观察结果显示：用药 3 天治愈者 28 例，用药 5 天好转者 17 例，用药超过 6 天为无效，有 5 例。总有效率为 90%。

（2）重楼解毒酊

选取 65 例带状疱疹患者，随机分为治疗组 40 例与对照组 25 例。

治疗组给予重楼解毒酊外搽患处，3 次 / 日，同时静滴阿昔洛韦；对照组局部外搽炉甘石洗剂，3 次 / 日。

临床观察结果显示：治疗组中，皮疹在次日即呈现出萎缩迹象，第 3 日水疱干燥，5 天后无新发疹，且痂皮脱落。治愈时间最长达 9 天，平均为 4.8 天。40 例患者中，无一出现皮损化脓或后遗神经痛，局部外搽药物未见不良反应。在对照组中，治疗 5 天后疱疹干燥结痂，5 天止痛，7 天无新皮疹出现，最长时间为 14 天，但有 1 例皮损处出现轻度感染。

（3）云南红药胶囊

选取 80 例带状疱疹神经痛患者，随机分为治疗组与对照组，各 40 例。

所有患者均采用阿昔洛韦抗病毒药物进行治疗。在此基础上，治疗组患者服用云南红药胶囊（重楼、三七、制黄草乌、紫金龙、玉葡萄根、滑叶跌打、大麻药、金铁锁、西南黄芩、石菖蒲），3 次 / 日，每次 2 粒，分早中晚 3 次服用，治疗 7 天。对照组患者在以上常规治疗基础上服用双氯芬酸钠缓释胶囊进行治疗，2 次 / 日，每次 1 粒，早晚各 1 次，治疗 7 天。

临床观察结果显示：治疗组患者总有效率为 95.00%，优于对照组患者的 77.50%，差异具有统计学意义（$P < 0.05$）。

（4）季德胜蛇药片与利多卡因联用

选取 60 例老年带状疱疹患者，随机分为治疗组和对照组，各 30 例。

对照组给予维生素 B_1、维生素 B_{12} 肌注；同时用阿昔洛韦（10g/ 支）外涂，每次 0.3g，4 次 / 日。治疗组在对照组基础上用季德胜蛇药溶解于 0.9% 氯化钠注射液加适量利多卡因（3 ~ 5mL）搅拌成稀糊状外涂疱疹局部或红斑处，2 ~ 3 次 / 日。均治疗 10 天后评效。

临床观察结果显示：治疗组的总体有效率显著高于对照组，差异具有显著性意义（$P < 0.05$）。在疼痛缓解时间方面，治疗组为（2±1）天，而对照组为（4.5±1.5）天；在疱疹愈合时间上，治疗组为（4±1）天，对照组为（8±1）天。两组间的差异具有统计学意义（$P < 0.05$）。

（5）季德胜蛇药片与马应龙麝香痔疮膏联用

选取 97 例带状疱疹患者，随机分为治疗组 47 例和对照组 50 例。

治疗组，首先使用 75% 酒精进行创面消毒，接着用 8 号注射针头将未破溃的疱疹逐一刺破，然后用干棉球轻柔挤压吸取疱液，随后涂抹马应龙麝香痔疮膏，2 ~ 3 次 / 日，并配合口服季德胜蛇药片，每次 10 片，3 次 / 日。对照组，肌肉注射聚肌胞 2mg，每隔 1 日注射 1 次，静脉滴注穿琥宁 0.6g，2 次 / 日，并根据病情辅助服用维生素 E、复合维生素 B 及止痛片等。疱疹溃破者涂以龙胆紫药水。两组均以 10 天为 1 个疗程。

临床观察结果显示：治疗组痊愈 40 例，显效 8 例，好转 2 例，痊愈率为 80%，总有效率为 100%；对照组痊愈 20 例，显效 11 例，好转 9 例，无效 7 例，痊愈率为 42.5%，总有效率为 85%。两组间痊愈率及总有效率比较，差异均具有显著性意义（$P < 0.01$）。

（6）季德胜蛇药片与龙胆泻肝汤联用

选取 70 例住院病例，随机分成治疗组 46 例和对照组 24 例。

治疗组以温开水将季德胜蛇药片调成糊状，涂于病损部位，1 次 / 日，同时内服龙胆泻肝汤。对照组口服阿昔洛韦，1 次 0.2g，5 次 / 日；外用炉甘石洗剂 5 ~ 6 次 / 日。继发感染者用红霉素软膏外涂患处，2 ~ 3 次 / 日。疗程均为 10 天。

临床观察结果显示：治疗组治愈 40 例，显效 4 例，有效 2 例，治愈率为 8%，有效率为 100%。对照组治愈 6 例，显效 10 例，有效 4 例，无效 4 例，治愈率为 25%，有效率为 83.3%。两组治愈率、有效率差异均具有显著性意义（$P < 0.01$）。

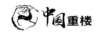

（7）季德胜蛇药片与超激光疼痛治疗仪联用

选取 84 例带状疱疹急性期神经痛患者，随机分为治疗组和对照组，各 42 例。

对照组采用常规治疗，静脉滴注阿昔洛韦 0.5g/ 次，2 次 / 日；维生素 B_1、腺苷钴胺肌注，1 次 / 日；合并感染者加用罗红霉素胶囊或头孢类抗生素口服。治疗组在对照组基础上加用季德胜蛇药片 5 ～ 10 片（药量视疱疹范围大小而定）碾成粉末，白酒拌成糊状外涂于带状疱疹局部，每日换药 1 次，连用 10 天，在换药取掉纱布后使用 HA-550 型超激光疼痛治疗仪局部照射。

临床观察结果显示：治疗前两组 VAS 评分差异无统计学意义（$P > 0.05$）。治疗后两组 VAS 评分均较治疗前降低，治疗组低于对照组（$P < 0.05$）。

2. 肝炎

选择 43 例妊娠合并乙型病毒性肝炎患者。

治疗方法：重楼 12g 进行熬煎，煎好的药液分为 2 份，每日早晚各服用 1 次，每日 1 剂，此疗程为 1 个月。2 个疗程之间暂停用药 7 天，总计用药时长为 5 ～ 10 个疗程。同时，加入保胎、安胎中草药，包括白术 12g、杜仲 15g、川续断 12g，与重楼一同煎服，直至妊娠 32 周。此外，每日给予还原型谷胱甘肽片针剂 1.2 ～ 1.8g 一次，将其溶解后加入 10% 葡萄糖注射液 200mL，进行静脉滴注，1 次 / 日，3 周为 1 个疗程，一般应用 1 ～ 4 个疗程。

临床观察结果显示：治疗后患者临床表现（发热、乏力、纳差、腹胀、便溏、肝区疼痛）消失（$P < 0.05$）。肝功能的丙氨酸氨基转移酶、总胆红素恢复正常（$P < 0.05$）。依据疗效判定标准，基本治愈 29 例（67.44%），显效 8 例（18.60%），好转 6 例（13.95%）。

3. 手足口病

选取 128 例手足口病患者。随机分为治疗组和对照组，各 64 例。

对照组给予一般治疗，做好口腔及双足双手皮肤护理，适当休息、清淡饮食，给予蒲地蓝消炎口服液 3.5 ～ 7.5mL（3 次 / 日）和抗病毒口服液 3.5 ～ 7.5mL（3 次 / 日）口服治疗，以及炉甘石洗剂外涂皮疹，3 次 / 日。治疗组在对照组基础上给予重楼解毒酊外用涂搽手、足处皮疹，3 次 / 日，膝及臀部皮疹重者外用每日 4 ～ 5 次。

临床观察结果显示：治疗组 64 例，治疗 3 天皮疹消退者 53 例，占 76.56%，治疗 5 天皮疹消退者 63 例，占 98.44%，治疗 7 天患儿皮疹 64 例全部消退。对照组 64 例，治疗 3 天皮疹消退者 11 例，占 17.19%，治疗 5 天皮疹消退者 45 例，占 70.31%，治疗 7 天患儿皮疹 64 例全部消退。治疗组皮疹平均消退时间为 3.4 天，较对照组 5.3 天缩短 1.9 天，两组差异具有统计学意义（$P < 0.05$）。治疗组总有效率为98.44%，对照组总有效率为70.31%，两组总有效率比较，差异具有统计学意义（$P < 0.05$）。

4. 扁平疣

选取64例扁平疣患者，随机分为治疗组和对照组，各32例。

治疗组采用浸有重楼解毒酊的无菌纱布湿敷于疣体皮肤，2次/日，每次持续5～10min，每晚疣体点涂0.025%维A酸乳膏1次。对照组每晚疣体点涂0.025%维A酸乳膏1次。12周为1个疗程。

临床观察结果显示：治疗组的总有效率达到了81.25%，显著高于对照组的53.13%。在对比两组的总有效率时，差异具有统计学意义（$P < 0.05$）。

八、其他应用

1. 丘疹性荨麻疹

选取240例丘疹性荨麻疹患者，随机分为治疗组和对照组，各120例。

治疗组给予炉甘石混合洗剂（即将季德胜蛇药片8g加入炉甘石洗剂100mL中，浸泡溶化）；对照组单纯外用炉甘石洗剂。两组的用药方法均采用外涂于皮损处，4～6次/日，总疗程10天。

临床观察结果显示：治疗组与对照组在入组时，其症状与体征的总积分分别为228分和216分，经过治疗后，两组的总积分分别降至21分和83分。治疗组的起效时间分别为1～2天，而对照组的起效时间则为2～3天。此外，治疗组的有效率（95.2%）显著高于对照组（64.0%），此差异具有统计学意义（$P < 0.002$）。

2. 新生儿毒性红斑

选取100例新生儿毒性红斑患儿，随机分为对照组和治疗组，各50例。

对照组用温水洗浴，水温38～40℃，1次/日，洗浴后用一次性护理单擦干全身，室内温度保持在22～28℃，相对湿度保持在55%～65%。新生儿衣物选择透气吸汗的衣服，严禁用厚衣厚被包裹捆绑，保证皮肤干爽、清洁，勤换尿布，如有脓疱发生，则用碘伏消毒后，用无菌注射针头挑破，再用棉签擦拭出脓液，并再次用碘伏消毒。治疗组在对照组的基础上外涂重楼解毒酊，用干净棉签取少量药液，轻轻涂抹于患处，3次/日。5天为1个疗程。

临床观察结果显示：对照组总有效率为74%，治疗组为96%，两组比较差异具有统计学意义（$P < 0.05$）。

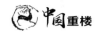

3. 浅表淋巴结核

选取 144 例中医辨证为阴证和阳证患者。将阴证患者随机分为阴证治疗组和阴证对照组，各 36 例；阳证患者随机分为阳证治疗组和阳证对照组，各 36 例。

阴证治疗组将滇重楼粉和细辛（研粉）按 10：1 比例配伍，加入适量姜汁调制，根据淋巴结大小，取适量涂敷于淋巴结结核，覆盖于整个肿大淋巴结，厚度约 1cm，纱布包裹，1 次 / 日，5 天为 1 个疗程，观察 3 个疗程；内服抗结核药 HRZE（异烟肼 + 利福平 + 吡嗪酰胺 + 乙胺丁醇）。阳证治疗组将滇重楼粉和冰片按 5：1 比例配伍，加入适量白醋调制，根据淋巴结大小，取适量涂敷于淋巴结结核，覆盖于整个肿大淋巴结，厚度约 1cm，纱布包裹，1 次 / 日，5 天为 1 个疗程，观察 3 个疗程；内服抗结核药 HRZE。阴证、阳证对照组均内服抗结核 HRZE。

临床观察结果显示：阳证治疗组与阳证对照组治疗后，阳证治疗组的肿大、疼痛、发红、灼热发生率显著低于阳证对照组，这一差异具有统计学意义（$P < 0.05$）；在治疗后的淋巴结最长横径比较上，差异具统计学意义（$P < 0.05$）。同时，治疗后的血沉比较也显示出显著的统计学差异（$P < 0.05$）。阴证治疗组与阴证对照组，治疗后的症状发生率差异具有统计学意义（$P < 0.05$）；在治疗后的最长横径比较方面，差异同样具有统计学意义（$P < 0.05$）；治疗后的血沉比较，差异亦具有统计学意义（$P < 0.05$）。

4. 复发性口腔溃疡

选取 120 例复发性口腔溃疡患者。随机分为治疗组和对照组，各 60 例。

对照组在常规治疗方法基础上给予维生素 E、维生素 B_2、维生素 B_{12} 以及叶酸等进行治疗。治疗组在对照组基础上给予云南白药进行治疗，用药前清洁口腔，使用消毒棉签蘸取适量云南白药，并涂抹在口腔溃疡处，针对实际情况决定用量，每天大概涂抹 3 ～ 6 次。7 天为 1 个疗程。

临床观察结果显示：治疗组临床有效率达到了 96.67%，显著高于对照组的 80.00%，差异具有统计学意义（$P < 0.05$）。在复发率方面，治疗组为 8.33%，明显低于对照组的 30.00%，差异具有统计学意义（$P < 0.05$）。

5. 术后恶露不绝

选取子宫下段剖宫产产妇 584 例为研究对象。随机分成三组：治疗组 198 例，对照组 198 例，安慰剂组 188 例。

针对三组患者，均施以头孢呋辛钠注射液 1.5g，以静滴方式给药，2 次 / 日，连续使用 2 天；同时给予缩宫素 20 单位，以静滴方式，1 次 / 日，连续使用 3 天。在剖宫产术后 6 小时，各组开始口服相应药物，每日 1 剂，分 2 次服用，连续服用 14 天。治疗组给予重楼生化汤（重楼 25g，当归 24g，川芎 9g，桃仁 6g，炮姜 2g，益母草 25g，生黄芪 10g，炙甘草 2g）治疗；对照组给予生化汤（当归 24g，川芎 9g，桃仁 6g，炮姜 2g，炙甘草 2g）治疗；安慰剂组则给予生理盐水 100mL。

临床观察结果显示：术后第 2 天至第 5 天宫底高度及平均宫底下降速度，各组间均具统计学差异（$P < 0.05$），且治疗组显著优于对照组及安慰剂组，对照组显著优于安慰剂组。恶露持续时间三组间比较均具统计学差异（$P < 0.05$），治疗组显著优于对照组及安慰剂组。术后 42 天 B 超测量子宫三径之和三组间比较均具统计学差异（$P < 0.05$），治疗组显著小于对照组及安慰剂组。术后治疗组平均肛门排气时间（28.1±5.1）h，显著早于对照组（32.8±5.0）h 和安慰剂组（34.7±6.5）h，各组间比较均具统计学差异（$P < 0.05$）。

6. 子宫复旧

选取 100 例进行人工流产术的患者。随机分为治疗组和对照组，各 50 例。

治疗组于人流术后当日给予口服重楼荠菜生化汤（重楼 25g，荠菜 30g，当归 10g，川芎 10g，桃仁 6g，益母草 25g，败酱草 20g，白术 10g，炮姜 5g，生黄芪 10g，炙甘草 6g）。1 剂 / 日，分 2 次口服，连用 7 天。对照组人流术后当日给予口服益母草胶囊，3 粒 / 次，3 次 / 日，连用 7 天。

临床观察结果显示：治疗组患者阴道流血量为（83.12±19.30）g，阴道流血持续时间为（4.74±1.56）天，月经复潮时间为（21.26±4.62）天。对照组患者阴道流血量为（93.60±22.43）g，阴道流血持续时间为（5.92±1.65）天，月经复潮时间为（24.67±5.90）天。治疗组与对照组病例在术后阴道流血量、阴道流血持续天数、术后月经复潮天数方面比较差异均有统计学意义（$P < 0.05$）。

第二节　不良反应

一、不良反应的临床表现

重楼的不良反应在临床上主要表现为变态反应、过敏性休克以及心律失常等症状，详细论述如下。

1. 变态反应

重楼用药后引发变态反应主要包括皮疹和过敏反应。临床表现为皮温上升，伴有大量

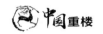

红色丘疹。全身出现大小不一的丘疹，并持续扩大融合成片。症状包括喉部瘙痒、咳嗽、胸闷，以及面部轻度浮肿。此外，患者还可出现胸闷气促、呼吸困难、头晕、四肢麻木以及全身瘙痒等症状，伴有皮疹。详细的临床病例报道如下。

（1）季德胜蛇药片致过敏反应

患者因左下肢带状疱疹致左下肢皮肤出现水疱、疼痛而来院治疗。经积极治疗 5 天后病情好转，给予季德胜蛇药片 8 片研碎后与 75% 酒精调成糊状涂抹创面，每隔 2h 涂抹 1 次，于 6h 后创面出现皮温升高、瘙痒，并出现许多红色丘疹。即给予复方酮康唑霜涂抹创面，每 2h 涂 1 次，2h 后症状逐渐缓解，继续涂抹酮康唑霜后，于 24h 后皮温正常，红色丘疹消失，疹痒停止。继续抗病毒治疗 10 天后痊愈出院。

女性患者，72 岁，因"蛇咬伤致左足肿胀 7h"入院，有高血压病史 8 年，院外不规律服用降压药物治疗，具体不详，无药物及食物过敏史。入院后行常规体检，完善相关检查，诊断为"左足毒蛇咬伤、高血压 II 级"。肌内注射破伤风抗毒素 1500U、静脉推注抗蝮蛇毒血清 6000U，创面切开引流等处理，并予口服季德胜蛇药片 4g 及降压药治疗，同时用季德胜蛇药片捣碎与 75% 酒精 10mL 调匀后外敷患肢，每两天换药一次。治疗第 5 天，患者左足多处水泡出现破溃，继续外敷季德胜蛇药片，约半小时后破溃水泡的周边皮肤出现散在皮疹伴瘙痒感，考虑为季德胜蛇药片外敷引起。外敷部位给予生理盐水棉球擦拭，口服地塞米松片 1.5mg，1 次 / 日，抗过敏治疗。次日，患者诉瘙痒、皮疹较前明显缓解，口服药物继续使用，此后未出现类似症状。

（2）云南红药胶囊引起过敏反应 1 例

男性患者，20 岁，因右小腿考虑软组织伤，给予云南红药胶囊口服，一次 2 粒，3 次 / 日，当日服用 2 次后，患者因突然胸闷气紧，四肢麻木周身瘙痒 20min 到医院急诊。患者自诉呼吸困难，头昏，有皮疹，无恶心呕吐和昏迷抽搐，患者发病时间与第一次服药时间间隔约 7min，查体：心率 16 次 / 分，脉搏 55 次 / 分，血压 95/60mmHg，神清，口唇轻发绀，颈软，心肺腹未见异常，周身红色丘疹，瘙痒，四肢肌力正常，神经系统未见异常。考虑药物过敏（云南红药胶囊）。对患者予以吸氧，静脉滴注 5% 葡萄糖注射液 250mL 加氢化可的松 100mg，肌注异丙嗪注射液 25mg，40min 后，患者恢复正常。

（3）云南白药致药疹

女性患者，56 岁，因"右眼视力减退、视物变形 1 周"，就诊于眼科，诊断为"右眼视网膜分支静脉阻塞"。治疗方案包括口服云南白药胶囊，每次 0.25g，每日 3 次；静滴血塞通注射液 20mL。在治疗过程中，患者食用鱼类后，面部及手足出现米粒大小、密集簇状、红色斑丘疹，瘙痒剧烈。皮疹在 1 天内迅速扩大融合，全身弥漫性红肿。患者发病后立即停用所有药物，皮肤科会诊诊断为药疹（剥脱性皮炎）。治疗建议：地塞米松注射液 10mg 加入 5% 葡萄糖注射液 50mL 中静滴，1 次 / 日；葡萄糖酸钙注射液 10mL 静注，2 次 / 日；以及全身支持疗法。治疗 5 天后，患者全身出现鳞片状脱屑，以面部及手足为甚。经过 1 个月的治疗，皮疹完全消退，患者痊愈出院。

女性患者，63 岁。因右侧股骨颈骨折，口服云南白药 0.3g，3 次 / 日。连续用药 3 天后，患者出现躯干和四肢近端皮肤瘙痒、灼热以及红色丘疹等症状，但无其他全身不适。查体发现，患者躯干和四肢近端皮肤出现弥漫性、对称性、密集分布的鲜红色针尖至粟粒大小麻疹样丘疹，触之有灼热感，间或可见抓痕。患者暂停服用云南白药，转而接受克敏、赛康定口服以及炉甘石洗剂外用治疗。一周后，症状得以痊愈。出院后患者再次自行服用云南白药，症状及皮疹再次出现。经诊断为云南白药引发的麻疹样药疹，遂立即停药，并给予抗过敏治疗，症状逐渐缓解并痊愈。

2. 过敏性休克

重楼在使用后，可能会引起过敏性休克，主要症状为身体松弛、咽喉不适、胸闷、呼吸受阻、心悸气短、大量出汗、头晕、四肢乏力等。随着病情的加剧，患者可能出现严重头晕、头痛、胸闷、呼吸急促、咽喉异物感、视力模糊、腹痛等症状。此外，患者可能出现寒战、四肢关节麻木、全身乏力、出汗、恶心、头晕、视力模糊等症状。重症患者可能出现表情淡漠、神志不清、呼吸急促、额部冷汗、口唇及指端发绀、四肢末端发凉等症状，双肺可闻及哮鸣音。详细的临床病例报道如下。

例 1：患者女，33 岁，因不慎摔伤，造成腕、踝部挫伤，口服云南白药胶囊 0.5g，数分钟后自觉身体松软，咽喉部感觉发痒，胸闷不适，随后胸闷慢慢加重，呼吸困难，心慌气短，大汗，头晕，四肢软弱无力，立即送到医院抢救。血压 10.7/18.0kPa，脉搏 120 次 / 分，呼吸 23 次 / 分，体温 36℃，重症病容表情淡漠，神志模糊，呼吸短促，额部冷汗，口唇及指端发绀，四肢末端发凉，双肺可闻及哮鸣音，心音正常，律齐，心率 120 次 / 分，未闻及杂音，余正常，诊断为过敏性休克。治疗氧气吸入，肌肉注射异丙嗪 25mg，静脉推注 50% 葡萄糖 20mL+ 地塞米松 5mg。10min 后转轻，呼吸困难减轻，约半小时血压心率恢复正常，四肢转温，症状基本缓解，继续服用氯苯那敏、地塞米松片、维生素 C 片，3 天后痊愈，服用大七厘散、中华跌打丸。

例 2：患者女，63 岁，因反复出现颈肩部疼痛，头晕伴四肢麻木 1 年余，诊断为颈椎骨质增生、腰椎骨质增生。入院时体温 37℃，心率 68 次 / 分，呼吸 20 次 / 分，血压

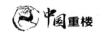

20.5/10.6kPa，精神尚可，心、肺、腹检查无异常，颈椎、腰椎两侧明显压痛，药物过敏史不详。行小针刀闭合性手术治疗，并静脉滴注 0.9% 氯化钠注射液 100mL+ 头孢米诺 1g，2 次 / 日；复方丹参注射液 250mL，1 次 / 日；10% 葡萄糖注射液 250mL+ 灯盏细辛 40mg，1 次 / 日。静脉滴注过程中患者无不良反应。后医生根据患者情况给予云南白药胶囊口服 0.5g，3 次 / 日。于当日 14：00 和 20：00 口服云南白药胶囊，23：00 稍有口渴、头晕不适。次日 02：00 症状持续并加重，出现严重头晕、头痛、胸闷、气促、咽喉感觉有异物感、眼花、腹痛等症状，测血压 21.3/13.3kPa，呼吸 36 次 / 分，脉搏 115 次 / 分，体温 36.9℃。医生考虑药物过敏，立即采取地塞米松 5mg 肌内注射，并以 10% 葡萄糖注射液静脉滴注并给予吸氧措施，15min 后患者症状逐渐好转，血压下降至 17.3/10.0kPa，体温 36.5℃，脉搏 72 次 / 分，呼吸 20 次 / 分。

3. 心律失常

口服重楼后可能导致患者心率失常，出现心悸、胸闷、头晕、低血压以及出汗等症状。详细的临床病例报道如下。

患者男，56 岁。因头晕、胸闷、气促、四肢麻木 30min 就诊，追问病史，患者因右手背擦伤出血自行口服云南红药胶囊。服用 2 次后即出现上述症状。体格检查：体温 37.0℃，脉搏 52 次 / 分，呼吸 19 次 / 分，血压 95/60mmHg。神志清晰，口唇轻度发绀，颈软。双肺未闻及干、湿啰音，心率 52 次 / 分，心律不齐，可闻及频发性期前收缩，各瓣膜听诊区未闻及病理性杂音。肝、脾肋下未触及双下肢无水肿。四肢肌张力正常，神经系统检查未见异常。心电图示窦性心动过缓，频发室性期前收缩（二联律）。诊断：云南红药胶囊致心律失常。立即给予吸氧、利多卡因 0.3g 加入 5% 葡萄糖注射液 250mL 静脉滴注纠正心律失常，10h 后心律恢复正常。

患者男，50 岁。因左下肢外伤出血，自行口服云南红药胶囊，2 粒 / 次。服用 2 次后，突感胸闷、气紧、四肢麻木，20min 后来医院就诊。呼吸 18 次 / 分，脉搏 54/ 分，血压 127/80kPa。心律不齐，可闻及频发性期前收缩，无杂音，腹平软，无压痛，肠鸣音 3 次 / 分，四肢肌张力正常，神经系统未见异常。心电图示窦性心动过缓，频发室性期前收缩。立即给予吸氧，静滴 5% 葡萄糖注射液 250mL+ 利多卡因注射液 0.3g，20 滴 / 分。12h 后患者心律恢复正常。

患者女，20 岁，因早孕，进行人流术，术后给予云南红药胶囊口服，一次 2 粒，3 次 / 日，服用 2 次后，患者因"突然胸闷气急，四肢麻木"约 20min 到医院急诊。患者人流术后阴道有少许流血，无腹痛。患者发病时间与第一次服药时间间隔约 6.5h，检查呼吸 16

次 / 分，脉搏 55 次 / 分，血压 12.6/7.9kPa。双肺无干湿性啰音，心率 50～55 次 / 分，心律不齐，可闻频发早搏，无杂音。心电图提示：窦性心动过缓，频发窦性期前收缩。诊断：心律失常，频发窦性期前收缩。处理：吸氧，静脉滴注 5% 葡萄糖注射液 250mL 加 5mL 0.1g 利多卡因注射液 3 支，20 滴 / 分，患者心律失常持续约 24h 入院继续对症治疗。3 天后，患者恢复正常出院。

4. 肾功能衰竭

口服重楼可能导致患者肾功能衰竭，出现恶心、呕吐、全身乏力、腹痛、腹泻、水肿等症状。详细的临床病例报道如下。

例 1：张某，男，17 岁，学生。不良反应主诉为恶心，呕吐，头晕，全身乏力，尿闭。现病史：患者因右腕关节挫伤，肿胀、疼痛、活动受限。在晚 4 时、10 时分别口服云南白药保险子 1 粒，服后无任何不良反应。次日 4 时许又口服 0.5g 的云南白药粉剂。服后即呕吐出胃内容物约 500mL，同时伴有面色苍白、口唇发绀，四肢发凉，全身乏力。腹痛、腹泻，大便一日 4 次，均呈黑褐色黏液样，无尿。查血浆二氧化碳结合力 44.3%，血尿素氮 80%。遂以急性肾功能衰竭收入住院治疗 4 天。既往史：无急、慢性肾炎病史。查体：急重病容，表情痛苦，营养发育中等。神志恍惚，语言含糊不清，呼吸深大。体温 35.4℃，脉搏 80 次 / 分，血压 130/90mmHg。眼睑轻度浮肿，巩膜无黄染，其他无异常改变。入院诊断：急性肾功能衰竭（云南白药过敏）。治疗经过：患者除每日采取对症治疗外，还先后做了 6 次血液透析。患者一个半月后治疗好转出院。

二、不良反应的预防

重楼相关制剂在应用过程中，有可能引发过敏反应，因此，在使用前务必详询患者的药物过敏史，并在用药后紧密监测患者的反应。若发生过敏反应，应立即实施抗过敏治疗。同时，在用药期间，患者应避免食用与药物成分相悖的食物，如云南白药使用期间，不宜食用蚕豆、鱼类等，以防过敏反应的发生。为确保减轻胃肠道刺激征，建议患者在饭后服用药物，避免空腹用药。在使用重楼相关制剂时，若需同服其他药物时，应遵循中药配伍禁忌及西药的药物相互作用，谨慎选择，从而防止或避免不良反应的发生。

第八章　重楼产业现状及发展对策

重楼是我国常见的重要特色中药材，近年来，得益于其功能活性的不断发掘，我国重楼产业取得了快速发展，广泛应用于医药、保健及美容等领域。然而，与此同时，产业发展仍面临诸多制约可持续发展的难题。本文通过深入剖析重楼的产业现状、资源现状及专利情况等方面，旨在提出在推进重楼产业化过程中需关注的关键问题及其应对策略，为重楼产业的可持续发展提供参考。

第一节　重楼产业现状

一、重楼农业产业

重楼为多年生草本植物，因种子休眠期长、生长周期缓慢，需8年左右方能成药。近年来，随着药企对重楼原料需求的增加，野生重楼资源已呈现濒危形势。自中华人民共和国成立以来，重楼市场价格大体呈现上升态势，主要经历了3个价格上涨阶段，2个价格平稳阶段和1个价格下跌阶段。根据"中药材天地网"对重楼市场价格变迁的调查，2001年至2011年为其首个价格上涨阶段，市场价格从24元/kg攀升至370元/kg。2011年至2013年进入第一个价格平稳阶段，市场价格在370元/kg至340元/kg之间波动。2013年至2015年迎来第二个价格上涨阶段，市场价格由370元/kg上涨至820元/kg。2015年至2016年为第二个价格平稳阶段，市场价格在680元/kg至780元/kg之间波动。2017年至2018年为第三个价格上涨阶段，市场价格从780元/kg上涨至1200元/kg。然而，此后市场价格开始持续下滑，截至2023年底，重楼市场价格降至210元/kg。

在我国28种重楼属植物中，濒危物种达19种，均属于国家Ⅱ级保护植物，占重楼总数的71.43%，其中15种还被列入IUCN濒危物种红色名录。为满足市场需求，农业生产组织正逐步摒弃粗放管理模式，转向标准化种植发展。以"公司＋科技＋基地＋农户"的产业化模式为主导，有力推动了重楼种植的基地化、规模化、标准化、商品化和组织化发展。目前，重楼在云南、贵州等地已实现了大面积种植，缓解了野生资源难以满足市场需求的压力。然而，重楼种植品种较为混乱、同一品种表型多样、优质高产地域性品种缺乏等问题依然存在。

二、重楼中成药产业

重楼在镇痛、止血、抗炎、抗肿瘤及蛇虫咬伤等领域具备独特疗效，是宫血宁胶囊、云南白药、季德胜蛇药及楼莲胶囊等中成药的关键原料。根据对《中华人民共和国药典》《中华人民共和国卫生部药品标准中药成方制剂》1～20卷以及国家市场监督管理总局颁布的标准中所收录含重楼方剂的调查，结果显示，涉及83种含重楼方剂。

通过查阅药通网、健客、药品通、药房网、康爱多等网站，发现市售含重楼中成药中，除消痔洁肤软膏和小儿退热冲剂外，其余81种均有生产厂家生产和市场流通，包括处方药61种，非处方药20种；内服药56种，外用药25种。剂型以颗粒剂、片剂、贴膏剂、合剂、散剂、酊剂为主。

对81种含重楼中成药的生产企业分布和生产制剂情况进行分析。发现我国有107家药企生产含重楼制剂，分布于23个省，主要集中在南部、中部、东北部。其中，广东（15家）、吉林（14家）、云南（13家）、广西（8家）、贵州（8家）、湖南（7家）等省份分布较多。这表明我国生产含重楼中成药的企业较多，全国分布广泛，重楼原料需求难以形成地方企业垄断。

进一步分析81种中成药对应生产企业，发现59种中成药仅有1家药企生产，13种有2家药企生产，3种有3家药企生产，3种有4家药企生产，另有3种分别有7家、10家和13家企业生产。这说明我国含重楼中成药中有27.2%的品种在2家或2家以上药企生产，72.8%的品种仅在单一药企生产。生产重楼中成药品种较多的药企包括云南白药集团股份有限公司、昆明中药厂有限公司、广东太安堂药业股份有限公司等。

此外，根据国际疾病分类标准（ICD-10）分析，81种中成药的应用可归纳为18类。治疗损伤、中毒和外因引起的疾病共有25种中成药，为重楼主要治疗领域，占比为30.86%。其余依次为呼吸系统疾病（21种）、泌尿生殖系统疾病（19种）、肌肉骨骼系统和结缔组织疾病（18种）、消化系统疾病（12种）、循环系统疾病（11种）、传染病和寄生虫病（11种）、肿瘤（10种）、皮肤和皮下组织疾病（7种）、儿科病（6种）、妇科病

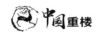

（4种）、内科病（4种）、症状、体征（4种）、分娩和产褥期（3种）、眼和附器疾病（2种）、耳鼻喉科病（1种）、外科病（1种）、阴阳气血津液痰证候类疾病（1种）等。可见含重楼中成药在疾病治疗领域具有广泛应用。

第二节　我国重楼产业专利基本情况

专利数量统计作为一项关键的数据分析手段，有助于揭示专利技术的活力与发展趋势，同时涵盖宏观与微观两个层面。从宏观角度来看，专利数量统计能够全方位地呈现特定时间范围内专利技术的活跃状况；而从微观层面来看，通过对专利数据的深入分析，可揭示技术发展的最新趋势、企业专利布局策略以及区域专利发展趋势。

本研究的数据来源于我国国家知识产权局。在检索过程中，输入关键词"重楼"，并对检索结果进行筛选。为确保数据的准确性与可靠性，根据所需文献类型对检索结果进行进一步筛选，如"授权起止日期""公开日期"以及是否为"有效专利"等。时间范围设定为1986年至2023年，以获取该时期内的专利数据。专利检索截止时间为2023年12月31日。

一、我国重楼产业专利申请趋势

重楼专利申请的发展过程可分为三个阶段。第一阶段，技术萌芽期（1985年至2002年），此期间重楼相关技术专利年申请量未超过25件，无显著增长趋势。全国范围内能及时将重楼产业成果申报专利保护的单位较少，专利主要以医学为主。第二阶段，技术发展期（2003年至2011年），重楼相关专利申请量逐年增长，平均每年超过60件。表明此期间，重楼关联技术研究处于发展阶段，科研力量日益壮大，专利保护意识显著提高。第三阶段，高速推进期（2012年至2017年），重楼专利申请量大幅增长，2017年达到顶峰，之后略有下降，但申请量仍超过100件。这说明初期的研究已逐渐成熟，技术成果大量产出。

在这些专利中，发明专利占主导地位，占比高达76.28%，实用专利排名第二，占22.70%，外观设计占比最低，仅为0.41%。总体来看，各研发主体对重楼产业的技术创新给予了高度关注。然而，申请量与授权量之间存在较大差距，表明在技术创新质量和实用性方面仍需加强。未来，重楼相关产品研发仍有较大提升空间。见图8-1。

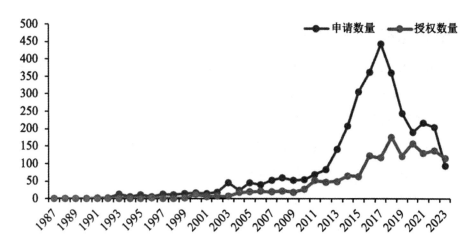

图 8-1　重楼的专利申请趋势

二、我国重楼的专利生命周期分析

专利技术生命周期是指专利申请过程中，专利申请人与专利申请量呈现周期性变化规律的现象，涵盖萌芽期、发展期、成熟期、衰退期及复苏期。重楼发明专利技术的生命曲线得以构建，得益于现代科学技术的飞速进步，以及重楼资源、化学、药理、产业等领域的深度研究，为发掘重楼价值以及后续资源的开发与利用奠定了坚实基础。近年来，重楼专利技术发展迅猛，重楼发明专利技术的生命曲线呈现稳定上升趋势，突破性增长态势明显，2017 年达到专利申请高峰，总计 470 项。2016 年、2017 年、2018 年的专利申请数量均超过 300 项，表明重楼专利技术正处于生命周期中的快速发展阶段。详见图 8-2。

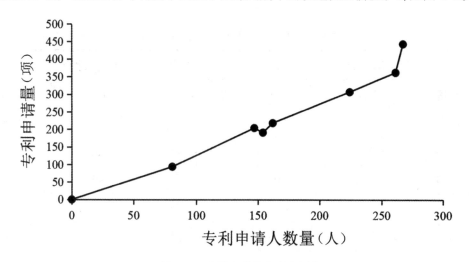

图 8-2　重楼专利技术生命周期

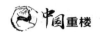

三、重楼的专利技术领域分布

通过对专利申请用途的深入分析，我们可以发现，重楼的专利技术主要分布在医药领域（A61）和农业、林业领域（A01）两大领域。在所有专利申请中，医用配制品（A61K）的申请数量最为庞大，达到了1906件，占全部专利申请总量的56.35%，构成了核心技术领域。紧接着是化合物或药物制剂的特定治疗活性（A61P），占比53.79%。而园林、栽培、林业（A01G）领域占比21.68%，位居第三。这些数据表明，A61K与A61P领域在各大主要国家的发展已经较为成熟。

然而，在重楼产业的发展过程中，我们也应看到其短板。重楼在医用配制品研发方面取得了实质性突破，但在农业、林业等领域的开发力度相对较弱，深加工领域尚未研发出具有强劲竞争力的品种。为弥补产业链的短板，我们必须在农业、林业领域加大技术创新的投入。这样才能推动重楼产业的持续健康发展，为其寻找新的增长点。

四、我国各专利布局分析

重楼专利申请人的地域分布分析显示。在我国与重楼相关的专利申请中，发明专利占据了主导地位，总计达到2620件，占全部重楼专利申请量的76.34%。这些申请覆盖了全国33个省市，反映出我国对重楼产业的广泛关注和研究力度。在各个地区中，云南省在重楼专利技术研究方面表现尤为突出，申请量达到1099件，占总数的32.02%。山东省和四川省分别位居其后，申请量分别为322件和225件，占总数的19.38%和6.56%。详见表8-1。

表 8-1 重楼的专利申请人区域分析

序号	省份	专利申请数量 / 件	占比 /%	序号	省份	专利申请数量 / 件	占比 /%
1	云南	1099	32.02%	8	贵州	129	3.76%
2	山东	322	9.38%	9	北京	115	3.35%
3	四川	225	6.56%	10	广西	108	3.15%
4	安徽	172	5.01%	11	河南	99	2.88%
5	江苏	141	4.11%	12	湖南	95	2.77%
6	浙江	139	4.05%	13	陕西	85	2.48%
7	广东	131	3.82%	14	湖北	65	1.89%

续表

序号	省份	专利申请数量/件	占比/%	序号	省份	专利申请数量/件	占比/%
15	上海	56	1.63%	25	山西	27	0.79%
16	重庆	54	1.57%	26	宁夏	14	0.41%
17	福建	53	1.54%	27	甘肃	14	0.41%
18	辽宁	47	1.37%	28	海南	8	0.23%
19	河北	46	1.34%	29	内蒙古	5	0.15%
20	江西	39	1.14%	30	新疆	5	0.15%
21	黑龙江	39	1.14%	31	西藏	2	0.06%
22	天津	36	1.05%	32	青海	2	0.06%
23	未知	31	0.90%	33	澳门	1	0.03%
24	吉林	27	0.79%				

全国范围内的重楼专利申请机构数据分析结果显示，排名前10的机构共申请了211件专利，仅占总申请量的6.15%。在排名中，云南宝田农业科技有限公司以36件专利申请量位居首位，占总专利数的1.05%。紧随其后的是中国科学院昆明植物研究所，申请量为29件。云南彝道农业发展有限公司和天津大学分别以24件和22件的申请量位列第三和第四。在研究领域和技术领域方面，我国对重楼的研究覆盖多个方向，体现出我国在重楼领域的科研实力。同时，研究机构类型丰富多样，包括企业和高校，其中企业占据主导地位。

在专利申请量上，企业的申请量明显高于高校，说明企业在相关技术研究和知识产权保护方面给予了更多重视。综合考虑，我国重楼专利申请机构呈现出多元化和分散化特点，但总体申请量较小。企业在相关技术研究和知识产权保护方面表现出一定意识，但仍需进一步加强。详见图8-3。

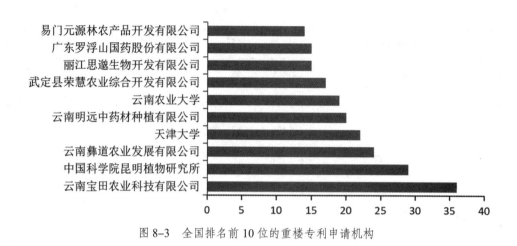

图 8-3　全国排名前 10 位的重楼专利申请机构

第三节　重楼产业发展对策

一、加强野生资源保育与合理利用

中药种质资源作为中医药产业发展的战略性基础资源，具备显著的特色与优势，蕴含巨大的经济价值和商业开发潜力，成为我国生物遗传资源产业化的首选对象。当前，重楼属植物濒危物种达 19 种，占比 71.43%，因此，开展重楼属植物资源的保护显得尤为重要。为确保重楼资源的保护与可持续利用，可从以下 3 个方面展开：首先，基于现有自然保护区，制定保护品种和区域，实施就地保护，加强重楼资源就地保护；其次，在相关研究单位以及种植企业支持下，开展重楼迁地保护，建立种质资源圃，以强化种质资源保护，进一步加强野生抚育及人工扩繁技术研究，促进资源更新，扩大种群数量，并培育规模化种植基地。最后，推进离体保护工作，构建重楼种质资源库、标本库和基因库，对重楼濒危或特有物种的种子进行保存，以实现重楼属植物物种多样性保护和资源再生。

二、加强优良品种选育和高效栽培技术推广

历版《中华人民共和国药典》收载的重楼基原植物为云南重楼和七叶一枝花。然而，受地理环境和生态因子的影响，以及重楼属物种外形的相似性，使得栽培重楼品种和物种混杂，导致品质不稳定和混伪品充斥，不利于产业品牌化发展。当前市场上云南重楼可见高秆、矮秆、紫秆、绿秆、圆叶、非圆叶等不同性状表型。地域分布上，仅高秆云南重楼在滇东（曲靖）、滇中（楚雄）、滇西（腾冲）等地表型差异显著，矮秆云南重楼则主要分

布于滇西等地。因此，重楼农业产业化领域首要任务是加强各地适生优良品种的选育。此外，加强重楼表型与品质、生态因子与品质、商品规格与品质等的相关关系研究，揭示重楼道地性形成机制，运用多重组学技术，如转录组、蛋白组、代谢组等，加强重楼的基础研究。实施精细化管理模式，推动重楼生产规范化基地建设，打造地方优势产业。

三、扩大重楼少数民族应用功能相关制剂的开发

当前，共有 28 个少数民族运用重楼属植物，涵盖 11 个物种。这些药物的民间记载表明，其主治功效与正品重楼相近，主要用于治疗疗疮痈肿、咽喉肿痛、蛇虫咬伤、跌打伤痛、惊风抽搐等疾病，可视为重楼潜在的替代资源。从主治疾病类型来看，重楼在跌打损伤、蛇虫咬伤、上呼吸道感染引发的咽喉炎、产后子宫出血等疾病的产品开发方面已受到广泛关注，已有云南白药、季胜德蛇药片、热毒清和宫血宁胶囊等代表性成药。然而，需引起重视的是，在民族药中记载较多的重楼治疗胃炎、胃溃疡、腮腺炎、肿瘤、皮肤病等领域，当前相关临床应用及产品较少，尽管疗效显著，但尚未得到足够关注，今后可加大相关制剂的研究开发力度。

四、完善重楼的质量标准体系

为确保重楼的临床疗效及安全性，有必要加大对重楼质量标准控制研究的投入，从重楼的原产地、采摘时间、入药部位、制剂工艺的炮制加工等环节，严加把控。重楼作为多基原、多功效的药材，现行《中华人民共和国药典》仅以重楼皂苷Ⅰ、Ⅱ、Ⅵ、Ⅶ作为质量控制指标，这难以全面反映重楼药材的质量，也无法充分体现其传统功用和临床药效。亟待建立符合重楼药材质量评价新方法。随着技术的发展，重楼皂苷 Parisyunnanoside Ⅰ、pariposide A ～ D、parisyunnanoside G ～ H、abutiloside L、nuatigenin-3-O-Rha（1→2）-Glc、重楼皂苷 H、parispolyside E、parispseudoside A ～ D、parisyunnanoside F、重楼皂苷 A、薯蓣皂苷、重楼皂苷 V 等已被证实与重楼"镇痛、止血、抗肿瘤"的经典功效关系密切，可考虑作为质控指标。同时，应强化重楼农残、重金属、二氧化硫等外源性有害物质的研究，构建科学的评价方法，为重楼进入国际贸易市场提供数据支撑。

五、扩大重楼非药用部位的资源利用

重楼非药用部位富含皂苷、黄酮、多糖、氨基酸等化学成分，具有抗白血病、抗氧化、免疫调节、抗肝损伤、止血、镇痛、抗菌和抗肿瘤等多种药理作用，开发潜力巨大。

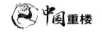

研究显示，重楼非药用部位的总皂苷能抑制白血病细胞株 K562 的生长，降低 K562 细胞中 β–catenin mRNA 和蛋白的表达水平，诱导白血病细胞 Bcl–2 蛋白表达下降和 Bax 蛋白表达上升。当前，药用植物在白血病治疗研究方面较为罕见，重楼非药用部位是否存在特殊抗白血病活性成分尚不明确，有必要深化研究，以期研发成制剂。此外，重楼非药用部位具有抗痤疮短棒菌苗、表皮葡萄球菌、金黄色葡萄球菌等功效，可开发成痤疮贴剂；其多糖和总黄酮具有卓越的抗氧化性能，可应用于面膜、护肤水、乳液等日化产品；同时，其止血、镇痛、抗菌药效在日化产品，如牙膏、创可贴、抗菌剂、洗发水、沐浴露等开发领域具有良好前景。重楼的茎、叶、花富含常见氨基酸、γ–氨基丁酸和呈味氨基酸，具有较高价值，可进一步开发为饲料或肥料。

六、加强研发和成果转化，提高产业核心竞争力

提升重楼产业的核心竞争力，关键在于强化研发与成果转化。自 2015 年我国政府工作报告首次提出"健康中国"的概念以来，大健康产业已上升为国家战略，覆盖了保健食品、健康饮品等与人体健康密切相关的各类产品，以及预防保健、医疗康复等医疗服务。重楼产业作为大健康产业中的特色产业，在日化品、保健品等新兴领域具备巨大的市场潜力。以重楼提取物为原料的云南白药牙膏、养元青洗发水等产品深受消费者喜爱。近年来，重楼提取物在面膜、肥皂、牙膏、洗发露等技术领域的相关专利逐渐增多。显然，在大健康产业的推动下，重楼产业正向日用品和化妆品等领域拓展。当前，重楼在组方和制剂开发等技术领域专利申请量较多，疾病方面专利涉及抗炎、抗肿瘤和抗癌、止痛、镇痛等，提取物的专利涉及有面膜、肥皂、牙膏、洗发露等。然而，这些专利技术尚未实现成果转化，应注重成果转化，实现科研引导产业，科研促进资源再生。总之，加强研发和成果转化，提高核心竞争力是重楼产业发展的重要任务。今后应着力加强以重楼提取物为核心的科技研发和成果转化，进一步提升产业链水平，为重楼产业高质量发展贡献力量。

参考文献

[1] 王娟，尹博睿，何燕 . 重楼属植物的本草学和民族植物学研究 [J]. 云南中医中药杂志，2017，38（5）：80–82.

[2] 郭汝聪 . 本草三家合注 [M]. 太原：山西科学技术出版社，2023.

[3] 陈嘉谟 . 本草蒙筌 [M]. 北京：中医古籍出版社，2020.

[4] 蒋露，康利平，刘大会，等 . 历代本草重楼基原考 [J]. 中国中药杂志，2017，42（18）：3469–3473.

[5] 王德群 .《政和本草》滁州药物考 [J]. 安徽中医学院学报，1993，（2）：55–58.

[6] 李恒 . 蚤休、重楼和王孙 [J]. 广西植物，1986，（3）：187–192.

[7] 王薛，陈卓，尹鸿翔 . 重楼在中国民族民间医药中的应用 [J]. 华西药学杂志，2018，33（5）：555–560.

[8] 吴其浚 . 植物名实图考 [M]. 北京：中华书局，1963：605.

[9] 胡世林 . 中国道地药材 [M]. 哈尔滨：黑龙江科学技术出版社，1989：251.

[10] 王艳，成世强，程虎印，等 . 陕西产重楼属南重楼组药用植物研究进展 [J]. 国际中医中药杂志，2020，42（10）：1034–1039.

[11]A F. Monographie du gener *Paris*[J]. Mem Soc Philom Centen, 1888, 24: 267-291.

[12]H H. Variations in *Paris polyphylla* Smith with reference to other *Asiatic* species[J]. Journal of Facu Science Tokyo University, 1969, 10: 141-180.

[13]Ji Y H. A Monograph of *Paris* (Melanthiaceae)[M]. Singapore: Springer Singapore, 2021.

[14] 江媛，杨青淑，王婧，等 . 毛重楼叶绿体基因组序列特征及其系统发育分析 [J]. 中草药，2021，52（13）：4014–4022.

[15] 李恒 . 重楼属植物 [M]. 北京：科学出版社，1998.

[16] 中国科学院中国植物志委员会 . 中国植物志·第十五卷 [M]. 北京：科学出版社，2016：86–96.

[17] 张开元 . 两种基因型云南重楼的荧光可视化真伪鉴定及化学特征相关性研究 [D]. 成都中医药大学，2018.

[18]Ji Y, Liu C, Yang J, et al. Ultra-barcoding discovers a *Cryptic* species in *Paris yunnanensis*(Melanthiaceae), a medicinally important plant[J]. Frontiers in plant science, 2020, 11: 411.

[19] 刘玉雨 . 云南重楼属植物分类整理与质量评价研究 [D]. 大理大学，2019.

[20] 刘福荣，韩大君 . 胶质和粉质重楼形成原因初探 [J]. 中药材，1992，（8）：40–41.

[21] 云南省卫生厅.云南省药品标准[S].云南,1975.

[22] 国家药典委员会.中华人民共和国药典[M].北京:中国医药科技出版社,2020.

[23] 徐国钧,何宏贤,徐珞珊,等.中国药材学.下册[M].北京:中国医药科技出版社,1996:640.

[24] 黄璐琦,詹志来,郭兰萍.中药材商品规格等级标准汇编[M].北京:中国中医药出版社,2019:889-893.

[25] 贾天颖,张晓南,苏钛,等.重楼质量研究及对《中国药典》重楼药材标准规定的思考[J].中国中药杂志,2020,45(10):2425-2430.

[26] 王世林,赵永灵,李晓玉,等.粉质和胶质滇重楼的研究[J].云南植物研究,1996,(3):345-348.

[27] 许晓佳.胶质重楼与粉质重楼总皂苷的含量测定和薄层层析比较[J].上海中医药杂志,1996(9):46.

[28] 易尚平,叶玉兰.胶质重楼和粉质重楼总皂苷含量比较[J].中药材,1989,12(5):36-37.

[29] 王飞飞,马骁,李振彪,等.胶质和粉质重楼总皂苷的超声提取工艺及活性成分的含量差异研究[J].解放军药学学报,2017,33(4):315-318.

[30] 尹鸿翔,薛丹,吴梅,等.川滇地区重楼商品药材质量评价[J].中药材,2007,(7):771-774.

[31] 王强,徐国钧.七叶一枝花类商品药材总皂苷含量测定[J].中药材,1989,(7):34-37.

[32] 马云淑,淤泽溥,吕俊,等.胶质重楼与粉质重楼主要药理作用的比较研究[J].中医药研究,1999,(1):26-29.

[33] 季晓杰.不同种重楼药材的品质研究[D].延边大学,2010.

[34] 杨丽英,杨斌,王馨,等.滇重楼药材产品质量分级标准研究[J].西南农业学报,2012,25(5):1860-1864.

[35] 符德欢,王丽,郭佳玉,等.4种重楼属药用植物的比较鉴别研究[J].云南中医学院学报,2017,40(4):83-86.

[36] 顾晶晶,杨天梅,杨美权,等.经典名方中重楼的本草考证[J/OL].中国实验方剂学杂志:1-15[2024-04-29].

[37] 滕林师,张鑫,成颖,等.重楼皂苷的药理活性及药代动力学研究进展[J].西北药学杂志,2019,34(2):280-283.

[38] 张凯强,扶利玫,张静全,等.中药重楼资源现状及解决途径[J].现代农业科技,2016(15):94-96.

[39] 陆辉,许继宏,陈锐平,等.云南重楼属植物资源现状与保护对策[J].云南大学学报(自然科学版),2006(S1):307-310.

[40] 姜黎,孙琴,张春,等.基于ITS全序列分析的重楼常见混伪品鉴定研究[J].中国新药杂志,2013,22(20):2439-2444.

[41] 刘涛,赵英良,杨莹,等.滇重楼的psbA-trnH条形码分子鉴定研究[J].天然产物研究与开发,2015,27(5):758-762.

[42] 方海兰,夏从龙,段宝忠,等.基于DNA条形码的中药材种子种苗鉴定研究——以重楼为例[J].中药材,2016,39(5):986-990.

[43] 刘立敏,韩多,李海峰,等.HPLC含量测定和DNA分子标记技术对重楼属药用植物的鉴定[J].

辽宁中医杂志, 2017, 44 (2): 355–359.

[44] 叶方, 柳施一, 胡培, 等. 武当山区重楼属植物基于 ITS2 的种内鉴别研究 [J]. 中草药, 2017, 48 (3): 550–558.

[45] 过立农, 刘杰, 朱玲, 等. 基于 DNA 条形码技术的重楼栽培品基原鉴定 [J]. 药物分析杂志, 2018, 38 (5): 857–866.

[46] 刘杰, 过立农, 马双成, 等. 基于 DNA 条形码技术的重楼药材疑似伪品基原鉴定 [J]. 药物分析杂志, 2020, 40 (8): 1437–1442.

[47] Kang L, Huang Y, Zhan Z, et al. Structural characterization and discrimination of the *Paris polyphylla* var.*yunnanensis* and *Paris vietnamensis* based on metabolite profiling analysis[J]. Journal of Pharmaceutical and Biomedical Analysis, 2017, 142: 252-261.

[48] 李芝奇, 陈美琳, 郭思敏, 等. 基于斑马鱼模型结合网络药理学探究重楼肝毒性机制 [J]. 世界中医药, 2023, 18 (6): 739–747.

[49] 张晓南, 苏钛, 普冰清, 等. 重楼药材中重金属及有害元素含量测定及分析 [J]. 中药与临床, 2020, 11 (1): 28–31.

[50] 李若诗, 袁会琼, 赵飞亚, 等. 不同产地不同种类重楼药材重金属元素的含量测定及分析 [J]. 中国实验方剂学杂志, 2019, 25 (15): 30–36.

[51] 朱艳霞, 黄燕芬, 柯芳. 滇重楼中重楼皂苷和重金属含量的相关性研究 [J]. 中国医院用药评价与分析, 2017, 17 (10): 1315–1318.

[52] 杨敏, 张杰, 沈昱翔, 等. 滇重楼与丛枝菌根的共生对重金属元素吸收的影响 [J]. 环境化学, 2018, 37 (4): 860–870.

[53] 黎海灵, 谷文超, 赵顺鑫, 等. 不同产地滇重楼药材及其根际土壤中 6 种重金属含量的比较 [J]. 环境化学, 2021, 40 (7): 2179–2192.

[54] 杨斌, 李绍平, 严世武, 等. 滇重楼资源现状及可持续利用研究 [J]. 中药材, 2012, 35 (10): 1698–1700.

[55] 王跃虎, 牛红梅, 张兆云, 等. 重楼属植物的药用价值及其化学物质基础 [J]. 中国中药杂志, 2015, 40 (5): 833–839.

[56] 钟廷瑜, 舒光明, 易尚平. 四川重楼属药用植物资源研究 [J]. 资源开发与市场, 1998, (5): 202–205.

[57] 尹鸿翔, 张浩. 濒危民族药重楼种质资源调查及质量评价研究 [J]. 时珍国医国药, 2009, 20 (11): 2863–2865.

[58] 刘杨, 华栋, 王夏茵, 等. 金线重楼的皂苷成分研究 [J]. 中南药学, 2015, 13 (1): 40–43.

[59] 黄贤校, 高文远, 谷克仁, 等. 毛重楼的化学成分研究 [J]. 中草药, 2009, 40 (9): 1366–1369.

[60] 景松松, 王颖, 李雪娇, 等. 黑籽重楼化学成分及其抗肿瘤活性研究 [J]. 中草药, 2017, 48 (6): 1093–1098.

[61] 刘江, 段志刚, 段宝忠, 等. 花叶重楼的生药学研究 [J]. 中药材, 2016, 39 (7): 1503–1506.

[62] 黄芸, 崔力剑, 刘伟娜, 等. HPLC–ELSD 法分析重楼商品药材中甾体皂苷的含量 [J]. 中国中药杂志, 2006, (15): 1230–1233.

[63] 何秀丽, 卢伟, 杨光义, 等. UPLC–MS/MS 法测定鄂西北地区不同产地重楼中 9 种皂苷类成分

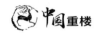

的含量 [J]. 湖北医药学院学报，2016，35（3）：256–260.

[64] 梁玉勇，刘振，高文远，等 .HPLC 测定贵州不同产地的七叶一枝花中 9 种甾体皂苷的含量 [J]. 中国中药杂志，2012，37（15）：2309–2312.

[65] 李懿，何佳，赵庭周，等 .HPLC 同时测定不同产地滇重楼中的 6 种重楼皂苷 [J]. 中成药，2012，34（1）：113–116.

[66] 付绍智，李楠，刘振，等 .HPLC 法测定不同产地重楼属植物中 7 种甾体皂苷成分 [J]. 中草药，2012，43（12）：2435–2437.

[67]Gad H A, Sherweit H, El-Ahmady, Mohamed I, Abou-Shoer, et al. Application of chemometrics in authentication of herbal medicines:a review[J]. Phytochemical Analysis, 2013, 24(1): 1-24.

[68]Wu Z, Zhang J, Xu F, et al. Rapid and simple determination of polyphyllin I, II, VI, and VII in different harvest times of cultivated *Paris polyphylla* Smith var. *yunnanensis* (Franch.) Hand.-Mazz by UPLC-MS/MS and FT-IR[J]. Journal of natural medicines, 2017, 71(1): 139-147.

[69] 刘立敏，赵志莲，韩多，等 . 不同生长年限滇重楼干物质积累量及活性成分的积累规律考察 [J]. 中国医药工业杂志，2016，47（6）：706–710.

[70] 夏从龙，赵杰，吕霜霜，等 . 不同生长年限滇重楼 HPLC 指纹图谱的研究 [J]. 中国现代应用药学，2011，28（6）：515–519.

[71] 张烨，吕霜霜，周浓，等 . 不同生长年限滇重楼中 4 种重楼皂苷的含量比较 [J]. 中国药房，2011，22（43）：4081–4083.

[72] 刘涛，刘冬梅，杨生超，等 . 不同生长年限滇重楼营养器官中皂苷的组织化学定位研究 [J]. 时珍国医国药，2017，28（10）：2517–2518.

[73]Yang Y G, Zhang J, Zhao Y L, et al. Quantitative determination and evaluation of *Paris polyphylla* var. *yunnanensis* with different harvesting times using UPLC-UV-MS and FT-IR spectroscopy in combination with partial least squares discriminant analysis[J].Biomed Chromatogr, 2017, 31(7): e3913.

[74] 张烨，赵倩，高科江，等 .HPLC 测定不同生长年限滇重楼中薯蓣皂苷元含量 [J]. 安徽农业科学，2011，39（6）：3280–3281.

[75] 严洪泽，周国华，孙彬彬，等 . 福建龙海杨梅产地元素地球化学特征 [J]. 中国地质，2018，45（6）：1155–1166.

[76] 巩丽，刘振东，高晗，等 . 微量元素过量对农作物的危害 [J]. 现代农业科技，2017（8）：132–134.

[77] 阳文武，王巍，赵顺鑫，等 . 滇重楼根际土壤有效性元素与药材质量相关性分析 [J]. 中国野生植物资源，2021，40（10）：13–18.

[78] 毕银丽 . 丛枝菌根真菌对煤矿区生态修复的影响（英文）[C]// 澳大利亚环境污染评估与修复联合研究中心 (CRC CARE)，澳大利亚纽卡斯尔大学全球环境修复中心 (GCER, UON)，中国科学院，中国生态修复网 .2016 国际棕地治理大会暨首届中国棕地污染与环境治理大会论文摘要集 . 中国矿业大学（北京）；2016：2.

[79] 谷文超，张杰，周浓，等 . 不同丛枝菌根真菌组合与接种时期对滇重楼幼苗根际土壤理化性质与微生物数量的影响 [J]. 中国实验方剂学杂志，2020，26（22）：116–130.

[80] 朱芙蓉，周浓，杨敏，等 . 不同丛枝菌根真菌对滇重楼幼苗根际土壤养分的影响 [J]. 中国实验

方剂学杂志，2020，26（22）：86-95.

[81] 张华，杜慧慧，郭冬琴，等.接种不同 AM 真菌对滇重楼幼苗功能基因表达的影响 [J].天然产物研究与开发，2019，31（2）：318-324.

[82] 张海珠，李杨，张彦如，等.菌根真菌处理下滇重楼对营养元素的吸收和积累 [J].环境化学，2019，38（3）：615-625.

[83] 杨玲，杨敏，郭冬琴，等.混合丛枝菌根真菌接种时期对滇重楼幼苗内源激素含量的影响 [J].中草药，2020，51（13）：3535-3544.

[84] 周游，杨敏，郭冬琴，等.不同丛枝菌根真菌组合接种后对云南重楼根际土壤环境的影响 [J].中国实验方剂学杂志，2020，26（22）：96-109.

[85] 周浓，张华琦，丁博，等.不同干燥方法对滇重楼中薯蓣皂苷元含量的影响 [J].时珍国医国药，2015，26（2）：361-362.

[86] 杜春华，徐怡，李东娴等.HPLC 法测定 60℃烘烤前后滇重楼药材四种皂苷的含量变化 [J].云南中医中药杂志，2016，37（5）：49-51.

[87] 张静，丁博，张华，等.不同干燥方法对滇重楼总皂苷含量和抗氧化活性的影响 [J].中国中医药信息杂志，2016，23（7）：95-97.

[88] 昝珂，高宇明，崔淦，等.基于特征图谱及多指标成分含量的云南重楼野生与栽培品比较研究 [J].中国中药杂志，2017，42（15）：3011-3016.

[89] 戴雪雯，冯丽丽，李海峰.不同种植基地滇重楼根茎和叶中甾体皂苷类有效成分的差异及相关性分析 [J].中国实验方剂学杂志，2018，24（3）：41-48.

[90] 管燕红，李海涛，张丽霞.野生滇重楼和露天栽培滇重楼叶的显微结构初步研究 [J].时珍国医国药，2013，24（1）：209.

[91] 辛灵怡，杨洋，朱婧，等.重楼抗肿瘤活性成分分类及作用机制研究进展 [J].中国药物警戒，2024，21（2）：235-240.

[92] 付艳丽，林燕，段春燕，等.重楼醇提物对非小细胞肺癌细胞活性影响的实验研究 [J].上海中医药大学学报，2017，31（2）：57-61.

[93] 陈志红，龚先玲，刘义.重楼总皂苷对人肺癌细胞 A549 的增殖抑制作用及对细胞周期的影响 [J].实用医学杂志，2010，26（15）：2685-2687.

[94] 王林娜.重楼皂苷Ⅱ体外抗肺癌活性、分子机制及其制剂处方前研究 [D].湖北中医药大学，2019.

[95] 游丽娇，孙芳园，杨小芳，等.重楼皂苷Ⅱ对人非小细胞肺癌 A549 细胞凋亡的影响 [J].中国中医药信息杂志，2021，28（10）：81-85.

[96] 陈琳，刘诗韵，冉凤英，等.重楼皂苷Ⅰ基于 miR-16-5p 调控 STAT3 信号通路抑制肺癌细胞增殖和迁移 [J].中国医院药学杂志，2023，43（12）：1347-1354.

[97] 陈舒怡，沈自尹，黄建华，等.重楼皂苷Ⅰ通过线粒体碎裂诱导人肺癌 NCI-H661 细胞凋亡 [J].中华中医药杂志，2018，33（2）：538-541.

[98] 王青，阙祖俊，罗斌，等.重楼皂苷Ⅰ对肺癌循环肿瘤细胞凋亡及周期的影响 [J].上海中医药杂志，2017，51（5）：77-81.

[99] 唐青，王苏美，吴万垠，等.重楼皂苷Ⅰ调控 Sp1/miR-542-3p/ILK 信号通路对肺癌细胞的抑制

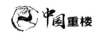

作用（英文）[J]. 中华中医药杂志，2022，37（5）：2805-2812.

[100] 任革，罗璐，贾永军，等. 基于 lncRNA AL158206.1-ce RNA-miRNA-19a-3p 对 FOXP1 的调控探索重楼皂苷Ⅶ抑制 NSCLC 细胞的分子机制 [J]. 中国病理生理杂志，2022，38（11）：2028-2037.

[101] 陈南楠. 金复康有效组分重楼皂苷Ⅶ抑制肺癌循环肿瘤细胞转移的作用及机制研究 [D]. 上海中医药大学，2020.

[102] 上官文姬，于盼，钱芳芳，等. 重楼皂苷Ⅶ通过 DNA 损伤介导的 p53 信号通路诱导肺腺癌循环肿瘤细胞簇凋亡 [J]. 中国中西医结合杂志，2022，42（7）：849-855.

[103] 何昊，钱小英，靳曼菲，等. 重楼皂苷Ⅶ抑制肺癌 H460 细胞增殖和迁移能力研究 [J]. 天然产物研究与开发，2021，33（3）：433-439.

[104] 陈源红，曾怡，覃艳春，等. 重楼水提物对肝癌细胞 HepG2 增殖及凋亡的影响 [J]. 右江民族医学院学报，2013，35（5）：595-597.

[105] 许新恒，康梦瑶，匡坤燕，等. 滇重楼茎叶总皂苷抗肝癌 HepG2 细胞活性 [J]. 基因组学与应用生物学，2016，35（8）：1865-1870.

[106] 张超，黄喜燕，李祥，等. 重楼皂苷Ⅶ对肝癌的体内抗肿瘤作用及机制研究 [J]. 中药新药与临床药理，2022，33（1）：7-13.

[107] 倪博然，董晓旭，刘艺，等. 重楼皂苷Ⅵ对肝癌 HepG2 细胞凋亡的作用 [J]. 中华中医药杂志，2019，34（4）：1391-1395.

[108] 喻青青，樊旭，朱敏，等. 重楼皂苷Ⅰ抗肝癌细胞作用的初步研究 [J]. 中国免疫学杂志，2021，37（1）：57-60.

[109] 曾普华，叶书林，王佳佳，等. 重楼皂苷Ⅰ对人肝癌细胞 MHCC97-H 增殖、周期、凋亡的影响 [J]. 云南中医学院学报，2017，40（3）：7-10.

[110] 萧梅芳，戴霞红，贺新春，等. 重楼皂苷Ⅰ对肝癌细胞的增殖及凋亡的影响 [J]. 生命科学研究，2011，15（6）：519-523.

[111] 张晓. 重楼皂苷Ⅰ对肝癌细胞 Bel-7402 生长抑制作用的实验研究 [D]. 福建中医药大学，2010.

[112] 张华. 滇重楼茎叶总皂苷抑制白血病 K562 细胞分子机制的研究 [D]. 昆明医科大学，2013.

[113] 官永海，蔡虹，杨春辉. 重楼皂苷 D 对人慢性粒细胞白血病 K562 细胞增殖的抑制作用及其机制 [J]. 白血病·淋巴瘤，2017，26（4）：204-207.

[114] 田野，许才明，贾思寻，等. 重楼皂苷Ⅵ诱导急性髓系白血病 THP-1 细胞凋亡机制研究 [J]. 免疫学杂志，2020，36（12）：1099-1104.

[115] 吴宁波，张晓红，徐荣臻. 天然小分子化合物重楼皂贰Ⅰ抗人白血病细胞机制的研究 [C]// 浙江省医学会血液病学分会，2007 年浙江省血液病学术年会论文汇编. 浙江大学附属第二医院（衢州），2007：2.

[116] 张鸿飞. 重楼皂苷Ⅶ抑制结肠癌细胞迁移和侵袭作用及机制研究 [D]. 中国人民解放军空军军医大学，2018.

[117] 罗吉，罗燕，李勇敏，等. 重楼皂苷Ⅰ对结肠癌 HCT116 细胞凋亡及 Bax，Bcl-2，Caspase-3 蛋白表达的影响 [J]. 中国实验方剂学杂志，2018，24（6）：172-176.

[118] 王理槐，徐倩，孙银辉. 重楼皂苷Ⅶ对人结肠癌细胞株的抑制增殖及诱导凋亡作用研究 [J]. 中国医药，2020，15（1）：92-95.

[119] 于思，曹治兴，杨雨婷，等 . 重楼皂苷Ⅰ诱导 G_2/M 期阻滞及干扰微管结构抗结肠癌 HCT116 细胞作用机制 [J]. 中国实验方剂学杂志，2017，23（6）：149–154.

[120] 庞晓辉，王朝杰，崔勇霞，等 . 重楼皂苷Ⅰ对结肠癌耐奥沙利铂细胞株的毒性研究 [J]. 胃肠病学和肝病学杂志，2017，26（8）：865–868.

[121] 罗燕，蒋益兰，李勇敏，等 . 重楼皂苷Ⅰ对结肠癌 HCT116 细胞 FOXQ1 及上皮间质转化的影响 [J]. 中国实验方剂学杂志，2020，26（11）：119–123.

[122] 李宇华，孙阳，樊磊，等 . 重楼皂苷Ⅵ抑制结肠癌 LoVo 细胞转移的作用及机制研究 [J]. 华南国防医学杂志，2015，29（8）：571–574.

[123] 向姝，尹玲，杨林辉 . 重楼皂苷Ⅵ对人结肠癌细胞侵袭迁移能力的影响 [J]. 胃肠病学和肝病学杂志，2019，28（12）：1397–1402.

[124] 张鸿飞，梅其炳，张峰，等 . 重楼皂苷Ⅶ抑制结肠癌细胞迁移、侵袭及机制研究 [J]. 免疫学杂志，2018，34（4）：286–293.

[125] 张欣，陈震霖，王洁，等 . 重楼皂苷Ⅶ对 SW–480 细胞凋亡和周期的影响及机制研究 [J]. 现代生物医学进展，2016，16（30）：5809–5813.

[126] 肖晓慧，宫瑞松，张相强，等 . 重楼活性单体 PP–22 对人结肠癌 SW620 细胞增殖和凋亡的影响 [J]. 中国现代应用药学，2015，32（10）：1175–1180.

[127] 陈家劲，王娟娟，张鹏，等 . 重楼活性单体 PP–26 抑制结肠癌 SW620 细胞增殖并诱导细胞凋亡 [J]. 暨南大学学报 (自然科学与医学版)，2015，36（2）：124–130.

[128] 李晞，王继红，肖亚雄 . 重楼提取液对人结肠癌 SW480 细胞增殖的影响及其作用机制 [J]. 中国生物制品学杂志，2010，23（6）：619–622.

[129] 顾琳慧，冯建国，钱丽娟，等 . 重楼皂苷Ⅰ对高转移人卵巢癌细胞体外生长抑制功能的研究 [J]. 中华中医药学刊，2012，30（10）：2212–2215.

[130] 刘宗谕，李丹，王碧航，等 . 重楼皂苷Ⅰ对人卵巢癌细胞株体外生物学效应的影响 [J]. 中国妇幼保健，2017，32（24）：6281–6284.

[131] 贾萍，龙方懿，王华飞，等 . 基于 DLEC1 基因表观遗传学调控探讨重楼皂苷Ⅰ的抗卵巢癌作用 [J]. 中国生物制品学杂志，2017，30（9）：936–942.

[132] 张嘉玲，郑长军，杨瑞琦，等 . 重楼皂苷Ⅶ联合顺铂通过内质网应激诱导卵巢癌细胞凋亡 [J]. 中国实验诊断学，2015，19（1）：6–9.

[133]Xiao X, Zou J, Bui-Nguyen T M, et al. *Paris* saponin II of Rhizoma Paridis-a novel inducer of apoptosis in human ovarian cancer cells[J]. Bioscience trends, 2012, 6(4): 201-211.

[134]Xiao X, Yang M, Xiao J, et al. *Paris* saponin II suppresses the growth of human ovarian cancer xenografts *via* modulating VEGF-mediated angiogenesis and tumor cell migration[J]. Cancer chemotherapy and pharmacology, 2014, 73(4): 807-818.

[135]Yang M, Zou J, Zhu H, et al. *Paris* saponin II inhibits human ovarian cancer cell-induced angiogenesis by modulating NF-kappaβ signaling[J]. Oncology Reports, 2015, 33(5): 2190-2198.

[136] 吴荣恒 . 重楼提取物对乳腺癌细胞 MCF-7 增殖的影响 [J]. 中华中医药学刊，2014，32（6）：1484–1486.

[137] 张艺博，张慧中，阮意丹，等 . 重楼总皂苷诱导乳腺癌 MCF-7 细胞铁死亡抗肿瘤机制研究 [J/

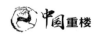

OL]. 中国中药杂志 :1-11[2024-05-01].

[138] 朱翔，柴冬亚，张六一，等 . 重楼皂苷Ⅰ对人乳腺癌细胞膜通透性和流动性的影响 [J]. 中国临床药理学杂志，2023，39（2）：196-200.

[139] 张特，张亮，陆俊霏，等 . 重楼皂苷Ⅰ靶向 EGFR 影响人乳腺癌细胞增殖及凋亡的作用机制 [J]. 中国中药杂志，2022，47（3）：721-729.

[140] 胡炜彦，李菊，贺智勇，等 . 重楼皂苷Ⅰ对人乳腺癌细胞 MCF-7 体内外生长的抑制作用 [J]. 中成药，2015，37（7）：1582-1585.

[141] 刘卫国，盛雅娟，蓝天，等 . 重楼皂苷Ⅱ对乳腺癌细胞的生长抑制作用 [J]. 中华中医药学刊，2013，31（4）：908-910.

[142] 江皓，赵鹏军，马胜林 . 重楼皂苷Ⅰ通过 PI3K/Akt 途径诱导胰腺癌 PANC-1 细胞凋亡的研究 [J]. 肿瘤学杂志，2014，20（2）：127-130.

[143] 何昊，刘杨，钱小英，等 . 重楼皂苷Ⅶ对胰腺癌 PANC-1 细胞增殖、迁移与侵袭作用及机制研究 [J]. 中草药，2021，52（7）：1981-1986.

[144] 胡世尚，周圆圆，吴子豪，等 . 重楼皂苷Ⅶ对胰腺癌细胞的作用研究 [J]. 湖北医药学院学报，2020，39（6）：544-550.

[145] 萧梅芳 . 重楼皂苷 D 对人胰腺癌细胞增殖和凋亡的影响 [J]. 中国中药杂志，2020，45（6）：1418-1422.

[146] 张珂，邓清华，马胜林 . 重楼醇提取物对胃癌 SGC-7901 细胞增殖和凋亡的影响 [J]. 中华中医药学刊，2016，34（1）：145-148.

[147] 洪星辉，王靓，方海雁，等 . 重楼总皂苷对人胃癌细胞 SGC-7901 增殖、迁移和侵袭能力的影响 [J]. 安徽中医药大学学报，2019，38（6）：48-51.

[148] 洪星辉，王靓，梁梦茹，等 . 重楼总皂苷对 LiCl 诱导人胃癌 MKN-45 细胞迁移及侵袭的影响 [J]. 中草药，2019，50（13）：3134-3139.

[149] 方海雁，龚晓燕，洪星辉，等 . 重楼总皂苷对人胃癌 MKN-45 细胞凋亡及 Fas/FasL 信号通路的影响 [J]. 中国中药杂志，2015，40（7）：1388-1391.

[150] 保永亮，龚晓燕，方海雁，等 . 重楼总皂苷对人胃癌 MNK-45 和 MGC80-3 细胞增殖的影响 [J]. 安徽中医学院学报，2012，31（6）：51-55.

[151] 贾科，吴庆琛，张成 . 重楼总皂苷对胃癌细胞株 MGC-803 生长的抑制作用 [J]. 中国生化药物杂志，2011，32（4）：284-286.

[152] 侯梅，陈贺骏涛，苏婧婧，等 . 重楼皂苷Ⅱ诱导人胃癌 MGC-803 细胞凋亡的体外研究 [J]. 中南药学，2019，17（5）：647-651.

[153] 钟方明，吕望，方礼逵，等 . 重楼皂苷Ⅵ激活 JNK 通路诱导食管癌细胞凋亡和抑制 ERK/c-Myc 通路调节有氧糖酵解的研究 [J]. 中国肿瘤，2020，29（1）：63-69.

[154]Yan S, Tian S, Kang Q, et al. Rhizoma Paridis saponins suppresses tumor growth in a rat model of N-Nitrosomethylbenzylamine-induced esophageal cancer by inhibiting cyclooxygenases-2 pathway.[J]. PloS One, 2015, 10(7): e131560.

[155] 王波涛，孙斌，祝康，等 . 重楼皂苷Ⅰ介导 Wntβ-catenin 信号通路对鼻咽癌 CNE1 细胞生长和上皮间质转化的影响 [J]. 世界中医药，2020，15（24）：3782-3786.

[156] 唐云云，谭桂香，蒋建伟，等. 重楼活性单体 pp-22 对人鼻咽癌细胞 CNE-1 增殖、周期和凋亡的影响 [J]. 临床医学工程，2018，25（4）：441-443.

[157] 陈志红，龚先玲，刘义. 重楼总皂苷对人鼻咽癌细胞 CNE-2Z 周期及凋亡的影响 [J]. 中成药，2011，33（1）：25-29.

[158] 吴霞，张玉波，王国才，等. 云南重楼中 2 个脂肪酸的分离鉴定及其抑制鼻咽癌细胞活性研究 [J]. 广东药学院学报，2014，30（6）：698-701.

[159] 娄慧全. 滇重楼总皂苷对涎腺腺样囊性癌细胞 ACC-LM 影响的实验研究 [D]. 昆明医科大学，2016.

[160] 何秋敏，许彪，王卫红，等. 滇重楼总皂苷对涎腺腺样囊性癌 ACC-83 细胞增殖抑制及其机制的研究 [J]. 华西口腔医学杂志，2017，35（3）：317-321.

[161] 闫江舟. 重楼皂苷 D 诱导 HL-60 细胞向单核系的分化及其机制 [D]. 大连医科大学，2014.

[162] Yao N, Zhou J, Jiang Y, et al. Rhizoma Paridis saponins suppresses vasculogenic mimicry formation and metastasis in osteosarcoma through regulating miR-520d-3p/MIG-7 axis[J]. Journal of Pharmacological Sciences, 2022, 150(3): 180-190.

[163] 王洪伸，林涌鹏，尹萌辰，等. 重楼皂苷 I 对人骨肉瘤 MG63 细胞增殖、凋亡及 DNA 损伤影响研究 [J]. 现代中西医结合杂志，2021，30（36）：3991-3996.

[164] 李涛. 重楼总皂苷抗肿瘤机制研究 [D]. 陕西师范大学，2013.

[165] 任可，周静，李振麟，等. 重楼提取物抗骨肉瘤作用及机制研究 [J]. 中草药，2019，50（1）：120-128.

[166] 邓碧凡，廖敏，邱荣敏，等. 重楼皂苷 I 对低氧喉癌 Hep-2 细胞增殖和 HIF-1α、VEGF 表达的影响 [J]. 安徽医科大学学报，2016，51（11）：1613-1617.

[167] 李涛. 滇重楼总皂苷对人舌鳞癌 CAL-27 细胞增殖抑制及其机制的研究 [D]. 昆明医科大学，2018.

[168] 程卉，苏婧婧，候会洁，等. 重楼皂苷 I 抗宫颈癌 HeLa 细胞作用及机制研究 [J]. 中药材，2013，36（11）：1815-1819.

[169] 刘江. 滇产 7 种重楼属药用植物主要成分含量分析及止血、镇痛药效学研究 [D]. 大理大学，2017.

[170] 王强，徐国钧，蒋莹. 重楼类中药镇痛和镇静作用的研究 [J]. 中国中药杂志，1990（2）：45-47.

[171] 姚勤，刘会珍，胡俊扬，等. 重楼醇提物镇痛抗炎作用研究 [J]. 南京中医药大学学报，2012，28（6）：561-563.

[172] 张媛，唐大轩，张莉，等. 重楼皂苷 I、VI 及总皂苷镇痛抗炎作用研究 [J]. 四川中医，2020，38（5）：68-70.

[173] 肖杨，周霞，唐大轩，等. 重楼皂苷 VII、H 及总皂苷镇痛抗炎作用研究 [J]. 四川中医，2021，39（6）：57-60.

[174] 卜伟，赵君，沈志强，等. 滇重楼地上部分与地下部分总皂苷止血、镇痛、抗炎作用比较 [J]. 天然产物研究与开发，2009，21（B10）：370-372.

[175] 王建，黎海蒂，徐海伟，等. 重楼皂甙对急性吗啡耐受大鼠痛反应及海马 ACTH 和 β-EP 含量

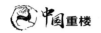

的影响 [J]. 第三军医大学学报，2000（12）：1142-1144.

[176] 徐海伟，黎海蒂，王建，等.重楼皂甙翻转急性吗啡耐受关节炎大鼠下丘脑内 ACTH 水平的下降（英文）[J]. 中国神经科学杂志，2001，（3）：259-264.

[177] 王根辈.中药重楼皂苷药代动力学及其缓解癌性疼痛的药效物质基础研究 [D]. 天津大学，2021.

[178] 刘轩硕.重楼皂苷缓解化疗痛的作用机制及物质基础研究 [D]. 天津科技大学，2021.

[179] 方向明，徐文娟.止血药物的分类与临床应用 [J]. 医学新知，2014，24（1）：19-21.

[180] 王强，徐国钧，程永宝.中药七叶一枝花类的抑菌和止血作用研究 [J]. 中国药科大学学报，1989，（4）：251-253.

[181] 罗刚，吴廷楷，周永禄，等.重楼皂甙 C 止血作用的初步研究 [J]. 中药药理与临床，1988（2）：37-40.

[182] 张海珠，赵飞亚，陶爱恩，等.基于成分－活性整体相似性的重楼替代资源筛选 [J]. 中草药，2018，49（18）：4366-4373.

[183] 丛悦，柳晓兰，余祖胤，等.重楼皂苷 H 诱导血小板聚集效应及其机制的研究 [J]. 解放军医学杂志，2010，35（12）：1429-1432.

[184] 付亚莉，赵振虎，善亚君，等.重楼甾体总皂苷对血小板聚集的直接诱导作用及初步机制研究 [J]. 军事医学科学院院刊，2007，（5）：416-419.

[185] 吴廷楷，周世清，尹才渊，等.重楼总皂甙止血作用的药理研究 [J]. 中药药理与临床，1987，（4）：37-40.

[186] 彭一凡，张欣，李焘，等.七叶一枝花提取物对小鼠的止血作用 [J]. 陕西师范大学学报（自然科学版），2019，47（4）：97-101.

[187]Man S, Fan W, Gao W, et al. Anti-fibrosis and anti-cirrhosis effects of Rhizoma Paridis saponins on diethylnitrosamine induced rats[J]. Journal of Ethnopharmacology, 2014, 151(1): 407-412.

[188]Man S, Qiu P, Li J, et al. Global metabolic profiling for the study of Rhizoma Paridis saponins-induced hepatotoxicity in rats[J]. Environmental Toxicology, 2017, 32(1): 99-108.

[189] 洪燕，韩燕全，罗欢，等.重楼皂苷对肝纤维化大鼠纤维化标志物的影响及其相关性分析 [J]. 山西中医学院学报，2014，15（6）：20-22.

[190] 洪燕，韩燕全，刘茜，等.重楼保肝作用有效部位筛选研究 [J]. 中药材，2013，36（9）：1501-1504.

[191] 韩燕全，洪燕，左冬，等.重楼对小鼠急性肝损伤保护作用的研究 [J]. 中药药理与临床，2012，28（1）：99-102.

[192] 杨黎江，沈放，路斌，等.重楼总皂苷对 CCl_4 致小鼠肝损伤作用的组织学研究 [J]. 昆明学院学报，2017，39（3）：71-74.

[193] 洪燕，韩燕全，桂洁，等.重楼醇提物对小鼠免疫性肝损伤保护作用 [J]. 辽宁中医药大学学报，2013，15（5）：31-33.

[194] 杨黎江，路斌，沈放，等.重楼皂苷对微囊藻毒素致小鼠肝损伤保护作用的组织学研究 [J]. 昆明学院学报，2014，36（6）：36-38.

[195] 李辰浩.滇重楼总皂苷对非酒精性脂肪性肝炎大鼠及其 NF-κB 信号通路影响的初步研究 [D].

云南中医药大学，2021.

[196] 申世安.滇重楼多糖的分离纯化与结构鉴定及其生物活性研究 [D]. 四川农业大学，2017.

[197] 黄谷香，刘瑞洪.重楼对膜性肾病大鼠肾脏的保护作用 [J]. 广东医学，2007，（4）：527-529.

[198] 黄谷香，刘瑞洪.重楼对膜性肾病大鼠肾脏核转录因子 –κB 活化及Ⅳ型胶原表达的影响 [J]. 中国中西医结合肾病杂志，2008，（1）：29-31.

[199] 杨黎江，沈放，仝向荣，等.重楼皂苷对微囊藻毒素致小鼠肾损伤保护作用的组织学研究 [J]. 昆明学院学报，2013，35（6）：47-50.

[200] 毕慧欣，杨琼，李清初，等.重楼皂苷Ⅱ对高糖干预下肾小球系膜细胞增殖及氧化应激的影响 [J]. 广西医学，2019，41（13）：1670-1672.

[201] 黄艳霞，覃海丽，黄彦峰，等.重楼醇提液对小鼠胃排空、小肠推进的影响 [J]. 右江民族医学院学报，2014，36（3）：360-362.

[202] 黄彦峰，何显教，晋玲，等.重楼水提液对小鼠胃肠运动功能的影响 [J]. 医药导报，2014，33（4）：442-445.

[203] 熊伟.HMGB1 在滇重楼治疗脓毒症所致肠道功能障碍中的表达研究 [D]. 昆明医科大学，2018.

[204] 张秋萍，毕慧欣，谢琳.重楼的药理作用及其临床应用研究进展 [J]. 医学综述，2018，24（20）：4113-4117.

[205] 杨帆，韩钰，丛恬甡，等.薯蓣皂苷对大鼠心肌收缩与钠 – 钙交换体的影响 [J]. 中国应用生理学杂志，2016，32（3）：209-213.

[206] 赵保胜，朱寅荻，马勇，等.中药重楼研究进展 [J]. 中国实验方剂学杂志，2011，17（11）：267-270.

[207] 万近福，李晋玉，韦迪，等.一种高纯度重楼皂苷Ⅵ的制备方法及应用：CN201710224943.6[P].CN106967148A.

[208] 吴杨阳，张真真，黄兰杰，等.滇重楼多糖对牛蛙心脏和腓肠肌影响的比较研究 [J]. 中国野生植物资源，2021，40（3）：15-19.

[209] 王娓娓，吴雪松，张红苗，等.重楼皂苷Ⅰ对体外抑制冠状动脉内皮细胞增殖的影响 [J]. 昆明医科大学学报，2016，37（11）：37-40.

[210] 李早慧，都晓伟.滇重楼药材的研究进展及其质量标志物（Q-Marker）预测分析 [J]. 中草药，2023，54（9）：3032-3048.

[211] 刘平安，张国民.七叶一枝花药理机制研究进展 [J]. 湖南中医杂志，2022，38（6）：202-206.

[212] 丁艳苓，姚婉贞.慢性阻塞性肺疾病与哮喘气道炎症的研究 [J]. 中国呼吸与危重监护杂志，2004，（6）：78-80.

[213] 张霄霖，陈霭，曾智.重楼对大鼠哮喘模型 IgE 水平及嗜酸性粒细胞的影响 [J]. 疑难病杂志，2008，（9）：528-530.

[214] 曹银利，孙亚洲，崔清洋，等.重楼皂苷Ⅰ对脂多糖诱导的小鼠急性肺损伤的保护作用研究 [J]. 中国免疫学杂志，2022，38（21）：2583-2587.

[215] 李敏敏，胡军华，姚廷山，等.重楼提取物对柑桔3种病原真菌的抑制活性 [J]. 中国南方果树，2011，40（6）：1-3.

[216] 林逢春，李开金，武天安，等.滇重楼抑菌效果研究 [Z]. 楚雄医药高等专科学校：2005.

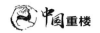

[217] 孙东杰，涂颖，何黎 . 滇重楼乙醇提取物对痤疮发病相关菌抑制作用的研究 [J]. 皮肤病与性病，2013，35（2）：67–69.

[218] 陆克乔，张梦翔，施高翔，等 . 云南重楼正丁醇提取物对白念珠菌生物膜形成的抑制作用 [J]. 中草药，2016，47（3）：440–446.

[219] 李焘 . 滇重楼与七叶一枝花化学成分及生物活性的研究 [D]. 陕西师范大学，2011.

[220] 李艳红，刘娟，杨丽川，等 . 滇重楼对口腔病原菌生长影响的体外实验研究 [J]. 昆明医学院学报，2009，30（11）：15–18.

[221] 王诔璐 . 苏木、滇重楼、丁香对牙菌斑生物膜影响的体外研究 [D]. 昆明医科大学，2014.

[222] 蒲秀瑛，刘宇，李言，等 . 重楼皂苷的制备及其抗 A 型流感病毒活性 [J]. 中国药理学与毒理学杂志，2013，27（2）：187–192.

[223] 石小枫，杜德极 . 重楼的药理研究及应用概况 [J]. 中医药信息，1991，（4）：42–45.

[224] 王宇飞，江媛，杨成金，等 . 滇重楼化学成分、药理作用和临床应用研究进展 [J]. 中草药，2022，53（23）：7633–7648.

[225] 朱卫丰，李佳莉，孟晓伟，等 . 葛属植物的化学成分及药理活性研究进展 [J]. 中国中药杂志，2021，46（6）：1311–1331.

[226] 胡惠清，李静，方坤，等 . 蜕皮甾酮抑制肿瘤坏死因子 α 诱导的 HaCaT 细胞的炎症因子的产生 [J]. 中国中西医结合皮肤性病学杂志，2019，18（1）：1–5.

[227]Huang R, Shu J, Dai X, et al. The protective effect of polyphyllin I on myocardial ischemia/reperfusion injury in rats[J]. Ann Transl Med, 2020, 8(10): 644.

[228]Zhang C, Li C, Jia X, et al. In *vitro* and in *vivo* anti-Inflammatory effects of polyphyllin VII through downregulating MAPK and NF-κB pathways[J]. Molecules(Basel, Switzerland), 2019, 24(5): 875.

[229] 陆俊锟 . 滇重楼巴布剂治疗急性痛风性关节炎的临床研究 [D]. 云南中医学院，2016.

[230] 董玮，袁小洲，李皎，等 . 滇重楼巴布剂对大鼠急性痛风性关节炎及炎症的调控机制 [J]. 昆明医科大学学报，2018，39（2）：21–24.

[231] 熊伟，陈思如，修光辉，等 . 滇重楼连续灌胃对肠黏膜功能障碍的抗炎保护作用 [J]. 云南中医中药杂志，2017，38（10）：68–71.

[232] 李春江 . 重楼皂苷抗乳腺癌及免疫调节作用研究 [D]. 东北师范大学，2011.

[233] 王娟，刘瑞洪，肖红波，等 . 重楼皂甙Ⅱ对狼疮性肾炎患者外周血 CD4 ～ +CD25 ～ +T 调节细胞表达的细胞因子的影响 [J]. 现代生物医学进展，2010，10（1）：50–53.

[234] 谌南岚 . 重楼皂甙Ⅱ对系膜细胞凋亡及细胞外基质的影响 [D]. 中南大学，2011.

[235] 刘功成 . 重楼多糖对衰老模型小鼠免疫功能和抗氧化能力的影响 [D]. 四川农业大学，2015.

[236] 李膺，陈旖湛，丁艺雪，等 . 黑鳗藤属植物 C_{21} 甾体苷类化学成分及其免疫作用研究进展 [J]. 中国医药指南，2011，9（24）：207–211.

[237]Li X, Sun H, Ye Y, et al. Three new immunomodulating C21-steroidal glycosides from the stems of Stephanotis mucronata[J]. Chem Biodivers, 2005, 2(12): 1701-1711.

[238]Chen F, Ni Y, Ye Y, et al. Comparison of immunosuppressive activity of stephanoside E and its aglycone from *Stephanotis mucronata* in *vitro*[J]. International Immunopharmacology, 2010, 10(10): 1153-1160.

[239] 庞敏，吴志，陈森，等 . 重楼皂苷 Ⅰ 对成骨细胞 MC3T3–E1 增殖及分化的实验研究 [J]. 陕西医

学杂志，2019，48（9）：1111-1114.

[240] 许晓莲，李勃 . 重楼皂苷促成骨样细胞 MC3T3-E1 增殖作用及其机制 [J]. 武警医学，2014，25（3）：275-277.

[241] 许晓莲，李勃 . 重楼皂苷促大鼠成骨细胞增殖的作用及其机制研究 [J]. 华南国防医学杂志，2015，29（6）：407-410.

[242] 董凡赫，寿今豪，陈宇峰，等 . 重楼皂苷 I 通过抑制自噬减轻磷酸三钙磨损颗粒诱导成骨细胞损伤的实验研究 [J]. 中草药，2020，51（9）：2501-2508.

[243] 周隆 . 重楼皂苷Ⅶ抑制破骨细胞分化的作用观察及机制研究 [D]. 中国医科大学，2018.

[244] 刘永立，程富礼，景小博，等 . 重楼皂苷对新生大鼠成骨细胞增殖、分化及 Smurf1、Cthrc1、BMP-2 表达的影响 [J]. 中药药理与临床，2018，34（3）：72-76.

[245] 高云涛，杨利荣，杨益林，等 . 重楼提取物体外清除活性氧及抗氧化作用研究 [J]. 中成药，2007，（2）：195-198.

[246] 童立雷 . 重楼总皂苷提取工艺及抗氧化特性 [D]. 安徽农业大学，2012.

[247] 韦蒙，许新恒，李俊龙，等 . 滇重楼茎叶总皂苷提取工艺优化及其体外抗氧化活性分析 [J]. 天然产物研究与开发，2015，27（10）：1794-1800.

[248] 毕葳，沈蒝，王鹏龙，等 . 重楼中几个甾体皂苷类成分对鸡胚绒毛尿囊膜血管生成的影响 [J]. 中成药，2012，34（8）：1536-1541.

[249] 林云华 . 中药重楼联合奥沙利铂抗血管生成的实验研究 [D]. 南京中医药大学，2009.

[250] 胡静，钱晓萍，刘宝瑞，等 . 重楼醇提物体外抑制血管生成作用研究 [J]. 现代肿瘤医学，2008，（8）：1273-1278.

[251]Zhou Y, Yang D, Chen H, et al. Polyphyllin I attenuates cognitive impairments and reduces AD-like pathology through CIP2A-PP2A signaling pathway in 3XTg-AD mice[J]. The FASEB journal, 2020, 34(12): 16414-16431.

[252] 赵方允，王紫微，张春芳，等 . 重楼皂苷Ⅶ抑制内皮素 1 诱导的大鼠肺动脉平滑肌细胞增殖和迁移 [J]. 中国药理学通报，2018，34（10）：1477-1478.

[253] 沈放，杨黎江，彭永芳，等 . 重楼皂苷类化合物体外抗生育功效研究 [J]. 中国现代应用药学，2010，27（11）：961-964.

[254] 黄文通，黄珊，谈佩萍，等 . 重楼皂甙杀灭血吸虫尾蚴及防护效果的研究 [J]. 实用预防医学，1999，（2）：14-15.

[255] 黄文通，杨罗静，谈佩萍，等 . 重楼皂甙杀灭钉螺的研究 [J]. 中国血吸虫病防治杂志，1996（4）：216-218.

[256] 姚嘉赟，沈锦玉，杨国梁，等 . 利用重楼杀灭罗氏沼虾寄生纤毛虫的初步研究 [J]. 渔业科学进展，2010，31（5）：105-109.

[257] 姚建华，田芝奥，李慧，等 . 季德胜蛇药联合 TACE 治疗中晚期肝癌的临床观察 [J]. 实用肝脏病杂志，2011，14（5）：379-380.

[258] 陈乃杰，金源，赖义勤 . 楼莲胶囊配合化疗治疗中晚期消化道恶性肿瘤的临床观察 [J]. 福建医药杂志，1999，（6）：47-48.

[259] 陈艳，潘云苓，陈霖，等 . 七叶一枝花汤治疗恶性肿瘤伴发带状疱疹 30 例 [J]. 福建中医学院

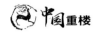

学报，2007，（6）：12–13.

[260] 杨春梅.七叶一枝花酊对蝮蛇咬伤风火毒证患者疗效的临床研究 [D].南京中医药大学，2019.

[261] 张玲玲，陶菊，朱荣丽，等.红光照射联合七叶一枝花酊外涂治疗蝮蛇咬伤患肢肿痛的临床研究 [J].中西医结合护理（中英文），2018，4（10）：66–69.

[262] 胡泽彪.抗蛇毒血清联合季德胜蛇药治疗蝮蛇咬伤致肢体肿胀的临床观察 [J].临床合理用药杂志，2014，7（15）：59–60.

[263] 刘永丽，李进元，黄钟敏.季德胜蛇药联合莫匹罗星软膏外敷治疗蝮蛇咬伤 [J].郧阳医学院学报，2009，28（6）：602.

[264] 张玉雄，林永春，张炎安.血必净注射液联合季德胜蛇药片救治烙铁头蛇咬伤的临床分析 [J].蛇志，2016，28（3）：284–285.

[265] 张兴玉.季德胜蛇药片对于毒虫毒蛇咬伤内服与外用的效果对比观察 [J].世界最新医学信息文摘，2016，16（18）：162.

[266] 刘皖娟，叶慧娟，叶文燕.血液净化联合季德胜蛇药片救治蛇咬伤致急性肾损伤临床观察 [J].浙江中西医结合杂志，2015，25（12）：1114–1115.

[267] 罗贤珊，宋文林，梁劲松，等.季德胜蛇药联合血液灌流治疗毒蛇咬伤致肢体肿胀的疗效观察 [C]// 贵州省医学会，贵州省医学会肾脏病学分会，贵州省医学会血液净化分会.贵州省医学会肾脏病学分会暨血液净化分会学术年会论文集.贵州省黔南州人民医院，2018：1.

[268] 姜海艳.七叶一枝花治疗女性下生殖道解脲支原体感染临床观察 [J].吉林中医药，2009，29（1）：39–40.

[269] 张莹莹.中药重楼针对人型支原体引起女性下生殖道感染治疗的临床研究 [D].长春中医药大学，2010.

[270] 于喜龙，姜林芝.单味中药重楼治疗胃炎 86 例临床观察 [J].中国社区医师，2004，（23）：40.

[271] 戴宗怀.云南白药治疗慢性糜烂出血性胃炎临床观察 [J].吉林医学，2014，35（11）：2315–2316.

[272] 毛丽华.重楼汤联合消溃散治疗湿热内蕴型溃疡性结肠炎临床观察 [J].中国中医药现代远程教育，2021，19（11）：102–104.

[273] 黄玲.季德胜蛇药片外敷治疗小儿腮腺炎的疗效观察 [J].黑龙江医药，2013，26（4）：649.

[274] 卢效兴.七叶一枝花治疗流行性腮腺炎 35 例临床观察 [J].右江卫生，1982，（4）：54–55.

[275] 李玉甦，王光鼎.七叶一枝花碧玉散外敷治疗流行性腮腺炎 265 例 [J].中国民族民间医药杂志，1999，（4）：206–207.

[276] 尹蔚萍，朱瑛，夏杰.热毒清片治疗流行性腮腺炎的临床研究 [J].云南中医学院学报，2006，（1）：34–35.

[277] 曾义菊，张青云，罗媛媛，等.蚤休联合利巴韦林治疗流行性腮腺炎的临床观察 [J].内蒙古中医药，2012，31（12）：35.

[278] 刘媛媛，刘元献，熊雅岚，等.七叶一枝花酊剂外涂治疗真菌性外耳道炎疗效观察 [J].中医耳鼻喉科学研究，2018（4）：45–47.

[279] 黄雪梅，林冰，李积锦，等.季德胜蛇药片内服外敷治疗急性痛风性关节炎的疗效观察及护理 [J].护理实践与研究，2016，13（20）：44–45.

[280] 李丽娜, 夏忠诚, 李德梅, 等. 秋水仙碱片联合外敷季德胜蛇药片治疗老年急性痛风性关节炎 78 例 [J]. 中国中医急症, 2011, 20 (1): 155-156.

[281] 罗珊珊, 狄群英. 骨风宁胶囊治疗类风湿性关节炎 40 例 [J]. 中国民族民间医药杂志, 2005, (2): 87-90.

[282] 朱粉琴. 宫血宁胶囊治疗慢性盆腔炎疗效观察 [J]. 中国乡村医药, 2005, (12): 21-22.

[283] 胡静, 韩腊娥, 王冬芹. 聚焦超声联合云南白药治疗慢性宫颈炎的临床观察 [J]. 时珍国医国药, 2013, 24 (3): 683-684.

[284] 王金丽, 刘文洲, 张引亮. 三子重楼汤联合阿奇霉素治疗支原体肺炎的临床效果 [J]. 临床医学研究与实践, 2018, 3 (22): 116-117.

[285] 袁秋云. 重楼参柏洗剂联合妇炎灵栓治疗急性阴道炎的临床观察 [J]. 中国民间疗法, 2022, 30 (23): 94-96.

[286] 刘东. 云南白药胶囊治疗整形术后面部肿胀疗效分析 [J]. 中国药物经济学, 2018, 13 (3): 67-69.

[287] 钟银军. 云南白药胶囊联合气雾剂治疗头皮血肿的治疗体会 [J]. 浙江创伤外科, 2017, 22 (5): 908-910.

[288] 陈茜, 周愉, 张孟, 等.《滇南本草》重楼解毒汤加味治疗早期肛周脓肿的临床研究 [J]. 中国中医急症, 2020, 29 (7): 1168-1171.

[289] 游香华, 邹扬丹, 黄行志. 云南白药胶囊治疗咯血 35 例 [J]. 现代中西医结合杂志, 2009, 18 (34): 4322.

[290] 朱德起. 黛蛤散加味联合云南白药治疗支气管扩张咯血临床观察 [J]. 实用中医药杂志, 2019, 35 (6): 666-667.

[291] 周文明. 蛇毒血凝酶联合云南白药胶囊治疗咯血临床分析 [J]. 临床医药文献电子杂志, 2019, 6 (88): 169.

[292] 周亚芬. 宫血宁胶囊联合安宫黄体酮片治疗围绝经期功能失调性子宫出血的临床观察 [C]// 浙江省基层卫生协会. 浙江省第二十届基层卫生改革与发展学术会议大会论文集. 浙江省慈溪市第三人民医院; 2012: 3.

[293] 王芳芳. 宫血宁联合米非司酮治疗围绝经期功能失调性子宫出血临床观察 [J]. 新中医, 2015, 47 (8): 161-163.

[294] 陈燕琴. 宫血宁联合屈螺酮炔雌醇片治疗青春期功能失调性子宫出血临床观察 [J]. 中国计划生育和妇产科, 2019, 11 (3): 68-70.

[295] 周雪梅, 樊莉莉. 宫血宁联合米索前列醇治疗剖宫产术后宫腔积血 78 例临床观察 [J]. 陕西中医, 2008, (7): 864.

[296] 刘正华. 云南白药胶囊辅助治疗上消化道出血临床观察 [J]. 现代诊断与治疗, 2016, 27 (1): 31-32.

[297] 冯锦辉, 黄飚. 云南白药联合泮托拉唑治疗上消化道出血 49 例临床观察 [J]. 广东医学院学报, 2013, 31 (3): 309-311.

[298] 王克杰, 王慧娟, 刘传振, 等. 云南白药联合奥美拉唑及生长抑素治疗肝硬化上消化道出血临床观察 [J]. 社区医学杂志, 2020, 18 (1): 52-55.

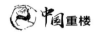

[299] 张玲 . 云南红药胶囊与醋酸奥曲肽注射液用于肝硬化上消化道出血治疗中的临床效果 [J]. 内蒙古中医药，2017，36（4）：68.

[300] 冯辉 . 云南白药与蒙脱石散交替鼻饲治疗新生儿上消化道出血临床观察 [J]. 实用中医药杂志，2018，34（10）：1191.

[301] 汪星 . 蚤休外敷治疗带状疱疹 50 例 [J]. 中国农村医学，1996，24（11）：56–57.

[302] 薛芹 . 山宝皮宁酊（重楼解毒酊）治疗带状疱疹 40 例临床观察 [C]// 中华医学会 . 中华医学会第十二次全国皮肤性病学学术会议论文集 . 武汉科技大学附属医院皮肤科；2006：1.

[303] 杨涛，杨荣明 . 云南红药胶囊治疗带状疱疹神经痛临床疗效分析 [J]. 亚太传统医药，2017，13（9）：139–140.

[304] 何燕，罗君，杜国琴，等 . 季德胜蛇药片加利多卡因治疗老年带状疱疹疗效观察 [J]. 中国中医急症，2012，21（11）：1840.

[305] 雷云根 . 马应龙麝香痔疮膏合季德胜蛇药片治疗带状疱疹 [J]. 上海中医药杂志，2003，（4）：40–41.

[306] 楼静，石海兰 . 龙胆泻肝汤合季德胜蛇药片治疗带状疱疹 [J]. 浙江中西医结合杂志，2002，（9）：51–52.

[307] 黄年平，李学杰 . 季德胜蛇药片联合超激光疼痛治疗仪治疗带状疱疹急性期神经痛临床观察 [J]. 中国中医急症，2016，25（9）：1807–1809.

[308] 赵建夫，刘爱菊，陈淑颜 . 蚤休、古拉定治疗妊娠合并乙型肝炎的疗效及安全性 [J]. 中国医药科学，2013，3（17）：66–68.

[309] 赵建夫，刘爱菊，陈淑彦，等 . 中西药结合治疗妊娠合并乙型病毒性肝炎 43 例疗效观察 [J]. 中国药业，2014，23（12）：96–98.

[310] 李娟 . 重楼解毒酊治疗小儿手足口病皮疹 64 例疗效观察 [J]. 世界中西医结合杂志，2012，7（5）：428–429.

[311] 郝青林，韦嘉，沈进，等 . 热毒清片、宫血宁胶囊治疗流行性感冒的疗效研究 [J]. 中国药师，2007，（8）：748–750.

[312] 蔡晓政，汪明华 . 重楼解毒酊联合维 A 酸乳膏外用治疗扁平疣临床疗效观察 [J]. 感染、炎症、修复，2022，23（3）：164–165.

[313] 崔勇 . 外用季德胜蛇药片治疗丘疹性荨麻疹 240 例临床疗效观察 [J]. 兵团医学，2013，36（2）：43–44.

[314] 杨蕾 . 重楼解毒酊外涂治疗新生儿毒性红斑 50 例临床观察 [J]. 中医儿科杂志，2020，16（1）：73–75.

[315] 朱江春 . 滇重楼散联合抗痨药治疗浅表淋巴结结核近期疗效观察 [D]. 云南中医学院，2018.

[316] 谭志辉 . 维生素联合云南白药治疗复发性口腔溃疡的临床效果观察 [J]. 中西医结合心血管病电子杂志，2020，8（26）：158.

[317] 江延姣，黄益平，叶慧君，等 . 重楼生化汤预防剖宫产术后恶露不绝的临床研究 [J]. 中国临床药理学与治疗学，2014，19（4）：437–441.

[318] 高文琴 . 重楼荠菜生化汤促进人工流产术后子宫复旧的临床研究 [J]. 当代医学，2014，20（4）：148–150.

[319] 林闽群. 季德胜蛇药片致过敏反应 1 例报告 [J]. 福建医药杂志，2004，（1）：161.

[320] 熊颖隆，梁伟，陈功雷. 季德胜蛇药片外敷致斑疹、瘙痒一例 [J]. 药学服务与研究，2018，18（5）：376.

[321] 胡军，张海东. 云南红药胶囊引起过敏反应 1 例 [J]. 中国误诊学杂志，2007，（6）：1417–1418.

[322] 张宏宇，魏花良. 云南白药致麻疹样药疹 1 例报告 [J]. 第一军医大学学报，1999，（1）：21.

[323] 韩东晓. 云南白药胶囊口服引起过敏休克 1 例 [J]. 中国药物应用与监测，2008，（1）：6.

[324] 刘萍霞，刘频健，陈剑. 云南红药胶囊致心律失常 1 例 [J]. 人民军医，2006，（8）：495.

[325] 陶爱恩，赵飞亚，李若师，等. 重楼产业现状及发展对策 [J]. 中草药，2020，51（18）：4809–4815.

[326] 赵飞亚，陶爱恩，夏从龙. 基于国内专利结合资源、应用与开发现状的重楼发展策略探讨 [J]. 中国中药杂志，2018，43（2）：404–409.

[327] 赵飞亚，陶爱恩，管鑫，等. 重楼非药用部位化学成分、药理作用和资源化利用模式的研究进展 [J]. 中草药，2021，52（8）：2449–2457.

[328] 阳丹丹，齐琪，陈正礼，等. 内质网应激调控重楼皂苷Ⅰ诱导肝癌 HepG2 细胞凋亡的研究 [J]. 中国细胞生物学学报，2017，39(11)：1397–1406.

[329] 黄彦峰，黄丽娟，黄俊杰，等. 重楼提取液对大鼠胃肠功能的影响及作用机制的研究 [Z]. 广西壮族自治区，右江民族医学院，2019–03–14.

[330] 毕葳，雷海民，李强. 重楼皂苷Ⅰ的制备方法及其抑制血管生长的用途：CN200810172416.6[P]. CN101597317A.

[331]Ji Y, Li H, Zhou Z. *Paris caobangensis* Y. H. Ji, H.Li & Z.K.Zhou(Trilliaceae), a new species from northern Vietnam[J]. Acta Phytotaxonomica Sinica, 2006, 44(6): 700-703.

[332]Yunheng J I, Fritsch P W, Heng L I, et al. Phylogeny and classification of *Paris*(Melanthiaceae)inferred from DNA sequence data[J]. Annals of Botany, 2006, 98(1): 245-256.

[333]Wang Y, Gao W, Liu X, et al. Anti-tumor constituents from *Paris polyphylla*[J]. Asian Journal of Traditional Medicines, 2006, 1(1): 7-10.

[334]Pang D, Yang C, Li C, et al. Polyphyllin II inhibits liver cancer cells proliferation, migration and invasion through down-regulated cofilin activity and AKT/NF-κB pathway[J]. Biology Open, 2020, 9(2): bio46854.

[335]Sun J, Liu B, Wei J, et al. The extract of *Paris polyphylla* exerts apoptotic induction and synergic antiproliferative effect with anticancer drugs in SMMC-7721 human liver cancer cells[J]. Biomedicine & Preventive Nutrition, 2011, 1(3): 186-194.

[336]Hisashi, Matsuda, And, et al. Protective effects of steroid saponins from *Paris polyphylla* var. *yunnanensis* on ethanol-or indomethacin-induced gastric mucosal lesions in rats:structural requirement for activity and mode of action[J]. Bioorganic & Medicinal Chemistry Letters, 2003, 13(6): 1101-1106.

[337]Zhang C, Jia X, Bao J, et al. Polyphyllin VII induces apoptosis in HepG2 cells through ROS-mediated mitochondrial dysfunction and MAPK pathways[J]. BMC Complementary and Alternative Medicine, 2015, 16(1): 1-12.

[338]Jianjun, Qi, Na, et al. Mining genes involved in the stratification of *Paris polyphylla* seeds using high-throughput embryo transcriptome sequencing[J]. BMC Genomics, 2013, 14: 358.

[339]Gao X, Zhang X, Meng H, et al. Comparative chloroplast genomes of *Paris* Sect. Marmorata:insights into repeat regions and evolutionary implications[J]. BMC Genomics, 2018, 19(S10): S10.

[340]Teng J F, Mei Q B, Zhou X G, et al. Polyphyllin VI induces caspase-1-mediated pyroptosis *via* the induction of ROS/NF-κB/NLRP3/GSDMD signal axis in non-small cell lung cancer[J]. Cancers, 2020, 12(1): 193.

[341]Shen S, Chen D, Li X, et al. Optimization of extraction process and antioxidant activity of polysaccharides from leaves of *Paris polyphylla*[J]. Carbohydrate Polymers, 2014, 104: 80-86.

[342]Wu X, Wang L, Wang G, et al. Triterpenoid saponins from rhizomes of *Paris polyphylla* var.*yunnanensis*[J]. Carbohydrate Research, 2013, 368: 1-7.

[343]T N, H Y, M S. Steroid glycosides in *Paris polyphylla* SM.[J]. Chemical and Pharmaceutical Bulletin, 1973, 21(6): 1240-1247.

[344]宫村，充彦，中野, et al.Steroid saponins from *Paris polyphylla* SM.–supplement[J]. Chemical and Pharmaceutical Bulletin, 1982, 30(2): 712–718.

[345]Nohara T, Ito Y, Seike H, et al. Study on the constituents of *Paris quadriforia* L.[J]. Chemical and Pharmaceutical Bulletin, 1982, 30(5): 1851-1856.

[346]Yun H, Lijian C, Wenhong Z, et al. Separation and identification of steroidal compounds with cytotoxic activity against human gastric cancer cell lines in vitro from the rhizomes of *Paris polyphylla* var. *chinensis*[J]. Chemistry of Natural Compounds, 2007, 43(6): 672-677.

[347]Wang Y, Gao W Y, Zhang T J. A novel phenylpropanoid glycosides and a new derivation of phenolic glycoside from *Paris polyphylla* var. *yunnanensis*[J]. Chinese Chemical Letters, 2007(5): 18.

[348]Yuan Y, Jiang N, Li Z, et al. Polyphyllin VI induces apoptosis and autophagy in human osteosarcoma cells by modulation of ROS/JNK activation[J]. Drug design,development and therapy, 2019, 13: 3091-3103.

[349]Zhang W, Zhang D, Ma X, et al. *Paris* saponin VII suppressed the growth of human cervical cancer Hela cells[J]. European journal of medical research, 2014, 19(1): 41.

[350]L Y, W G, Y Z, et al. A new phenylpropanoid glycosides from *Paris polyphylla* var. *yunnanensis*.[J]. Fitoterapia, 2008, 79(4): 306-307.

[351]Wen F, Yin H, Chen C, et al. Chemical characteristics of saponins from *Paris fargesii* var.*brevipetala* and cytotoxic activity of its main ingredient, paris saponin H[J]. Fitoterapia, 2012, 83(4): 627-635.

[352]Yang Z, Yang L, Liu C, et al. Transcriptome analyses of *Paris polyphylla* var. *chinensis*, *Ypsilandra thibetica*, and *Polygonatum kingianum* characterize their steroidal saponin biosynthesis pathway[J]. Fitoterapia, 2019, 135: 52-63.

[353]Qin, X. J, Chen, et al. C22-steroidal lactone glycosides from stems and leaves of *Paris polyphylla* var. *yunnanensis*[J]. Fitoterapia, 2013, 84(1): 248-251.

[354]Yuling H, Xiaojuan L, Zhenyan Y, et al. Analysis of complete chloroplast genome sequences improves phylogenetic resolution in *Paris*(Melanthiaceae)[J]. Frontiers in Plant Science, 2016, 7: 1797.

[355]Zheng J Y, Wang H, Chen X X, et al. Microsatellite markers for assessing genetic diversity of the medicinal plant *Paris polyphylla* var. *chinensis*(Trilliaceae)[J]. Genetics and Molecular Research, 2012, 11(3): 1975-1980.

[356]Song, Mf, Zhao, et al. Polymorphic microsatellite markers in the traditional Chinese medicinal plant *Paris polyphylla* var. *yunnanensis*[J]. Genetics and Molecular Research, 2015, 14(3): 9939-9942.

[357]Khoa D H D, Sung K J, Joo-Hwan K. A trnI-CAU triplication event in the complete chloroplast genome of *Paris verticillata* M.Bieb.(Melanthiaceae, Liliales)[J]. Genome Biology & Evolution, 2014(7): 1699-1706.

[358]Zietkiewicz E, Rafalski A, Labuda D.Genome fingerprinting by simple sequence repeat(SSR)-anchored polymerase chain reaction amplification[J]. Genomics, 1994, 20(2): 176-183.

[359]Xiao C M, Huang J, Zhong X M, et al. Two new homo-aro-cholestane glycosides and a new cholestane glycoside from the roots and rhizomes of *Paris polyphylla* var. *pseudothibetica*[J]. Helvetica Chimica Acta, 2009, 92(12): 2587-2595.

[360]Ling, Lizhen, Zhang, et al. Transcriptome-wide identification and prediction of miRNAs and their targets in *Paris polyphylla* var. *yunnanensis* by high-throughput sequencing analysis[J]. International Journal of Molecular Sciences, 2017, 119(3): 292-296.

[361]Guan H, Su P, Zhao Y, et al. Cloning and functional analysis of two sterol-C24-methyltransferase 1(SMT1)genes from *Paris polyphylla*[J]. Journal of Asian Natural Products Research, 2018, 20(7): 595-604.

[362]Yang L, Ma F, Zhou Q, et al. Analysis and identification of wild and cultivated Paridis Rhizoma by infrared spectroscopy[J]. Journal of Molecular Structure, 2018, 1165: 37-41.

[363]Kang L, Liu Y, Eichhorn T, et al. Polyhydroxylated steroidal glycosides from *Paris polyphylla*[J]. Journal of Natural Products, 2012, 75(6): 1201-1205.

[364]Liu F Y K F. Comparative analysis of proteomic and metabolomic profiles of different species of *Paris*[J]. Journal of Proteomics, 2019, 200: 11-27.

[365]Wang Y, Gao W, Li X, et al. Chemical constituents from the Rhizome of *Paris bashanensis* and their cytotoxic activity[J]. Latin American Journal of Pharmacy, 2013, 32(2): 232-238.

[366]Y Z, Lp K, Yx L, et al.Three new steroidal saponins from the rhizome of *Paris polyphylla*[J]. Magnetic Resonance in Chemistry: MRC, 2007, 45(9): 739-744.

[367]Mimaki Y, Kuroda M, Obata Y, et al. Steroidal saponins from the Rhizomes of *Paris polyphylla* var. *chinensis* and their cytotoxic activity on HL-60 cells[J]. Natural product letters, 2000, 14(5): 357-364.

[368]Kp D, Mt K, R R, et al. Tyrosinase inhibitory and antileishmanial constituents from the rhizomes of *Paris polyphylla*[J]. Natural Product Research, 2007, 21(4): 321-327.

[369]Song Y, Wang S, Ding Y, et al. Chloroplast genomic resource of *Paris* for species discrimination.[J]. Nature Publishing Group, 2017, 7(1): 3427.

[370]Shu-Dong Z, Hong W, De-Zhu L. A new Species of *Paris*(Melanthiaceae)from northeastern Yunnan, China[J]. Novon (Saint Louis,Mo.), 2008, 18(4): 550-554.

[371]Vos P, Hogers R, Bleeker M, et al. AFLP: a new technique for DNA fingerprinting[J]. Nucleic Acids Research, 1995, 23(21): 4407-4414.

[372]Gad H A, Ahmady S H E, Shoer M I A, et al. Application of chemometrics in authentication of herbal medicines: a review[J]. Phytochemical Analysis, 2013, 24(1): 1-24.

[373]Singh, Sb, Thakur, et al. Furostanol saponins from *Paris polyphylla*:Structures of polyphyllin G and H[J]. Phytochemistry, 1982, 21(8): 2079-2082.

[374]Wu X, Wang L, Wang H, et al. Steroidal saponins from *Paris polyphylla* var.*yunnanensis*[J]. Phytochemistry, 2012, 81: 133-143.

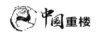

[375]Wen Y, Ni W, Qin X, et al. Steroidal saponins with cytotoxic activity from the rhizomes of *Paris polyphylla* var. *yunnanensis*[J]. Phytochemistry, 2015, 12: 31-34.

[376]Liu Y, Luo D, Yao H, et al. A new species of *Paris* sect. Axiparis(Melanthiaceae)from Yunnan, China[J]. Phytotaxa, 2017, 306(4): 234.

[377]Liu T, Li X, Xie S, et al. RNA-seq analysis of *Paris polyphylla* var.*yunnanensis* roots identified candidate genes for saponin synthesis[J]. Plant Diversity, 2016, 38(3): 163-170.

[378]Collard B C Y, Mackill D J. Conserved DNA-derived polymorphism (CDDP): a simple and novel method for generating DNA markers in plants[J]. Plant molecular biology reporter, 2009, 27(4): 558-562.

[379]Zhou L, Yang C, Li J, et al. Heptasaccharide and octasaccharide isolated from *Paris polyphylla* var. *yunnanensis* and their plant growth-regulatory activity[J]. Plant Science, 2003, 165(3): 571-575.

[380]Zhao Y. Steroidal saponins from the Rhizome of *Paris polyphylla* and their cytotoxic activities[J]. Planta medica, 2009, 75(4): 356-363.

[381]D D, Dr L, Jm C, et al. Antifungal saponins from *Paris polyphylla* Smith.[J]. Planta Medica, 2008, 74(11): 1397-1402.

[382]Wu X, Wang L, Wang G, et al. New steroidal saponins and sterol glycosides from *Paris polyphylla* var. *yunnanensis*[J]. Planta Medica, 2012, 78(15): 1667-1675.

[383]Norimoto S, Takashi N, Yuki N, et al. Identification of gentian cultivars using SCAR markers based on intron-length polymorphisms of flavonoid biosynthetic genes[J]. Scientia Horticulturae, 2009, 119(3): 292-296.

[384]Qin X, Sun D, Ni W, et al. Steroidal saponins with antimicrobial activity from stems and leaves of *Paris polyphylla* var. *yunnanensis*[J]. Steroids, 2012, 77(12): 1242-1248.

[385]Sun C, Ni W, Yan H, et al. Steroidal saponins with induced platelet aggregation activity from the aerial parts of *Paris verticillata*[J]. Steroids, 2014, 92: 90-95.

[386]Zeng Y, Zhang Z, Wang W, et al. Underlying mechanisms of apoptosis in HepG2 cells induced by polyphyllin I through Fas death and mitochondrial pathways[J]. Toxicology Mechanisms and Methods, 2020, 30(6): 397-406.

[387]Liu Y, Dong X, Wang W, et al. Molecular mechanisms of apoptosis in HepaRG cell line induced by polyphyllin VI via the Fas death pathway and mitochondrial-dependent pathway[J]. Toxins, 2018, 10(5): 201.

[388] 黄芸, 崔力剑, 王强, 等. 南重楼 *Paris vietnamensis* 活性物质的分离与鉴定 [J]. 药学学报, 2006,（4）: 361–364.

[389]Jenett-Siems K, Krause N, Siems K, et al. Chemical composition and biological activity of *Paris quadrifolia* L[J]. Zeitschrift Für Naturforschung C, 2012, 67(11-12): 565-570.

[390] 钱芳芳, 阙祖俊, 田建辉. 重楼皂苷的抗肿瘤作用机制研究进展 [J]. 癌症进展, 2018, 16（14）: 1709–1712.

[391] 王玲玲, 陈东亮, 黄丛林, 等.SSR 分子标记技术在植物研究中的应用 [J]. 安徽农业科学, 2017, 45（36）: 123–126.

[392] 陆克乔. 滇重楼正丁醇提取物抗白念珠菌生物膜作用及机制研究 [D]. 安徽中医药大学, 2016.

[393] 姜北. 白族药用植物图鉴 [M]. 北京：中国中医药出版社, 2017.

[394] 王陈.HPLC 测定不同生长年限安徽地产重楼中重楼皂苷的含量 [J]. 北方药学, 2017, 14（9）:

2-3.

[395] 崔艳 . 中药七叶一枝花某些活性成分化学结构研究 [D]. 北京化工大学，2006.

[396] 张梦幻 . 滇重楼 GAox 基因克隆及其在种子萌发过程中表达规律研究 [D]. 北京协和医学院，2017.

[397] 尹兴斌 . 重楼克感胶囊的药代动力学研究 [D]. 北京中医药大学，2013.

[398] 王文平 . 重楼皂苷 Ⅰ 、Ⅱ 、Ⅶ 的毒性评价及重楼皂苷 Ⅰ 的肝毒性机制探究 [D]. 北京中医药大学，2021.

[399] 韩平，阮成江，王海明，等 . HPLC 法测定重楼块根中 4 种重楼皂苷含量研究 [J]. 大连民族大学学报，2018，20（1）：17-20.

[400] 苏成业，魏淑香 . 滇重楼总皂甙及其多糖抗肿瘤作用的研究 [J]. 大连医学院学报，1983，（2）：1-4.

[401] 余思宜，钏定泽，刘俊红，等 . 滇重楼中皂苷的精制及其抗炎功效验证 [J]. 当代化工，2023，52（2）：277-284.

[402] 施洪 . 滇重楼主要病虫害及其防治 [J]. 德宏师范高等专科学校学报，2014，（3）：99-102.

[403] 裴艺菲，左智天，赵艳丽，等 . FTIR、ATR-FTIR 和 UV 多光谱鉴别不同产地重楼 [J]. 分析测试学报，2019，38（1）：14-21.

[404] 徐永艳，孙永玉，徐荣，等 . 滇重楼 3- 羟基 -3- 甲基戊二酰辅酶 A 还原酶 PpHMGR 基因的克隆及分析 [J]. 分子植物育种，2019，17（14）：4610-4616.

[405] 高冬，高永琳，白平 . 重楼对宫颈癌细胞钙信号的影响 [J]. 福建中医学院学报，2003，（4）：26-28.

[406] 徐暾海，毛晓霞，徐雅娟，等 . 云南重楼中的新甾体皂苷 [J]. 高等学校化学学报，2007，（12）：2303-2306.

[407] 赵艳丽，张霁，袁天军，等 . 近红外光谱快速鉴别不同产地药用植物重楼的方法研究 [J]. 光谱学与光谱分析，2014，34（7）：1831-1835.

[408] 张金渝，王元忠，赵艳丽，等 . 药用植物重楼的紫外吸收光谱分析与鉴别 [J]. 光谱学与光谱分析，2012，32（8）：2176-2180.

[409] 颜茜 . 中药重楼及其伪品开口箭的 FTIR 分析与鉴别 [J]. 光散射学报，2013，25（1）：85-91.

[410] 范琳琳，张进芳，龚安慧 . 重楼皂苷 Ⅰ 的现代研究进展 [J]. 广东化工，2022，49（16）：93-95.

[411] 吴霞，冯毅凡，李药兰 . 云南重楼中三萜皂苷类化合物抑制鼻咽癌细胞活性的三维定量构效关系研究 [J]. 广东药学院学报，2015，31（2）：149-155.

[412] 李壮，辛本华，杨华，等 . 重楼属植物遗传多样性的 SCOT 标记 [J]. 广西植物，2014，34（3）：315-319.

[413] 夏天，韩海霞，冯伟，等 . 重楼皂苷Ⅶ对裸鼠胰腺癌的治疗作用及机制研究 [J]. 广州中医药大学学报，2021，38（4）：785-790.

[414] 崔怡 . 重楼皂苷 Ⅰ 对涎腺腺样囊性癌 ACC-M 细胞系的增殖的影响作用及其机制 [D]. 河北医科大学，2015.

[415] 丁立帅 . 七叶一枝花化学成分和药理作用研究 [D]. 河南中医药大学，2017.

[416] 马青 . 滇重楼的病害及其防治 [J]. 湖北林业科技，2009，（1）：69.

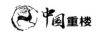

[417] 宋九华，成英，刘凡，等.不同产地重楼的 HPLC 指纹图谱研究 [J].湖北农业科学，2015，54（6）：1407-1411.

[418] 钟彦，周浓，杜思雯，等.四种重楼属植物中总黄酮含量的比较分析 [J].湖北农业科学，2014，53（6）：1420-1421.

[419] 潘梦，卢伟，曹政，等.UPLC-MS/MS 同时测定大鼠血浆中 9 种重楼皂苷类成分及其药代动力学研究 [J].湖北医药学院学报，2017，36（5）：404-410.

[420] 彭鹏，金鑫，申杰，等.重楼皂苷Ⅰ通过激活 AMPK 信号通路诱导非小细胞肺癌自噬的作用机制 [J].湖北医药学院学报，2021，40（1）：1-6.

[421] 邓波.重楼总皂苷对人肝癌 HepG2 细胞增殖及放射敏感性影响的研究 [D].湖北中医药大学，2018.

[422] 王佳佳.中药重楼抗人肝癌细胞增殖、迁移作用及对 HIF-1α、E-cad 表达的影响 [D].湖南中医药大学，2016.

[423] 邹亮，周浓，张海珠，等.HPLC 测定不同产地滇重楼中的 4 种重楼皂苷 [J].华西药学杂志，2009，24（5）：521-523.

[424] 肖草茂，黄静，谭小燕，等.长药隔重楼的化学成分研究 [J].华西药学杂志，2009，24（1）：7-9.

[425] 刘显波，张浩，雍正平，等.长药隔重楼中甾体皂苷成分的分离与结构鉴定 [J].华西药学杂志，2010，25（5）：508-511.

[426] 周浓，张杰，郭冬琴，等.三峡库区栽培重楼中重金属元素的含量与评价 [J].环境化学，2015，34（9）：1758-1760.

[427] 孙秀珍.重楼及其混淆品拳参的鉴别 [J].基层中药杂志，2002，（5）：38-39.

[428] 郝杰.重楼皂苷Ⅶ对耐顺铂人肺腺癌 A549/DDP 细胞增殖抑制作用的研究 [D].吉林大学，2012.

[429] 赵刘碧琦.重楼皂苷Ⅶ通过调节线粒体动力学诱导人卵巢癌细胞凋亡 [D].吉林大学，2020.

[430] 吕林林.重楼单体 PP-22 抑制人 K562、U266 细胞增殖及分子机制 [D].暨南大学，2019.

[431] 刘纪明.重楼活性单体 PP-26 对肝癌 HepG2 细胞的增殖抑制作用及其机制 [D].暨南大学，2016.

[432] 张玉波，吴霞，李药兰，等.云南重楼的化学成分 [J].暨南大学学报（自然科学与医学版），2014，35（1）：66-72.

[433] 吴夏慧，薛娇，胡文静，等.重楼总皂苷提取分离及其对人胃癌细胞 BGC823 的抑制作用 [J].江苏中医药，2011，43（8）：84-86.

[434] 徐笑明.重楼逆转白血病多药耐药细胞 CEM/VCR 作用及其机制研究 [D].江西中医药大学，2022.

[435] 刘锋.不同种重楼间的差异蛋白质组学和代谢组学研究 [D].军事科学院，2019.

[436] 尹显梅，张开元，饶文霞，等.华重楼及其常见混伪品的多重聚合酶链式反应快速鉴定体系的建立和应用 [J].科学技术与工程，2017，17（30）：179-185.

[437] 闵沙东.滇重楼茎叶总皂甙抗人白血病祖细胞作用的研究 [D].昆明医科大学，2012.

[438] 田爱.滇重楼提取物 CV 抑制云南宣威肺腺癌细胞株 XWLC-05 的实验研究 [D].昆明医科大

学，2013.

[439] 张朴花 . 滇重楼皂甙对白血病 K562 细胞抑制作用的研究 [D]. 昆明医科大学，2013.

[440] 刘晶晶 . 重楼皂苷Ⅶ对大鼠体内四种 CYP450 酶活性的影响研究 [D]. 昆明医科大学，2017.

[441] 姜福琼，王晓琼，刘馨，等 . 重楼皂苷Ⅱ对人皮肤鳞状细胞癌细胞 A431 增殖的影响 [J]. 昆明医科大学学报，2015，36（12）：21-24.

[442] 徐铮 . 滇重楼混合物抑制白血病细胞相关基因的研究 [D]. 昆明医学院，2010.

[443] 张文 . 滇重楼茎叶皂甙Ⅱ对 K562 细胞作用的基因表达谱研究 [D]. 昆明医学院，2010.

[444] 王方方 . 滇重楼茎叶皂甙Ⅱ诱导白血病细胞凋亡及其机制的研究 [D]. 昆明医学院，2006.

[445] 张颜 . 滇重楼茎叶总皂苷抗白血病模型的建立及其药效学的研究 [D]. 昆明医学院，2011.

[446] 宣群，王芳，杨娟 . 滇重楼内生细菌分离及抑制人体病原菌活性菌株筛选 [J]. 昆明医学院学报，2010，31（3）：21-23.

[447] 凌丽，梁昌强，单立婧，等 . 重楼总皂苷对多发性创伤大鼠血清细胞因子水平的影响 [J]. 辽宁中医药大学学报，2009，11（6）：241-244.

[448] 秦美蓉，陈润桦，刘林华，等 .PPI 调控 PI3K/AKT 信号通路抑制肝癌细胞增殖、侵袭及迁移的作用机制研究 [J]. 辽宁中医杂志，2024：1-12.

[449] 曾美文，曾素华，刘招容，等 . 重楼浸液湿敷对化疗渗漏镇痛消肿的观察 [J]. 临床和实验医学杂志，2007，（6）：148.

[450] 王德贵 . 滇重楼栽培管理技术 [J]. 民营科技，2014，（5）：265.

[451] 何俊 . 滇重楼遗传多样性的 ISSR 分析 [D]. 南昌大学，2007.

[452] 肖敏 . 重楼复方对荷肝癌 H22 小鼠体内抑瘤作用及生存时间的影响 [D]. 南京大学，2011.

[453] 程志祥 . 重楼总皂苷作用人肝癌细胞系 HepG2 的蛋白质组学研究 [D]. 南京医科大学，2008.

[454] 胡文静，钱晓萍，邹玺，等 . 重楼、土鳖虫对人肝癌 SMMC-7721 细胞增殖抑制的协同作用 [J]. 南京中医药大学学报，2007，（4）：234-237.

[455] 刘帅，张登禄，李震宇 . 重楼皂苷Ⅶ抑制 PC3 细胞的增殖和周期阻滞的研究 [J]. 南开大学学报（自然科学版），2020，53（4）：88-92.

[456] 张举成，刘卫，闵勇，等 . 高效液相色谱测定三七、重楼中 6 种氨基甲酸酯类农药残留 [J]. 农药，2012，51（3）：206-208.

[457] 石寒冰，牟海军，赵丹，等 . 重楼皂苷Ⅰ联合顺铂抗肺癌的体内外协同增效研究 [J]. 齐齐哈尔医学院学报，2017，38（19）：2236-2237.

[458] 牟海军，石寒冰，赵丹，等 . 重楼皂苷联合顺铂对人肺腺癌 A549 细胞凋亡及迁徙转移的影响 [J]. 齐齐哈尔医学院学报，2017，38（19）：2243-2244.

[459] 李晓娟，杨振艳，黄玉玲，等 . 药用植物华重楼（黑药花科）叶绿体全基因组研究（英文）[J]. 热带亚热带植物学报，2015，23（6）：601-613.

[460] 王国强 . 全国中草药汇编 [M]. 北京：人民卫生出版社，2023.

[461] 舒童，刘荣军，周斌 . 重楼属植物化学成分的生物活性研究进展 [J]. 山东化工，2021，50（16）：109.

[462] 庞晓辉，王朝杰，史祖宣，等 . 四种重楼皂苷对结肠癌细胞的体外毒性作用比较 [J]. 山东医药，2016，56（13）：13-16.

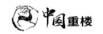
[463] 黄彦峰，韦家河，农生斌 . 重楼水提取液对大鼠离体胃肠运动的影响及双向调节作用观察 [J]. 山东医药，2018，58（42）：32–35.

[464] 陈琳，刘诗韵，熊琳，等 . 重楼皂苷 Ⅱ 干预后肺癌细胞增殖、迁移和侵袭能力变化及其与 miR-16-5p 表达的关系 [J]. 山东医药，2023，63（11）：1–5.

[465] 张晓瑞，张福生，廖登群，等 . 基于 ITS2 条形码的不同产地重楼遗传序列鉴别特征分析 [J]. 山西医科大学学报，2018，49（7）：827–831.

[466] 周满红，陆元兰，杨光，等 . 重楼对多发性创伤大鼠急性肺损伤的保护作用 [J]. 陕西医学杂志，2008，（9）：1118–1121.

[467] 吴志，庞敏，陈森，等 . 重楼皂苷 Ⅰ 对大鼠原代成骨细胞增殖的影响及机制研究 [J]. 陕西医学杂志，2018，47（12）：1515–1517.

[468] 宋延平，杨洁，王伟，等 . 陕重楼提取物对人肝癌 $SMMC_{-7721}$ 细胞 bc_{1-2} 和 Bax 基因表达的影响 [J]. 陕西中医，2013，34（4）：502–503.

[469] 王文娟，雒向宁，马晓军，等 .3 种重楼提取物对人肝癌细胞 HePG2 及 SMMC7721 增殖的影响 [J]. 陕西中医学院学报，2013，36（5）：71–73.

[470] 石焕英，陈海飞，李群益，等 .VEGF 及其靶向药物的研究进展 [J]. 上海医药，2020，41（15）：4–7.

[471] 于璟璐 . 肺岩宁方成分重楼皂苷调控巨噬细胞极化抑制肺癌生长和转移的实验研究 [D]. 上海中医药大学，2019.

[472] 张金渝，虞泓，张时刚，等 . 多叶重楼遗传多样性的 RAPD 分析 [J]. 生物多样性，2004，（5）：517–522.

[473] 赵飞亚，陶爱恩，董洪，等 . 不同生长年限南重楼主要次生代谢产物积累与其质量的关联性研究 [J]. 时珍国医国药，2018，29（3）：694–697.

[474] 蒋向辉，余朝文，许栋，等 . 七叶一枝花基于 ITS 序列的 DNA 条形码构建研究 [J]. 时珍国医国药，2010，21（12）：3295–3296.

[475] 李朋，薛丹，文飞燕，等 . 长柱重楼形态描述补充及其皂苷类成分特征 [J]. 时珍国医国药，2016，27（1）：200–202.

[476] 门玉芝，张颖颖，杨莹，等 . 重楼克感滴丸影响免疫功能及体外抑菌的实验研究 [J]. 时珍国医国药，2012，23（2）：388–389.

[477] 赵玲，彭湃，冯沛贝，等 . 重楼皂苷通过 JNK/p53 诱导肺癌细胞铁死亡的作用机制研究 [J]. 实用癌症杂志，2023，38（5）：713–717.

[478] 刘广遐，王婷婷，胡文静，等 . 重楼醇提物对恶性胸腹水中原代肿瘤细胞的抗肿瘤作用 [J]. 实用老年医学，2008，（2）：101–104.

[479] 刘功成，王作伟，李亭亭，等 . 重楼叶多糖改善 D- 半乳糖衰老模型小鼠脾脏免疫功能和抗氧化能力 [J]. 食品工业科技，2015，36（16）：366–369.

[480] 刘玉雨，徐福荣，范敏，等 . 重楼属植物在少数民族医药中的应用 [J]. 世界科学技术——中医药现代化，2019，21（3）：449–456.

[481] 段宝忠，马维思，刘玉雨，等 . 滇重楼无公害栽培关键技术 [J]. 世界中医药，2018，13（12）：2975–2979.

[482] 陈佳丽，滕龙飞，李素云，等.基于网络药理学探讨重楼与非小细胞肺癌相关分子机制 [J]. 世界中医药，2022，17（14）：1959–1965.

[483] 翁周.多叶重楼种内的形态变异及其 ITS 序列分析 [D]. 四川大学，2007.

[484] 张瑞.重楼属几种植物形态和遗传分化研究 [D]. 四川大学，2006.

[485] 唐铭霞.重楼属植物分子系统重建及遗传多样性研究 [D]. 四川大学，2007.

[486] 尹鸿翔，薛丹，白楠，等.狭叶重楼的主要甾体皂苷类化学成分的分离及鉴定 [J]. 四川大学学报（医学版），2008，（3）：485–488.

[487] 唐铭霞，王丽，翁周.黑籽重楼种内 AFLP 遗传多样性及遗传分化研究 [J]. 四川大学学报（自然科学版），2008，（2）：402–408.

[488] 唐荣华，王丽，唐小为，等.十一种重楼属植物的 RAPD 分析 [J]. 四川大学学报（自然科学版），2003，（4）：778–782.

[489] 张瑞，唐铭霞，翁周，等.重楼属植物 AFLP 实验体系的建立 [J]. 四川大学学报（自然科学版），2006，（5）：1105–1109.

[490] 王进波.滇重楼鲨烯合酶和环阿屯醇合酶的基因克隆与序列分析 [D]. 四川农业大学，2012.

[491] 岳海霞.四川重楼属植物细胞学及 ITS 序列研究 [D]. 四川农业大学，2011.

[492] 阳丹丹.重楼皂苷Ⅰ诱导 HepG2 细胞凋亡的评价 [D]. 四川农业大学，2018.

[493] 陈其剑，华志，郑贵芝，等.重楼软坚汤辅助放化疗治疗肺癌的近远期疗效评价 [J]. 四川中医，2020，38（3）：95–98.

[494] 周满红，于红，贺华经，等.重楼总皂苷对热灭活大肠杆菌诱导大鼠腹腔巨噬细胞分泌 TNFα– 及 IL–1β 的影响 [J]. 四川中医，2008，（4）：24–26.

[495] 周满红，杜文胜，龙胜双，等.重楼总皂苷对脂多糖诱导大鼠腹腔巨噬细胞分泌 TNF–α 及 IL–1β 的影响 [J]. 四川中医，2008，（3）：14–16.

[496] 郑彬.重楼皂苷Ⅰ与重楼皂苷Ⅱ对胶质瘤细胞 U251 的抑制作用及其机制研究 [D]. 苏州大学，2014.

[497] 李军，李卓新.滇重楼高产栽培方法 [J]. 特种经济动植物，2012，15（1）：38–39.

[498] 张明洋，刘芳，陈川，等.中药重楼活性成分与药理作用机制研究 [J]. 特种经济动植物，2023，26（10）：19–22.

[499] 王羽.滇重楼抗肿瘤活性成分的研究 [D]. 天津大学，2007.

[500] 黄贤校.毛重楼、北重楼和五指莲的化学成分及其抗肿瘤活性研究 [D]. 天津大学，2010.

[501] 罗晨.基于 STAT3 的重楼皂苷Ⅱ抗肝癌机制研究 [D]. 天津科技大学，2022.

[502] 崔静霞.重楼皂苷Ⅱ分别与重楼皂苷Ⅶ和顺铂联合抗肺癌机制研究 [D]. 天津科技大学，2019.

[503] 邱培宇.重楼皂苷及姜黄素对正常与肿瘤模型的代谢调控差异研究 [D]. 天津科技大学，2017.

[504] 樊威.重楼皂苷及其复方抗肝癌和安全性评价研究 [D]. 天津科技大学，2015.

[505] 董红红.重楼皂苷及其联合索拉菲尼抗肝癌作用机制研究 [D]. 天津科技大学，2020.

[506] 吕盼盼.重楼皂苷联合顺铂抗肺癌作用机制研究 [D]. 天津科技大学，2021.

[507] 姚静雯.重楼皂苷与姜黄素改善索拉菲尼抗肝癌疗效的作用与机制研究 [D]. 天津科技大学，2019.

[508] 刘婧.重楼总皂苷及皂苷单体联合抗肿瘤机制研究 [D]. 天津科技大学，2017.

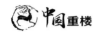

[509] 郭慧敏，李祎亮，刘振．重楼皂苷Ⅱ联合喜树碱对肺癌 H460、H446 细胞凋亡及信号通路的影响 [J]. 天津中医药，2019，36（2）：165-170.

[510] 丁立帅，赵猛，李燕敏，等．七叶一枝花根茎和地上部分提取物镇痛抗炎作用研究 [J]. 天然产物研究与开发，2018，30（5）：832-839.

[511] 赵万顺，高文远，黄贤校，等．球药隔重楼的化学成分研究（英文）[J]. 天然产物研究与开发，2011，23（6）：1017-1020.

[512] 刘燕群，周中银，谭诗云．重楼皂苷Ⅰ通过调节细胞自噬抑制胃癌细胞侵袭能力 [J]. 胃肠病学和肝病学杂志，2019，28（1）：44-47.

[513] 韦美丽，陈中坚，黄天卫，等．滇重楼栽培研究进展 [J]. 文山学院学报，2015，28（3）：11-14.

[514] 尹鸿翔，张浩．四川重楼属 (延龄草科)—新变种——短瓣凌云重楼 [J]. 西北植物学报，2013，33（1）：190-193.

[515] 李恒，雷立公，杨宇明．云龙重楼，重楼属（黑药花科）植物—新种 [J]. 西部林业科学，2017，46（1）：1-5.

[516] 李恒，苏豹，张兆云，等．中国重楼资源现状评价及其种植业的发展对策 [J]. 西部林业科学，2015，44（3）：1-7.

[517] 朱英杰．重楼属 DNA 条形码筛选与鉴定方法研究 [D]. 西南交通大学，2010.

[518] 李绍平，杨丽英，杨斌，等．滇重楼高效繁育和高产栽培研究 [J]. 西南农业学报，2008，（4）：956-959.

[519] 马维思，杨斌，严世武，等．滇重楼茎秆软腐病病原鉴定 [J]. 西南农业学报，2017，30（7）：1582-1587.

[520] 陈伟，杨奕，马绍宾，等．滇重楼种子休眠类型的研究 [J]. 西南农业学报，2015，28（2）：783-786.

[521] 杨维泽，许宗亮，杨绍兵，等．三种植物 EST-SSR 引物在滇重楼上的通用性分析 [J]. 西南农业学报，2014，27（4）：1686-1690.

[522] 毛玉东，梁社往，何忠俊，等．土壤 pH 对滇重楼生长、养分含量和总皂甙含量的影响 [J]. 西南农业学报，2011，24（3）：985-989.

[523] 肖启银，高明文，张祯勇，等．重楼栽培技术 [J]. 现代农业科技，2015，（22）：95-96.

[524] 李杨，汪翰英，吴大鹏，等．基于 TRB3 基因调控探讨重楼皂苷Ⅰ抑制肝癌细胞增殖的研究 [J]. 现代消化及介入诊疗，2019，24（9）：980-983.

[525] 喻青青，李征远，杜伯雨．重楼皂苷Ⅰ对肝癌细胞株 Huh7、HepG2 细胞增殖的影响研究 [J]. 现代医药卫生，2020，36（22）：3551-3554.

[526] 刘帅，李沙沙，张登禄．重楼皂苷Ⅶ药理作用及作用机制的研究进展 [J]. 现代中药研究与实践，2020，34（5）：82-86.

[527] 胡文静，刘宝瑞，钱晓萍，等．重楼复方对荷 H_{22} 小鼠抑瘤及免疫功能的影响 [J]. 现代肿瘤医学，2011，19（11）：2175-2178.

[528] 蔡达，王峰，张媛媛．黄芩重楼汤治疗儿童肺炎支原体肺炎 56 例临床观察 [J]. 新中医，2014，46（2）：134-136.

[529] 张亚茹，彭献娜，王彩虹，等 . 重楼活性化学成分与药理作用研究进展 [J]. 亚太传统医药，2015，11（2）：39-40.

[530] 昝珂，高宇明，崔淦，等 .UPLC 法同时测定云南重楼栽培品中 11 种皂苷的含量 [J]. 药物分析杂志，2017，37（9）：1572-1577.

[531] 王晓菲，李鹏，杨玥，等 . 重楼皂苷抗炎、抗氧化及抗肿瘤作用机制研究进展 [J]. 药物评价研究，2023，46（12）：2699-2708.

[532] 黄伟光 . 滇产植物的皂素成分研究 Ⅲ . 重楼属植物的皂甙及皂甙元 [J]. 药学学报，1965，（10）：657-661.

[533] 朱英杰，陈士林，姚辉，等 . 重楼属药用植物 DNA 条形码鉴定研究 [J]. 药学学报，2010，45（3）：376-382.

[534] 钟勇，但卫斌，谢俊杰，等 . 重楼总皂苷对肝癌 HepG_2 细胞放射敏感性的影响 [J]. 医药导报，2019，38（6）：721-725.

[535] 黄彦峰，黄丽娟，黄永毅，等 . 重楼水提物对大鼠胃肠运动功能的影响及作用机制 [J]. 右江民族医学院学报，2018，40（5）：423-426.

[536] 陈瑶，周寒梅，何兵，等 .GA$_3$ 和 IAA 组合调控华重楼种子萌发机理初探 [J]. 园艺学报，2020，47（2）：321-333.

[537] 杨金龙 . 基因组、转录组技术在云南地区地中海贫血防控及重楼育种的应用 [D]. 云南大学，2017.

[538] 杨丽芳 . 重楼属叶绿体系统发育基因组学与生物地理学研究 [D]. 云南大学，2019.

[539] 苏文华，张光飞 . 滇重楼光合作用与环境因子的关系 [J]. 云南大学学报（自然科学版），2003，（6）：545-548.

[540] 杨维泽，张金渝 . 滇重楼 [M]. 昆明：云南科技出版社，2018：112.

[541] 潘齐冬，晏秀祥，周迪，等 . 滇重楼多糖的研究进展 [J]. 云南民族大学学报（自然科学版），2023，32（3）：277-283.

[542] 陈翠，杨丽云，袁理春，等 . 不同栽培密度对滇重楼生长的影响研究 [J]. 云南农业科技，2010，（4）：16-18.

[543] 李佳，严世武，马维思 . 滇重楼叶斑病发生与防治技术 [J]. 云南农业科技，2015，（5）：44-45.

[544] 黄伟光，周俊 . 重楼的甾体皂素配基成分研究 [J]. 云南医学杂志，1962，（1）：64-65.

[545] 陈昌祥，周俊 . 滇产植物皂素成分的研究 V . 滇重楼的甾体皂甙和 β- 蜕皮激素 [J]. 云南植物研究，1981，（1）：89-93.

[546] 陈昌祥，周俊 . 滇产植物皂素成分的研究——X . 五指莲的两个新甾体皂甙 (1)[J]. 云南植物研究，1984，（1）：111-117.

[547] 陈昌祥，张玉童，周俊 . 滇重楼地上部分的配糖体 [J]. 云南植物研究，1995，（4）：473-478.

[548] 陈昌祥，周俊，张玉童，等 . 滇重楼地上部分的甾体皂甙 [J]. 云南植物研究，1990，（3）：323-329.

[549] 陈昌祥，周俊 . 滇重楼的两个新甾体皂甙元 [J]. 云南植物研究，1992，（1）：111-113.

[550] 陈昌祥，连红兵，李运昌，等 . 滇重楼种子中的甾体皂甙 [J]. 云南植物研究，1990，（4）：452.

[551] 何俊，杨柏云，陈少风，等 . 多叶重楼遗传多样性的 ISSR 分析 [J]. 云南植物研究，2007，

（4）：388-392.

[552] 李恒 . 重楼属系统发育探讨 [J]. 云南植物研究，1984，（4）：351-362.

[553] 李运昌 . 重楼属植物引种栽培的研究——Ⅰ. 滇重楼的有性繁殖试验初报 [J]. 云南植物研究，1982，（4）：429-431.

[554] 中国科学院昆明植物研究所 . 云南植物志·第八卷 [M]. 北京：科学出版社，1997.

[555] 许燕 . 滇重楼 SE、HMGR 和 FPS 基因的克隆及原核表达研究 [D]. 云南中医学院，2016.

[556] 董栩 . 滇重楼糖基转移酶基因及细胞色素 P450 基因的表达研究 [D]. 云南中医学院，2016.

[557] 刘晓萌 . 栽培滇重楼的分子鉴别及质量评价 [D]. 云南中医学院，2014.

[558] 陈翠，康平德，汤王外，等 . 云南重楼种苗分级栽培生长情况分析 [J]. 云南中医学院学报，2009，32（5）：52-54.

[559] 杨斌，严世武，李绍平，等 . 栽培滇重楼种子采收期研究 [J]. 云南中医学院学报，2013，36（3）：25-27.

[560] 杨鑫滢 . 基于 PI3K/AKT/mTOR 信号通路探讨彝医齐苏散结方治疗肝细胞癌的作用机制 [D]. 云南中医药大学，2023.

[561] 熊伟，陈思如，修光辉，等 . 滇重楼预处理对脓毒症大鼠的肠道功能保护及小肠 HMGB1 表达的影响 [J]. 云南中医中药杂志，2017，38（11）：71-74.

[562] 熊伟，陈思如，修光辉，等 . 中药重楼的抗炎作用机制研究进展 [J]. 云南中医中药杂志，2018，39（1）：92-94.

[563] 熊伟，修光辉，周霞，等 . 中药重楼抗炎活性成分的临床应用研究进展 [J]. 云南中医中药杂志，2016，37（9）：86-88.

[564] 吴宁波 . 重楼皂甙Ⅰ抗人白血病细胞机制的研究 [D]. 浙江大学，2007.

[565] 周雨露 . 重楼皂苷Ⅲ抗乳腺癌作用及其耐药机制研究 [D]. 浙江大学，2020.

[566] 范军强 . 重楼皂甙Ⅰ抗非小细胞肺癌作用及机制的体内和体外实验研究 [D]. 浙江大学，2008.

[567] 田风光 . 浙江七叶一枝花资源调查及遗传多样性分析 [D]. 浙江农林大学，2014.

[568] 田风光，何颖飞，段承俐 . 七叶一枝花 ISSR-PCR 反应体系的建立 [J]. 浙江农林大学学报，2014，31（6）：983-989.

[569] 吕世文，朱亚兰，王婧婧 . 重楼皂苷在 miR-125a-5p 靶向调控 GAB2 诱导乳腺癌细胞增殖和凋亡中的作用及机制研究 [J]. 浙江医学，2023，45（20）：2129-2135.

[570] 尹鸿翔，张浩，薛丹 . 四川重楼属 (延龄草科)—新变种——峨眉重楼 [J]. 植物分类学报，2007，（6）：822-827.

[571] 陈昌祥，周俊，张玉童，等 . 滇产植物皂素成分的研究——Ⅷ. 禄劝花叶重楼的甾体皂甙 [J]. 云南植物研究，1983，（2）：219-223.

[572] 陈昌祥，周俊 . 滇重楼地上部分的两个微量皂甙 [J]. 云南植物研究，1995，（2）：215-220.

[573] 陈昌祥，周俊 . 五指莲重楼的甾体皂甙 (2)[J]. 云南植物研究，1987，（2）：239-245.

[574] 杨丽云，陈翠，吕丽芬，等 . 云南重楼的组织培养与植株再生 [J]. 植物生理学通讯，2008，（5）：947-978.

[575] 王羽，高文远，袁理春，等 . 滇重楼的化学成分研究 [J]. 中草药，2007，（1）：17-20.

[576] 袁梦求，丁春邦，陶亮，等 . 滇重楼环阿屯醇合酶基因的克隆及序列分析 [J]. 中草药，2012，

43（11）：2250-2256.

[577] 杨莉，樊小莉，刘琴，等.滇重楼甲羟戊酸焦磷酸脱羧酶基因的分子克隆与分析 [J].中草药，2019，50（6）：1435-1441.

[578] 许燕，赵爽，董栩，等.滇重楼鲨烯环氧酶基因的克隆及原核表达研究 [J].中草药，2017，48（9）：1839-1844.

[579] 颜璐璐，张艳军，高文远，等.滇重楼皂苷成分体内外抗肺癌活性研究 [J].中草药，2009，40（3）：424-428.

[580] 徐文娟，李先恩，孙鹏，等.滇重楼种子层积后脱落酸和赤霉素相关基因表达水平的研究 [J].中草药，2013，44（3）：338-343.

[581] 杨春芳，曾阳，郭凤霞，等.分子标记技术在獐牙菜属植物研究中的应用进展 [J].中草药，2017，48（15）：3238-3244.

[582] 周武先，段媛媛，卢超，等.基于CDDP标记的重楼属种质资源鉴定及遗传多样性分析 [J].中草药，2019，50（20）：5033-5039.

[583] 陈中苏直，田波，蔡传涛.基于SSR分子标记的滇重楼遗传多样性研究 [J].中草药，2017，48（9）：1834-1838.

[584] 金琳，吴钰颖，戴雪雯，等.基于多指标成分含量测定及HPLC指纹图谱的多茎重楼品质评价 [J].中草药，2019，50（13）：3178-3186.

[585] 吴喆，王元忠，张霁，等.基于红外光谱法的云南重楼及其近缘种的亲缘关系研究 [J].中草药，2017，48（11）：2279-2284.

[586] 赵飞亚，陶爱恩，黎氏文梅，等.基于形态和红外光谱分析的云南重楼及近似种的快速鉴别 [J].中草药，2019，50（3）：702-709.

[587] 江雪梅，刘学端，尹华群，等.球药隔重楼HMGR功能基因保守区序列的克隆与分析 [J].中草药，2011，42（6）：1190-1193.

[588] 程虎印，王艳，颜永刚，等.陕西产重楼属种质资源的SCoT遗传多样性分析 [J].中草药，2019，50（16）：3917-3922.

[589] 黄贤校，高文远，赵志勇，等.五指莲重楼的化学成分研究 [J].中草药，2010，41（12）：1963-1966.

[590] 赵志勇，高文远，黄贤校，等.长药隔重楼化学成分研究 [J].中草药，2011，42（10）：1917-1920.

[591] 赵飞亚，陶爱恩，管鑫，等.重楼多指标UPLC定量分析及其化学品质综合评价 [J].中草药，2020，51（18）：4763-4770.

[592] 武珊珊，高文远，段宏泉，等.重楼化学成分和药理作用研究进展 [J].中草药，2004，（3）：110-113.

[593] 管鑫，李若诗，段宝忠，等.重楼属植物化学成分、药理作用研究进展及质量标志物预测分析 [J].中草药，2019，50（19）：4838-4852.

[594] 杨远贵，张霁，张金渝，等.重楼属植物化学成分及药理活性研究进展 [J].中草药，2016，47（18）：3301-3323.

[595] 杨远贵，李凡，许洪波，等.UPLC-Q-TOF-MS/MS法结合网络药理学研究滇重楼抗肺癌活性

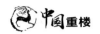
成分 [J]. 中成药, 2023, 45（9）: 3128-3133.

[596] 袁会琼, 刘江, 段宝忠, 等. 基于 HPLC 指纹图谱鉴别云南重楼和长柱重楼 [J]. 中成药, 2017, 39（8）: 1670-1674.

[597] 李世昌, 彭寿杰, 王一博, 等. 重楼本草考证 [J]. 中成药, 2023, 45（8）: 2662-2670.

[598] 周满红, 贺华经, 潘勇, 等. 重楼总皂苷对多发骨折 - 脂多糖两次打击模型大鼠血清细胞因子水平的影响 [J]. 中国骨伤, 2008,（9）: 662-664.

[599] 钟永达, 胡森, 余发新. 鹅掌楸属树种分子生物学研究进展 [J]. 中国科学: 生命科学, 2016, 46（3）: 260-268.

[600] 谭莉明, 向明均, 米长忠, 等. 重楼总皂甙对小鼠哮喘模型气道炎症的影响及机制 [J]. 中国老年学杂志, 2017, 37（19）: 4703-4704.

[601] 罗斌, 姚望, 阙祖俊, 等. 重楼皂苷Ⅶ下调 S100A8 抑制肺癌转移前微环境形成 [J]. 中国免疫学杂志, 2021, 37（4）: 454-458.

[602] 陈翠, 康平德, 杨丽云, 等. 云南重楼高产栽培施肥研究 [J]. 中国农学通报, 2010, 26（5）: 97-100.

[603] 王奇飒, 孙东杰, 何黎, 等. 重楼总皂苷及不同皂苷成分对痤疮相关病原菌抑菌效果的评价 [J]. 中国皮肤性病学杂志, 2016, 30（9）: 899-901.

[604] 高梓琪, 张冬英. 重楼皂苷光老化保护作用研究 [C]// 中国生物工程学会. 中国生物工程学会第十三届学术年会暨 2019 年全国生物技术大会论文集. 云南农业大学; 2019: 1.

[605] 王彩步, 韩多, 杨敏, 等. 多茎滇重楼地上叶和茎中主要次生代谢产物的积累 [J]. 中国实验方剂学杂志, 2017, 23（10）: 34-38.

[606] 黄华婷, 彭胡麟玥, 刘曼婷, 等. 重楼皂苷Ⅱ的药理作用、药代动力学及不良反应研究进展 [J]. 中国实验方剂学杂志, 2023, 29（8）: 257-265.

[607] 张艺博, 张慧中, 付京, 等. 重楼总皂苷的现代研究进展与展望 [J]. 中国实验方剂学杂志, 2024, 30（1）: 232-243.

[608] 陆芹, 郑云菁, 胡昳歆, 等. 长柱重楼皂苷抑制急性髓系白血病细胞增殖的机制研究 [J]. 中国实验血液学杂志, 2019, 27（1）: 7-13.

[609] 刘宗谕, 李丹, 王碧航, 等. 重楼皂苷抑制卵巢癌细胞增殖和转移、诱导其凋亡分子机制研究 [J]. 中国实验诊断学, 2017, 21（2）: 317-319.

[610] 黄芸, 王强, 叶文才, 等. 华重楼中一个新的类胆甾烷皂苷（英文）[J]. 中国天然药物, 2005,（3）: 138-140.

[611] 刘海, 张婷, 陈筱清, 等. 云南重楼的甾体皂苷类成分 [J]. 中国天然药物, 2006,（4）: 264-267.

[612] 刘军, 刘学端, 江雪梅, 等. 荧光定量 RT-PCR 检测重楼功能基因表达的差异 [J]. 中国现代医学杂志, 2011, 21（22）: 2709-2714.

[613] 张梦幻, 廖登群, 孙鹏, 等. 滇重楼 GAox 基因的克隆与生物信息学分析 [J]. 中国现代中药, 2017, 19（9）: 1211-1220.

[614] 马林, 罗昭标, 罗华元, 等. 烟草品种的 SCAR 标记鉴别 [J]. 中国烟草学报, 2012, 18（5）: 79-84.

[615] 刘海，黄芸，张婷，等.金线重楼的化学成分 [J].中国药科大学学报，2006，（5）：409-412.

[616] 韩钰，杨帆，丛恬骁，等.薯蓣皂苷对大鼠心肌收缩力影响的研究 [J].中国药理学通报，2016，32（2）：258-262.

[617] 肖聪，饶伟文，吴萌，等.20 批重楼药材皂苷类成分分析与其 TLC 鉴别方法探讨 [J].中国药品标准，2016，17（6）：403-405.

[618] 罗静，张杰，周浓.滇黔地区滇重楼药材种质资源的化学评价 [J].中国药师，2016，19（7）：1229-1231.

[619] 叶方，程镇，杨光义，等.紫外 – 可见分光光度法测定武当山区重楼属植物总皂苷的含量 [J].中国药师，2015，18（11）：1983-1985.

[620] 郭晶，濮兴娜，冯健，等.滇重楼内生真菌 Neofusicoccum italicum 次级代谢产物中化学成分及其抗菌、抗炎活性研究 [J].中国药物化学杂志，2023，33（8）：581-589.

[621] 康利平，马百平，张洁，等.重楼中甾体皂苷的分离与结构鉴定 [J].中国药物化学杂志，2005，（1）：32-37.

[622] 张慧，班立丽，顾胜华等.云南白药含药血清对大鼠骨髓间充质干细胞增殖和成骨分化的影响 [C]// 中国药学会.2006 第六届中国药学会学术年会论文集.昆明医学院云南省天然药物药理重点实验室；2006：14.

[623] 吕芸，李晓玲.重楼皂苷 D 抑制 A549 细胞转移作用及机制研究 [J].中国药业，2015，24（22）：35-36.

[624] 杨斌，李绍平，王馨，等.滇重楼的栽培与合理利用 [J].中国野生植物资源，2008，27（6）：70-73.

[625] 陈美红，梁梦园，闻晓东，等.重楼地上部分化学成分和药理作用研究进展 [J].中国野生植物资源，2018，37（1）：44-50.

[626] 祝娟.滇重楼种子休眠及休眠解除的比较转录组分析 [D].北京协和医学院，2017.

[627] 张金渝，杨美权.重楼生产加工适宜技术 [M].北京：中国医药科技出版社，2018.

[628] 杨本雷.中国彝族药学 [M].云南：云南民族出版社，2004.

[629] 唐荣华，唐小为，王丽.重楼植物的 nrDNA ITS 序列分析及其系统学意义 [C]// 中国植物学会.中国植物学会七十周年年会论文摘要汇编（1933—2003）.四川大学生命科学学院；2003：1.

[630] 赵晨翔，张雅敏，刘宏胜.单味中药对免疫性肝损伤保护作用实验研究进展 [J].中国中西医结合外科杂志，2015，21（5）：522-525.

[631] 黄贤校，高文远，满淑丽，等.北重楼的化学成分研究 [J].中国中药杂志，2009，34（14）：1812-1815.

[632] 马维思，陈君，严世武，等.滇重楼灰霉病及其病原鉴定 [J].中国中药杂志，2018，43（14）：2918-2927.

[633] 晏秀祥，潘齐冬，孙浩云，等.滇重楼民族民间应用及传统功效的物质基础研究 [J].中国中药杂志，2021，46（24）：6343-6352.

[634] 高飞，雒晓鹏，陶亮，等.滇重楼鲨烯合酶基因 PpSQS 的克隆及在大肠杆菌中的表达 [J].中国中药杂志，2013，38（13）：2086-2091.

[635] 马剑，李迪强，张于光，等.基于 matK 基因的几种重要重楼属植物遗传关系分析 [J].中国中

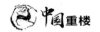

药杂志，2010，35（1）：18-21.

[636] 张成才，张子璇，张文静，等.利用转录组测序分析与华重楼种子休眠解除相关差异基因 [J].中国中药杂志，2020，45（8）：1893-1900.

[637] 黄贤校，高文远，赵万顺，等.五指莲重楼的黄酮和甾体类化学成分研究 [J].中国中药杂志，2010，35（22）：2994-2998.

[638] 辛本华，田孟良，吴镇锣，等.重楼属植物遗传多样性的 RSAP 标记 [J].中国中药杂志，2011，36（24）：3425-3427.

[639] 李洪梅，孙建辉，康利平，等.重楼同属植物长柱重楼与药用重楼的药效学对比研究 [J].中国中药杂志，2017，42（18）：3461-3464.

[640] 王龙，武彩花，刘银妮，等.电针联合重楼膏外敷治疗带状疱疹疼痛的疗效研究 [J].中国中医急症，2020，29（8）：1378-1380.

[641] 关亮俊.华重楼药效成分研究及甾体皂苷合成关键基因筛选 [D].中国中医科学院，2022.

[642] 陶娜，杨幼林.云南白药治疗溃疡性结肠炎的临床应用及作用机制研究概述 [J].中国中医药科技，2011，18（6）：544-545.

[643] 王骞，江林蔓，周浓，等.基于 HPLC 指纹图谱的滇重楼野生品与移栽品鉴别和化学模式识别研究 [J].中国中医药信息杂志，2020，27（7）：75-80.

[644] 张振，邰文辉，田雪飞，等.基于 PI3K/mTOR 通路益气化瘀解毒方对人肝癌细胞 SMCC-7721 自噬流的影响 [J].中国中医药信息杂志，2019，26（10）：45-49.

[645] 于盼，田建辉，陆鑫熠，等.基于"正虚伏毒"理论探讨金复康有效组分调控 NK 细胞功能抑制 Lewis 肺癌细胞的转移 [J].中国肿瘤生物治疗杂志，2023，30（11）：957-964.

[646] 陈鸣旺，高舒影，刘海光，等.从 Wnt 通路抑制因子表观遗传修饰调控研究重楼皂苷Ⅶ抗结直肠癌机制 [J].中华结直肠疾病电子杂志，2019，8（6）：574-579.

[647] 杨柳，苑亚静，吴越.重楼皂苷Ⅰ通过抑制 NF-κB 信号通路减轻大鼠心肌缺血 / 再灌注损伤 [J].中华危重病急救医学，2019，31（6）：746-749.

[648] 陈军，王碧航，张嘉玲，等.重楼皂苷Ⅶ联合二氧化硅纳米复合体对裸鼠卵巢癌的抑制及抗氧化作用 [J].中华医学杂志，2015，95（29）：2393-2395.

[649] 杨瑞琦，戚洁，张嘉玲，等.重楼皂苷Ⅶ与二氧化硅纳米复合体对卵巢癌耐药性的体外影响 [J].中华医学杂志，2015，95（23）：1859-1861.

[650] 花永虹，马胜林，傅真富，等.重楼皂苷Ⅰ对鼻咽癌 CNE-2 细胞体外放射敏感性的影响 [J].中华中医药学刊，2011，29（6）：1387-1390.

[651] 董锐增，郭剑民，张则伟，等.重楼皂苷Ⅰ联合加热抗胃癌 MKN-45 细胞株增殖的体外研究 [J].中华中医药学刊，2012，30（8）：1809-1812.

[652] 胡文静，刘宝瑞，钱晓萍，等.重楼复方对人肝癌 SMMC-7721 细胞增殖、凋亡及 Survivin 表达的影响 [J].中华中医药杂志，2013，28（2）：489-491.

[653] 晁伟平，牛亚奇，李友林.重楼克感滴丸对流感病毒 FM₁ 感染小鼠的保护作用 [J].中华中医药杂志，2012，27（9）：2451-2453.

[654] 唐青，王苏美，龙顺钦，等.重楼皂苷Ⅰ激活 IGFBP1 信号通路抑制肝癌细胞生长和增殖的作用机制 [J].中华中医药杂志，2022，37（2）：1091-1095.

[655] 江雪梅 . 球药隔重楼甾体皂甙生物合成相关功能基因的克隆与组织表达分析 [D]. 中南大学，2011.

[656] 廖立琴 . 药用植物银杏、重楼的遗传多样性分析和功能基因研究 [D]. 中南大学，2009.

[657] 王娟 . 重楼皂甙Ⅱ对狼疮性肾炎患者外周血 CD4 ～ +CD25 ～ +T 调节细胞死亡方式及细胞因子影响的研究 [D]. 中南大学，2010.

[658] 刘若囡，徐立，时乐，等 . 常用皂苷类中药致肝损伤的毒理学研究进展 [J]. 中南药学，2010，8（12）：916-919.

[659] 华栋，刘杨，王夏茵，等 . 宽叶重楼化学成分研究 [J]. 中南药学，2015，13（1）：43-46.

[660] 赵林涛，高凯，宋延平，等 . 陕产重楼提取物对人肝癌细胞 SMMC-7721 增殖、凋亡及相关基因表达的影响 [J]. 中南药学，2020，18（10）：1657-1661.

[661] 张幼林，尚毅，叶方，等 . 武当山区市售重楼药材皂苷含量分析 [J]. 中南药学，2017，15（8）：1127-1130.

[662] 张哲，龙佳瑶，陈晓勇，等 . 皂苷类化合物抗肝癌作用机制的研究进展 [J]. 中南药学，2023，21（5）：1307-1314.

[663] 何娜，杨洋，朱婧，等 . 重楼皂苷抗肺癌作用机制的研究进展 [J]. 中南药学，2022，20（10）：2368-2373.

[664] 张志港，赵德，邓君 . 巴山重楼化学成分研究 [J]. 中药材，2011，34（3）：389-392.

[665] 杨永红，严君，刘君英，等 . 滇重楼根茎腐烂的调查及其主要害虫研究 [J]. 中药材，2009，32（9）：1342-1346.

[666] 殷子喻，施桂萍，马莉，等 . 滇重楼内生菌研究进展 [J]. 中药材，2022，45（12）：3031-3036.

[667] 钱芳芳，于盼，上官文姬，等 . 重楼皂苷Ⅶ通过死亡受体通路诱导人肺腺癌循环肿瘤细胞凋亡的机制研究 [J]. 中药新药与临床药理，2022，33（10）：1289-1297.

[668] 李素燕，善亚君，赵振虎，等 . 宫血宁对小鼠骨髓细胞因子表达的影响 [J]. 中药药理与临床，2006，22（4）：53-55.

[669] 张铭慧，尹永强，何海燕，等 . 薯蓣皂苷对大鼠心室肌细胞钙离子通道的影响 [J]. 中药药理与临床，2011，27（1）：23-26.

[670] 张正旭，褚佳豪，周云冬，等 . 重楼黄酮的提取工艺及其抗氧化功效验证 [J]. 中医药导报，2022，28（3）：24-29.

[671] 张秉丽，霍成英，李有连 . 重楼皂苷Ⅰ对胃癌 SGC-7901 细胞线粒体自噬的作用及对 LC3-Ⅱ、LC3-Ⅰ、Caspase-3 表达的影响 [J]. 中医药导报，2021，27（9）：31-35.

[672] 田颌，郑丽华，许钟英，等 . 重楼缩宫止血作用的临床及实验探讨——附宫血宁治疗子宫出血症 350 例分析 [J]. 中医杂志，1984，（3）：37-40.

[673] 刘雪文，杨锐，赵红艳，等 . 重楼皂苷Ⅰ直接靶向 STAT3 抑制神经胶质瘤 U251 细胞增殖并诱导凋亡 [J]. 肿瘤，2020，40（3）：163-171.

[674] 江皓，赵鹏军，冯建国，等 . 重楼皂苷Ⅰ对胰腺癌 PANC-1 细胞体外放射敏感性的影响 [J]. 肿瘤学杂志，2014，20（6）：483-487.

[675] 聂芩，谭君，陈乾，等 . 重楼皂苷化学成分及抗肿瘤作用研究进展 [J]. 肿瘤药学，2022，12（3）：337-343.

附 含重楼中成药名录

1. 百宝丹（散剂）

处方：金铁锁、重楼、生草乌、三七。

功能主治：散瘀消肿，止血止痛。用于刀枪伤、跌打损伤、月经不调、痛经闭经、慢性胃痛、关节疼痛。

使用方法：内服。

生产厂家：太极集团重庆桐君阁药厂有限公司、云南白药集团股份有限公司、云南白药集团大理药业有限责任公司、昆明中药厂有限公司。

2. 百宝丹搽剂（搽剂）

处方：三七、滇草乌、金铁锁、重楼、乳酸乙酯、月桂氮卓酮、薄荷脑、十二烷基硫酸钠。

功能主治：散瘀消肿，活血止痛。用于关节炎、软组织损伤引起的局部疼痛。

使用方法：外用。

生产厂家：昆明中药厂有限公司。

3. 百宝丹胶囊（胶囊剂）

处方：三七、滇草乌、金铁锁、重楼。

功能主治：散瘀消肿，止血止痛。用于刀枪伤、跌打损伤、月经不调、痛经闭经、慢性胃痛、关节疼痛。

使用方法：内服。

生产厂家：昆明中药厂有限公司、云南白药集团股份有限公司。

4. 鼻咽清毒颗粒（颗粒剂）

处方：野菊花、苍耳子、重楼、茅莓根、两面针、夏枯草、龙胆、党参。

功能主治：清热解毒，化痰散结。用于鼻咽肿痛、鼻咽部慢性炎症、鼻咽癌。

使用方法：内服。

生产厂家：广州白云山奇星药业有限公司、广东益和堂制药有限公司。

5. 碧云砂乙肝颗粒（颗粒剂）

处方：白花蛇舌草、茜草、板蓝根、虎杖、青黛、绿茶、紫草、土茯苓、佛手、山楂、鸡内金、蚕沙、丹参、重楼、灵芝、麦冬、五味子、白芍、白矾、蔗糖。

功能主治：清肝解毒，理气活血。用于乙型病毒性肝炎。

使用方法：内服。

生产厂家：西安正大制药有限公司。

6. 博尔宁胶囊（胶囊剂）

处方：炙黄芪、女贞子、慈姑、马齿苋、重楼、龙葵、紫苏子、鸡内金、大黄、冰片、僵蚕。

功能主治：扶正祛邪，益气活血，软坚散结，消肿止痛。癌症辅助治疗药物。

使用方法：内服。

生产厂家：丽珠集团丽珠制药厂、石家庄东方药业股份有限公司、深圳市源兴药业有限公司。

7. 博落回肿痒酊（酊型）

处方：博落回、蔊菜、重楼、地榆、山梨酸钾。

功能主治：凉血解毒，祛风止痒。用于血热风燥、皮肤瘙痒及蚊虫叮咬。

使用方法：外用。

生产厂家：百花医药集团股份有限公司。

8. 参柏舒阴洗液（洗剂）

处方：黄柏、苦参、蛇床子、白鲜皮、重楼、何首乌、玄参、赤芍、花椒。

功能主治：清热燥湿，杀虫止痒。用于妇女外阴炎、滴虫性阴道炎、霉菌性阴道炎。

使用方法：外用。

生产厂家：西安太极药业有限公司。

9. 参贝止咳颗粒（颗粒剂）

处方：北沙参、浙贝母、前胡、苦杏仁、款冬花、法半夏、百部、蝉蜕、荆芥、重楼、连翘、陈皮、薄荷、甘草、蔗糖、羧甲基纤维素钠、糊精。

功能主治：清肺，化痰，止咳。用于急性支气管炎、慢性单纯性支气管炎急性发作之咳嗽。

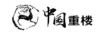

使用方法：内服。

生产厂家：云南腾冲东方红制药有限责任公司。

10. 草仙乙肝胶囊（胶囊剂）

处方：虎杖、川楝子、猪苓、当归、白花蛇舌草、白芍、蒲公英、黄芪、板蓝根、人参、重楼、白术、山豆根、茯苓、凤尾草、山茱萸、矮地茶、淫羊藿、丹参、甘草、鸡内金等。

功能主治：清热解毒，健脾利湿。用于湿邪困脾、慢性乙肝。

使用方法：内服。

生产厂家：延边大学草仙药业有限公司。

11. 蟾乌巴布膏（贴膏剂）

处方：蟾酥、川乌、两面针、重楼、关白附、芙蓉叶、三棱、莪术、红花、丁香、细辛、肉桂、六轴子、荜茇、甘松、山奈、乳香、没药、薄荷脑、冰片、苯甲醇、樟脑、水杨酸甲酯、二甲基亚砜、明胶。

功能主治：活血化瘀，消肿止痛。用于癌症引起的疼痛。

使用方法：外用。

生产厂家：上海雷允上药业有限公司。

12. 跌打榜药酒（酒剂）

处方：三七、无名异、土鳖虫、鸡骨香、泽兰、薄荷、木鳖子、荜澄茄、栀子、独角莲、三棱、草乌、洋金花、南刘寄奴、芥子、莪术、红花、姜黄、甘草、假蒟、山奈、徐长卿、重楼、油松节、大黄、朱砂根、虎杖、九里香、驳骨丹、大茶药、小罗伞、鹰不泊、两面针、肉桂、田基黄、乌药、韩信草、骨碎补、生天南星、火炭母、赤芍、苏木、桃仁、当归、鹅不食草、功劳木、膜叶槌果藤、樟脑、蛤爪草、生姜、黑老虎根、自然铜、高良姜、麝香壳。

功能主治：消肿止痛。用于跌打损伤、积瘀肿痛。

使用方法：外用。

生产厂家：广东恒诚制药股份有限公司。

13. 复方川贝止咳糖浆（糖浆剂）

处方：川贝母、枇杷叶、桔梗、麻黄、百合、百部、陈皮、桑白皮、化橘红、薄荷、五指毛桃、重楼、苦杏仁、麦冬、甘草、薄荷脑、紫苏子、天花粉。

功能主治：镇咳祛痰，润肺定喘。用于伤风咳嗽、痰多、气喘。

使用方法：内服。

生产厂家：广东太安堂药业股份有限公司、广东一力罗定制药有限公司、广东新功药业有限公司、湖南康寿制药有限公司。

14. 复方蛇胆川贝散（散剂）

处方：蛇胆汁、川贝母、马兜铃、姜半夏、重楼、甘草。

功能主治：镇咳祛痰。用于风热咳嗽、久咳痰多。

使用方法：内服。

生产厂家：广州白云山奇星药业有限公司、万邦德制药集团股份有限公司、广西慧宝源制药有限公司、湖北诺得胜制药有限公司、广州白云山和记黄埔中药有限公司、广东宏兴集团股份有限公司宏兴制药厂、广东新功药业有限公司。

15. 复方雪参胶囊（胶囊剂）

处方：三七、三棱、莪术、皂角刺、泽兰、王不留行、猪苓、牵牛子、淫羊藿、海马、重楼、金钱草、土茯苓、蒲公英、地龙、大黄、虎杖。

功能主治：活血化瘀，消肿散结，利水通淋。用于前列腺增生。

使用方法：内服。

生产厂家：西安天安制药股份有限公司、宁波大昌药业有限公司。

16. 复方岩连片（片剂）

处方：石吊兰、重楼、板蓝根、百部、杠板归。

功能主治：清热解毒，化痰止咳。用于喉炎、扁桃体炎、咽炎、慢性支气管炎、急性支气管炎。

使用方法：内服。

生产厂家：贵州汉方药业有限公司、云南永孜堂制药有限公司。

17. 复方重楼酊（酊剂）

处方：重楼、草乌、艾叶、蒲公英、当归、红花、大蒜、天然冰片。

功能主治：清热解毒，消肿止痛。用于瘟疫时毒、痄腮肿痛、肝胃热盛、乳痈肿痛、腮腺炎、乳腺炎。

使用方法：外用。

生产厂家：贵州圣大制药有限公司、贵州山宝药业有限责任公司。

18. 肝复乐片（片剂）

处方：党参、鳖甲、重楼、白术、黄芪、陈皮、土鳖虫、大黄、桃仁、半枝莲、败酱

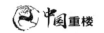

草、茯苓、薏苡仁、郁金、苏木、牡蛎、茵陈、木通、香附。

功能主治：健脾理气，化瘀软坚，清热解毒。用于治疗原发性肝癌。

使用方法：内服。

生产厂家：康哲（湖南）制药有限公司。

19. 宫血宁胶囊（胶囊剂）

处方：重楼。

功能主治：凉血止血，清热除湿，化瘀止痛。用于崩漏下血、月经过多、产后或流产后宫缩不良出血、子宫功能性出血、慢性盆腔炎之湿热瘀结。

使用方法：内服。

生产厂家：云南白药集团股份有限公司。

20. 骨风宁胶囊（胶囊剂）

处方：重楼、昆明山海棠、云威灵、黄芪、叶下花、川牛膝、紫丹参、红花、地龙、伸筋草、续断。

功能主治：解毒化瘀，活络止痛。用于类风湿性关节炎、强直性脊柱炎。

使用方法：内服。

生产厂家：云南白药集团大理药业有限责任公司。

21. 红卫蛇药片（片剂）

处方：黄药子、重楼、八角莲、雄黄。

功能主治：清热解毒，消肿止痛，凉血散瘀。用于毒蛇及毒虫咬伤。

使用方法：内服。

生产厂家：江西天施康中药股份有限公司。

22. 喉舒口含片（片剂）

处方：余甘子粉、重楼、薄荷脑、冰片。

功能主治：清热解毒，润肺利咽。用于咽喉肿痛、咽痒、咽干咳等症。

使用方法：含服。

生产厂家：云南盘龙云海药业有限公司。

23. 姜黄消痤搽剂（搽剂）

处方：姜黄、重楼、杠板归、土荆芥、一枝黄花、绞股蓝、珊瑚姜、聚山梨酯。

功能主治：清热解毒，散风祛湿，活血消痤。用于痤疮。

使用方法：外用。

生产厂家：贵阳舒美达制药厂有限公司。

24. 解毒通淋丸（丸剂）

处方：八角莲、半枝莲、半边莲、泽泻、重楼、虎杖、猫爪草、赭石。

功能主治：清热，利湿，通淋。用于下焦湿热所致的非淋菌性尿道炎，症见尿频、尿痛、尿急。

使用方法：内服。

生产厂家：广西强寿药业集团有限公司。

25. 筋骨疼痛酒（酒剂）

处方：当归、木香、玉竹、黄芪、党参、重楼、虎杖、桂枝、枸杞子、秦艽、制川乌、制草乌、续断、肉桂、红花。

功能主治：祛风除湿，舒筋活血。用于筋骨酸痛、四肢麻木、风湿性关节炎。

使用方法：内服。

生产厂家：江苏七〇七天然制药有限公司、安徽九方制药有限公司。

26. 九味双解口服液（合剂）

处方：柴胡、熟大黄、青蒿、金银花、酒炙黄芩、大青叶、重楼、蒲公英、草果。

功能主治：解表清热，泻火解毒。用于风热感冒、表里俱热。

使用方法：内服。

生产厂家：吉林恒金药业股份有限公司、广西盈康药业有限责任公司、大连金泉宝山生物工程制药有限公司。

27. 抗病毒颗粒（颗粒剂）

处方：板蓝根、忍冬藤、山豆根、鱼腥草、重楼、贯众、白芷、青蒿、川射干。

功能主治：清热解毒。用于病毒性感冒。

使用方法：内服。

生产厂家：四川光大制药有限公司。

28. 克痒敏醑（酊剂）

处方：山乌龟、黄柏、三叉苦、白芷、重楼、细辛、毛麝香、荆芥、两面针、苦参、虎杖、蛇床子、九里香、冰片、薄荷脑、山苍子、钻骨风、地榆、水杨酸甲酯。

功能主治：收敛止痒，消炎解毒。用于急慢性湿疹、荨麻疹、虫咬性皮炎、接触性皮炎等引起的皮肤瘙痒症。

使用方法：外用。

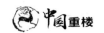

生产厂家：广东九连山药业有限公司、广东太安堂药业股份有限公司。

29. 兰花咳宁片（片剂）

处方：石吊兰、板蓝根、罂粟壳、百部、重楼、杠板归、硬脂酸镁。

功能主治：风热犯肺，清热解毒，敛肺止咳。用于急慢性支气管炎、久咳、少痰。

使用方法：内服。

生产厂家：贵阳大汉制药有限公司。

30. 楼莲胶囊（胶囊剂）

处方：白花蛇舌草、天葵子、水红花子、重楼、鳖甲、莪术、半边莲、土鳖虫、水蛭、红参、制何首乌、龙葵、鸡内金、半枝莲、乌梅、水牛角、砂仁、没药、白英、乳香。

功能主治：行气化瘀，清热解毒。原发性肝癌辅助治疗药。

使用方法：内服。

生产厂家：通化万通药业股份有限公司。

31. 鹿筋壮骨酒（酒剂）

处方：鹿筋、鹿骨、当归、木瓜、党参、玉竹、黄芪、重楼、虎杖、桂枝、续断、肉桂、红花、枸杞子、秦艽、制川乌、制草乌、白酒、蔗糖。

功能主治：祛风除湿，舒筋活血。用于四肢麻木、风湿性关节炎。

使用方法：内服。

生产厂家：吉林敖东集团力源制药股份有限公司、辽源誉隆亚东药业有限责任公司。

32. 尿清舒颗粒（颗粒剂）

处方：山木通、野菊花、虎杖、地胆草、车前草、重楼、蔗糖粉、乳糖粉。

功能主治：清热利湿，利水通淋。用于淋症、小便不利、淋漓涩痛、慢性前列腺炎。

使用方法：内服。

生产厂家：广州一品红制药有限公司。

33. 盘龙七片（片剂）

处方：盘龙七、壮筋丹、五加皮、杜仲、当归、珠子参、青蛙七、过山龙、秦艽、木香、祖司麻、络石藤、川乌、白毛七、铁棒锤、草乌、老鼠七、支柱蓼、红花、没药、竹根七、缬草、伸筋草、牛膝、丹参、羊角七、八里麻、重楼、乳香。

功能主治：活血化瘀、祛风除湿、消肿止痛；用于风湿性关节炎、腰肌劳损、骨折、软组织损伤；内服。

生产厂家：陕西盘龙药业集团股份有限公司。

34. 盘龙七药酒（酒剂）

处方：盘龙七、壮筋丹、五加皮、杜仲、当归、珠子参、青蛙七、过山龙、秦艽、木香、祖司麻、络石藤、川乌、白毛七、铁棒锤、草乌、老鼠七、支柱蓼、红花、没药、竹根七、缬草、伸筋草、牛膝、丹参、羊角七、八里麻、重楼、乳香。

功能主治：活血化瘀，祛风除湿，消肿止痛。用于风湿性关节炎、跌打损伤、腰肌劳损、软组织损伤。

使用方法：内服。

生产厂家：陕西盘龙药业集团股份有限公司。

35. 芪珍胶囊（胶囊剂）

处方：珍珠、黄芪、三七、大青叶、重楼。

功能主治：益气化瘀，清热解毒。用于肺癌、乳腺癌、胃癌患者的辅助治疗。

使用方法：内服。

生产厂家：宁波大昌药业有限公司。

36. 奇应内消膏（贴膏剂）

处方：本品为生天南星、山柰、重楼、片姜黄、生半夏、大黄、樟脑等药味经加工制成的橡皮膏。

功能主治：行气活血，消肿止痛。用于跌打扭伤、局部肿胀、疼痛。

使用方法：外用。

生产厂家：马应龙药业集团股份有限公司。

37. 清肝败毒丸（丸剂）

处方：地耳草、黄花倒水莲、虎杖、白花蛇舌草、蒲公英、垂盆草、半边莲、重楼、徐长卿、姜黄、丹参、白首乌、盘龙参、甘草、淀粉。

功能主治：清热利湿解毒。用于急、慢性肝炎属肝胆湿热证。

使用方法：内服。

生产厂家：广西梧州三鹤药业股份有限公司。

38. 清热止咳颗粒（颗粒剂）

处方：黄芩、重楼、浙贝母、鸭跖草、知母、石膏、陈皮、枳壳、苍耳子、苦杏仁、桔梗。

功能主治：清热化痰，宣肺止咳。用于痰热阻肺、急性支气管炎、慢性支气管炎。

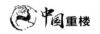

使用方法：内服。

生产厂家：漳州片仔癀药业股份有限公司。

39. 祛瘀益胃胶囊（胶囊剂）

处方：黄芪、丹参、黄柏、重楼、甘草、莪术、虎杖、三七、白花蛇舌草、鸡内金、白术、白及。

功能主治：健脾和胃，化瘀止痛。用于急慢性胃炎、慢性萎缩性胃炎。

使用方法：内服。

生产厂家：西安兆兴制药有限公司。

40. 热毒清片（片剂）

处方：重楼、南板蓝根、冰片、蒲公英、甘草。

功能主治：清热解毒，消肿散结。用于腮腺炎、扁桃体炎、喉头炎、上呼吸道感染等症。

使用方法：内服。

生产厂家：云南白药集团股份有限公司。

41. 忍冬感冒颗粒（颗粒剂）

处方：板蓝根、忍冬藤、山豆根、重楼、鱼腥草、绵马贯众、青蒿、白芷、蔗糖、糊精。

功能主治：清热解毒。用于发热、咽痛。

使用方法：内服。

生产厂家：亚宝药业集团股份有限公司。

42. 乳癖清胶囊（胶囊剂）

处方：柴胡、青皮、蒲公英、重楼、五气朝阳草、瓜蒌皮、青木香、山慈菇、鹿角霜、当归、夏枯草、冬虫夏草、土贝母。

功能主治：理气活血，软坚散结。用于乳腺增生、经期乳腺胀痛等疾病。

使用方法：内服。

生产厂家：云南通用善美制药有限责任公司。

43. 软坚内服液（合剂）

处方：白附子、人参、三棱、黄芪、山豆根、重楼、板蓝根、山慈菇、半枝莲、金银花、延胡索、益母草。

功能主治：化瘀软坚，解毒，益气。用于原发性肝癌。

使用方法：内服。

生产厂家：南京东方制药有限公司、江苏聚荣制药集团有限公司。

44. 三七血伤宁胶囊（胶囊剂）

处方：三七、重楼、制草乌、大叶紫珠、山药、黑紫藜芦、冰片。

功能主治：止血镇痛，祛瘀生新。用于吐血、月经过多、痛经、闭经、外伤出血、痔疮出血、胃及十二指肠溃疡出血、支气管扩张出血、肺结核咯血、功能性子宫出血。

使用方法：内服。

生产厂家：桂林三金药业股份有限公司。

45. 三七血伤宁散（散剂）

处方：三七、重楼、生草乌、大叶紫珠、山药、黑紫藜芦、冰片、朱砂。

功能主治：止血镇痛，祛瘀生新。用于各种血证及瘀血肿痛，如十二指肠溃疡出血、支气管扩张出血、肺结核咯血、功能性子宫出血、外伤及痔疮出血、妇女月经不调、痛经、闭经、月经血量过多、产后瘀血、胃病、肋间神经痛等。

使用方法：内服。

生产厂家：桂林三金药业股份有限公司。

46. 散结止痛膏（贴膏剂）

处方：重楼、白花蛇舌草、夏枯草、生川乌、生天南星、冰片。

功能主治：软坚散结，消肿止痛。用于乳腺囊性增生、乳痛症、男性乳腺增生症。

使用方法：外用。

生产厂家：广州白云山医药集团股份有限公司、白云山何济公制药厂。

47. 伤益气雾剂（气雾剂）

处方：七叶莲、玉葡萄根、三七、重楼、白及、栀子、甘草、薄荷脑、冰片、蜚蠊、聚山梨酯、丙二醇、丙丁烷。

功能主治：消肿止痛，止血散瘀。用于跌打损伤、烫伤。

使用方法：外用。

生产厂家：云南白药集团股份有限公司。

48. 少林跌打止痛膏（贴膏剂）

处方：芥子、牛膝、骨碎补、何首乌、木瓜、续断、泽兰、莪术、五加皮、猴骨、海风藤、韩信草、漆树根、人字草、鸡骨香、辣蓼、驳骨丹、黑面神、重楼、老虎簕、桔梗、大黄、独活、杜仲、红花、附子、地黄、蔓荆叶、一点红、大风艾、半枫荷、三棱、

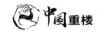

走马胎、马鞭草、荆芥、宽筋藤、节节花、草乌、小茴香、独脚乌桕、细辛、当归尾、鹅不食草、川芎、麻黄、飞天蠄蟧、琥珀、胡椒、自然铜（煅）、龙血竭、三七、血余炭、马钱子、樟脑、水杨酸甲酯、肉桂油、丁香罗勒油、枫香脂、薄荷脑。

功能主治：活血散瘀，消肿止痛。用于跌打肿痛、腰膝关节疼痛。

使用方法：外用。

生产厂家：国药集团德众（佛山）药业有限公司。

49. 神农镇痛膏（贴膏剂）

处方：三七、胆南星、白芷、狗脊、羌活、石菖蒲、防风、升麻、红花、土鳖虫、川芎、当归、血竭、马钱子、没药、樟脑、重楼、薄荷脑、乳香、水杨酸甲酯、冰片、丁香、罗勒油、麝香、颠茄流浸膏、熊胆粉。

功能主治：活血散瘀，消肿止痛。用于跌打损伤、风湿关节痛、腰背酸痛。

使用方法：外用。

生产厂家：广东湛江吉民药业股份有限公司、黄石燕舞药业有限公司、河南羚锐制药股份有限公司。

50. 痛舒胶囊（胶囊剂）

处方：七叶莲、灯盏细辛、玉葡萄根、三七、珠子参、栀子、重楼、甘草。

功能主治：活血化瘀，舒筋活络，化痞散结，消肿止痛。用于跌打损伤、风湿性关节痛、肩周炎、痛风性关节痛、乳腺小叶增生。

使用方法：内服。

生产厂家：云南白药集团股份有限公司。

51. 外用无敌膏（贴膏剂）

处方：乳香、没药、细辛、冰片、八角枫、生草乌、四块瓦、生川乌、雪上一枝蒿、桑寄生、五香血藤、独活、透骨草、伸筋草、生地黄、熟地黄、续断、红花、土茯苓、海螵蛸、当归、苏木、白芷、猴骨、重楼、海马、木鳖子、马钱子、三分三、黄芪、三七、骨碎补、淫羊藿、千年健、杜仲、海风藤、刺五加、钻地风、牛膝、血竭、白术、肉桂、苍术、党参、茯苓、秦艽、仙鹤草、苦参、地肤子、鹤虱、黄连、黄芩、黄柏、大黄、银花、威灵仙、赤芍、蕲蛇。

功能主治：祛风燥湿，祛瘀活血，消肿止痛，去腐生肌，清热解毒，通痹止痛。用于跌打损伤、风湿麻木、腰肩腿痛、疮疖红肿疼痛。

使用方法：外用。

生产厂家：云南无敌制药有限责任公司。

52. 卫生散（散剂）

处方：琥珀、天竺黄、钩藤、毛慈姑、朱砂、僵蚕、红参、重楼、千金子霜、牛黄、大戟、五倍子、雄黄、麝香、珍珠。

功能主治：辟秽，清热解毒，解痉镇静。用于高热神昏、项强抽搐、中风痰厥引起的牙关紧闭、痰涎壅盛、小儿惊风、急性胃肠炎、吐泻、痈疽、疔疮等症。

使用方法：内服。

生产厂家：沈阳天益堂中药厂。

53. 消痔洁肤软膏（软膏剂）

处方：金果榄、土大黄、黄柏、朱砂根、野菊花、紫花地丁、雪胆、苦参、冰片、重楼、黄药子、姜黄、地榆、南苦丁茶、薄荷脑、山梨醇、瓜耳胶、倍他环糊精、硬脂酸、单甘酯、聚山梨酯、司盘、液状石蜡、月桂氮卓酮、苯甲酸、羟苯乙酯、十八醇。

功能主治：清热解毒，化瘀消肿，除湿止痒。用于手足癣体癣、腹癣、浸淫疮、内痔、外痔、肿痛出血、带下病。

使用方法：外用。

54. 小儿清热灵（片剂）

处方：白屈菜、北寒水、黄芩、重楼、柴胡、天竺黄、紫荆皮、射干、板蓝根、牛黄、菊花、冰片、蝉蜕、珍珠、黄连、麝香。

功能主治：清热解毒，利咽止咳。用于感冒发热、咽喉肿痛、咳嗽气喘、神烦惊悸。

使用方法：内服。

生产厂家：吉林敖东延边药业股份有限公司、修正药业集团股份有限公司、通化爱心药业股份有限公司、吉林省集安益盛药业股份有限公司、莎普爱思强身药业有限公司、长春银诺克药业有限公司、吉林恒金药业股份有限公司、通化金马药业集团股份有限公司、钓鱼台医药集团吉林天强制药股份有限公司、修正药业集团儿童制药有限公司。

55. 小儿退热冲剂（冲剂）

处方：大青叶、板蓝根、金银花、连翘、栀子、牡丹皮、黄芩、淡竹叶、地龙、重楼、柴胡、白薇。

功能主治：清热解毒。用于小儿风热感冒及上呼吸道感染。

使用方法：内服。

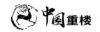

56. 小儿退热合剂（合剂）

处方：大青叶、金银花、栀子、黄芩、地龙、柴胡、板蓝根、重楼、连翘、牡丹皮、淡竹叶、白薇。

功能主治：疏风解表，解毒利咽。用于小儿外感风热所致的感冒，症见发热恶风、头痛目赤、咽喉肿痛者。

使用方法：内服。

生产厂家：北京健都药业有限公司、广西慧宝源制药有限公司、广西灵峰药业有限公司、江西南昌桑海制药厂、广西药用植物园制药厂、国药控股深圳中药有限公司、四川美大康药业股份有限公司、浙江新光药业股份有限公司、北京同仁堂股份有限公司、同仁堂制药厂、安徽为民制药有限公司、药都制药集团股份有限公司、广西双蚁药业有限公司。

57. 小儿退热颗粒（颗粒剂）

处方：大青叶、板蓝根、金银花、连翘、栀子、牡丹皮、黄芩、淡竹叶、地龙、重楼、柴胡、白薇。

功能主治：疏风解表，解毒利咽。用于小儿外感风热所致的感冒，症见发热恶风、头痛目赤、咽喉肿痛者。

使用方法：内服。

生产厂家：山东沃华医药科技股份有限公司。

58. 小儿退热口服液（合剂）

处方：大青叶、板蓝根、金银花、连翘、栀子、牡丹皮、黄芩、淡竹叶、地龙、重楼、柴胡、白薇。

功能主治：疏风解表，解毒利咽。用于小儿风热感冒、发热恶风、头痛目赤、咽喉肿痛、痄腮、喉痹。

使用方法：内服。

生产厂家：广东太安堂药业股份有限公司。

59. 熊胆跌打膏（贴膏剂）

处方：麝香、三七、白芷、羌活、重楼、防风、土鳖虫、没药、马钱子、川芎、冰片、熊胆、水杨酸甲酯、颠茄流浸膏、胆南星、狗脊、石菖蒲、升麻、红花、当归、血竭、樟脑、乳香、薄荷脑、丁香罗勒油、凡士林、松香、橡胶、羊毛脂、氧化锌、液状石蜡。

功能主治：活血散瘀，消肿止痛。用于跌打损伤、风湿关节痛、腰背酸痛。

使用方法：外用。

生产厂家：哈药集团制药六厂。

60. 玄七通痹胶囊（胶囊剂）

处方：拟黑多刺蚁、黄芪、重楼、老鹳草、千年健、三七。

功能主治：滋补肝肾，祛风除湿，活血止痛。用于肝肾不足、风湿痹阻引起的关节疼痛、肿胀、屈伸不利、手足不温、四肢麻木等症，类风湿性关节炎见上述证候者。

使用方法：内服。

生产厂家：南京中山制药有限公司。

61. 雪胆胃肠丸（丸剂）

处方：青木香、雪胆、吴茱萸、重楼、白及、延胡索、海螵蛸、白术、当归、党参、黄芪、甘草、蜂蜜、活性炭、虫白蜡。

功能主治：温中散寒，理气止痛。用于十二指肠溃疡、十二指肠炎、直肠炎、胃炎表现为胃脘冷痛、嗳气吞酸、便溏者。

使用方法：内服。

生产厂家：昆明生达制药有限公司。

62. 雪上一枝蒿速效止痛搽剂（搽剂）

处方：雪上一枝蒿、生川乌、生草乌、红花、乳香、金叶子、黑骨头、川芎、金铁锁、重楼、附子、见血飞、冰片。

功能主治：舒筋活血，消肿止痛。用于跌打损伤、关节痛。

使用方法：外用。

生产厂家：云南一枝蒿制药有限公司。

63. 一粒止痛丸（丸剂）

处方：披麻草、重楼、乳香、没药、金铁锁、麝香。

功能主治：清热解毒，活血止痛。用于刀枪伤、跌打伤所致的疼痛、妇女经痛及部分晚期恶性肿瘤。

使用方法：内服。

生产厂家：太极集团重庆桐君阁药厂有限公司。

64. 茵莲清肝合剂（合剂）

处方：茵陈、板蓝根、重楼、绵马贯众、茯苓、郁金、当归、红花、琥珀、白芍、白花蛇舌草、半枝莲、广藿香、佩兰、砂仁、虎杖、丹参、泽兰、柴胡。

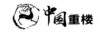

功能主治：清热解毒，芳香化湿，疏肝利胆，健脾和胃，养血活血。用于病毒性肝炎、肝炎病毒携带者及肝功能异常者。

使用方法：内服。

生产厂家：河北安国药业集团有限公司、北京亚东生物制药有限公司。

65. 茵莲清肝颗粒（颗粒剂）

处方：茵陈、当归、半枝莲、丹参、板蓝根、红花、广藿香、泽兰、绵马贯众、琥珀、佩兰、柴胡、茯苓、白芍、砂仁、重楼、郁金、白花蛇舌草、虎杖。

功能主治：清热解毒，调肝和脾。用于急性甲型、慢性乙型病毒性肝炎。

使用方法：内服。

生产厂家：北京亚东生物制药有限公司。

66. 银冰消痤酊（酊剂）

处方：重楼、白果、天然冰片。

功能主治：清热解毒，凉血消肿。用于痤疮。

使用方法：外用。

生产厂家：贵州特色制药有限责任公司。

67. 云南白药创可贴（贴膏剂）

处方：三七、重楼。

功能主治：止血，镇痛，消炎，愈创。用于创伤。

使用方法：外用。

生产厂家：云南白药集团无锡药业有限公司。

68. 云南白药片（片剂）

处方：三七、重楼。

功能主治：化瘀止血，活血止痛，解毒消肿。用于跌打损伤、瘀血肿痛、吐血、咯血、便血、痔血、崩漏下血、疔疮肿毒及软组织挫伤、闭合性骨折、支气管扩张、肺结核咯血、溃疡病出血、皮肤感染性疾病。

使用方法：内服。

生产厂家：云南白药集团股份有限公司。

69. 云南白药气雾剂（气雾剂）

处方：三七、重楼。

功能主治：活血散瘀，消肿止痛。用于跌打损伤、瘀血肿痛、肌肉酸痛及风湿性关节疼痛等症。

使用方法：外用。

生产厂家：云南白药集团股份有限公司。

70. 云南红药胶囊（胶囊剂）

处方：三七、重楼、紫金龙、玉葡萄根、滑叶跌打、大麻药、金铁锁、石菖蒲、西南黄芩、制黄草乌。

功能主治：止血镇痛，活血散瘀，祛风除湿。用于胃溃疡出血、支气管扩张咯血、功能性子宫出血、月经过多、眼底出血、眼结膜出血、鼻衄、痔疮出血、软组织挫伤、风湿性关节炎、风湿性腰腿痛。

使用方法：内服。

生产厂家：云南植物药业有限公司。

71. 云南红药散（散剂）

处方：三七、重楼、紫金龙、玉葡萄根、滑叶跌打、大麻药、金铁锁、石菖蒲、西南黄苹、制黄草乌。

功能主治：止血镇痛，活血散瘀，祛风除湿。用于胃溃疡出血、支气管扩张咯血、功能性子宫出血、月经过多、眼底出血、眼结膜出血、鼻衄、痔疮出血、软组织挫伤、风湿性关节炎、风湿性腰腿痛。

使用方法：内服。

生产厂家：云南植物药业有限公司、昆明中药厂有限公司。

72. 长春红药胶囊（胶囊剂）

处方：三七、草乌、制川乌、莲子心、当归、骨碎补、石菖蒲、蒲公英、小蓟、乳香、没药、仙鹤草、冰片、红花、菊花、栀子、重楼、朱砂、延胡索、淀粉。

功能主治：活血化瘀，消肿止痛。用于跌打损伤、瘀血作痛。

使用方法：内服。

生产厂家：长春人民药业集团有限公司。

73. 长春红药片（片剂）

处方：三七、草乌、制川乌、莲子心、当归、骨碎补、石菖蒲、蒲公英、小蓟、乳香、没药、仙鹤草、冰片、红花、菊花、栀子、重楼、朱砂、延胡索。

功能主治：活血化瘀，消肿止痛。用于跌打损伤、瘀血作痛。

使用方法：内服。

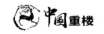

生产厂家：长春人民药业集团有限公司、吉林紫鑫药业股份有限公司。

74. 肿痛搽剂（搽剂）

处方：七叶莲、滇草乌、三七、雪上一枝蒿、金铁锁、火把花根、八角莲、金叶子、玉葡萄根、披麻草、重楼、灯盏细辛、栀子、白芷、白及、薄荷脑、甘草、冰片、麝香。

功能主治：消肿镇痛，活血化瘀，舒筋活络，化痞散结。用于跌打损伤、风湿关节痛、肩周炎、痛风关节炎、乳腺小叶增生。

使用方法：外用。

生产厂家：云南省药物研究所制药厂。

75. 肿痛凝胶（凝胶剂）

处方：七叶莲、滇草乌、三七、雪上一枝蒿、金铁锁、金叶子、八角莲、玉葡萄根、白芷、灯盏细辛、披麻草、白及、栀子、火把花根、重楼、薄荷脑、甘草、冰片、麝香、药膜树脂、甘油。

功能主治：消肿镇痛，活血化瘀，舒筋活络，化痞散结。用于跌打损伤、风湿关节痛、肩周炎、痛风、乳腺小叶增生。

使用方法：外用。

生产厂家：云南省药物研究所制药厂。

76. 肿痛气雾剂（气雾剂）

处方：七叶莲、滇草乌、三七、雪上一枝蒿、金铁锁、火把花根、八角莲、金叶子、玉葡萄根、披麻草、重楼、灯盏细辛、栀子、白芷、白及、薄荷脑、甘草、冰片、麝香、聚山梨酯、丙二醇。

功能主治：消肿镇痛，活血化瘀，舒筋活络，化痞散结。用于跌打损伤、风湿关节痛、肩周炎、痛风关节炎、乳腺小叶增生。

使用方法：外用。

生产厂家：云南白药集团股份有限公司。

77. 重楼解毒酊（酊剂）

处方：重楼、草乌、艾叶、石菖蒲、大蒜、天然冰片。

功能主治：清热解毒，散瘀止痛。用于带状疱疹、皮肤瘙痒、虫咬皮炎、流行性腮腺炎。

使用方法：外用。

生产厂家：贵州山宝药业有限责任公司。

78. 肤痔清软膏（软膏剂）

处方：羟苯乙酯、苯甲酸、月桂氮卓酮、液状石蜡、司盘、聚山梨酯、单甘酯、硬脂酸、倍他环糊精、瓜耳胶、山梨醇、薄荷脑、南苦丁茶、地榆、姜黄、黄药子、重楼、冰片、苦参、雪胆、紫花地丁、野菊花、朱砂根、黄柏、土大黄、金果榄、十八醇。

功能主治：清热解毒，化瘀消肿，除湿止痒。1. 苗医：旭嘎凯沓痂，样丢象泱安，滁内挡祛卡。2. 陡：嘎久杠工浆点羌，罗欧，岗淹，阴高坳。3. 中医：用于湿热蕴结所致手足癣、体癣、股癣、浸淫疮、内痔、外痔，肿痛出血，带下病。

使用方法：外用。

生产厂家：贵州绿太阳制药有限公司。

79. 肝复乐胶囊（胶囊剂）

处方：沉香、香附、木通、茵陈、牡蛎、苏木、郁金、薏苡仁、茯苓、败酱草、半枝莲、桃仁、大黄、土鳖虫、陈皮、黄芪、白术、重楼、鳖甲、党参、柴胡。

功能主治：健脾理气，化瘀软坚，清热解毒。适用于以肝郁脾虚为主证的原发性肝癌，症见上腹肿块、胁肋疼痛、神疲乏力、食少纳呆、脘腹胀满、心烦易怒、口苦咽干等。

使用方法：内服。

生产厂家：康普药业股份有限公司、湖南九典制药有限公司、湖南大拇指生物药业有限公司、湖南星剑药业集团有限公司。

80. 消癥扶正口服液（合剂）

处方：枸杞子、麦冬、石韦、茵陈、郁金、厚朴、枳壳、鸡内金、重楼、茯苓、白术、全蝎、蜈蚣、僵蚕、百部。

功能主治：健脾理气，活血解毒。适用于脾虚气滞兼有瘀毒证的肺癌患者的辅助治疗。

使用方法：内服。

生产厂家：辽宁格林生物药业集团股份有限公司。

81. 季德胜蛇药片（片剂）

处方：重楼、蟾蜍皮、蜈蚣、地锦草等药味。

功能主治：清热解毒，消肿止痛。用于蛇虫咬伤。

使用方法：内服、外用。

生产厂家：精华制药集团股份有限公司。

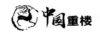

82. 元七骨痛酊（酊剂）

处方：乌梢蛇、丁香油、骨碎补、没药、乳香、血竭、重楼、莪术、土鳖虫、当归、老鹳草、花椒、细辛、急性子、延胡索、三七、水杨酸甲酯。

功能主治：活血化瘀，祛风散寒，通络止痛。用于治疗骨性关节炎（筋脉瘀滞证）、腰椎、膝关节等部位疼痛、肿胀、麻木重着、遇寒加重、关节屈伸不利、活动功能障碍等。

使用方法：外用。

生产厂家：湖南方盛制药股份有限公司。

附　部分重楼属植物图

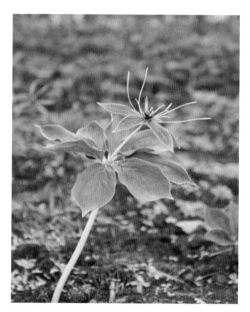

滇重楼（矮秆）

2017 年拍摄于大理凤仪　夏从龙

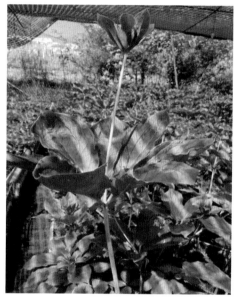

滇重楼（高秆）

2019 年拍摄于大理大学实践基地　夏从龙

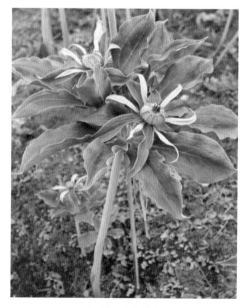

滇重楼（宽瓣）

2017 年拍摄于大理凤仪　夏从龙

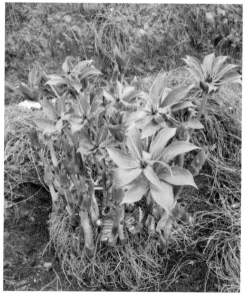

滇重楼（多茎）

2017 年拍摄于云龙　陶爱恩

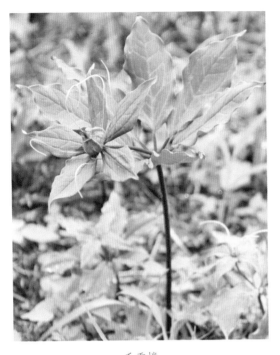

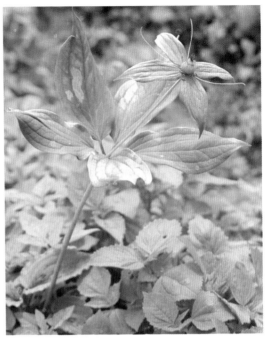

毛重楼

2017 年拍摄于云龙　夏从龙

南重楼

2017 年拍摄于云龙　夏从龙

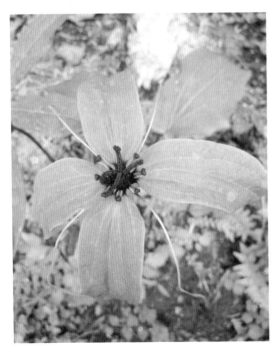

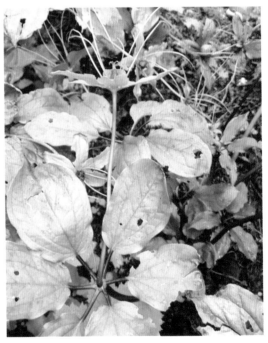

球药隔重楼

2018 年拍摄于腾冲　陶爱恩

五指莲

2018 年拍摄于保山　夏从龙

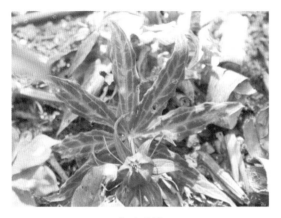

花叶重楼

2017 年拍摄于云龙　夏从龙

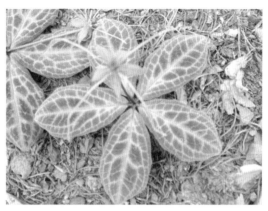

禄劝花叶重楼

成都中医药大学　尹鸿翔　提供

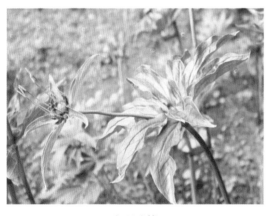

大理重楼

2017 年拍摄于大理凤仪　夏从龙

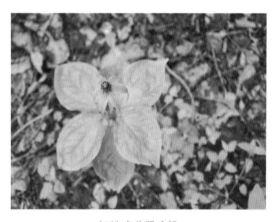

短瓣球药隔重楼

2018 年拍摄于腾冲　陶爱恩

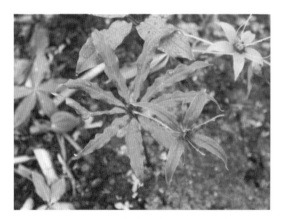

多叶重楼

2017 年拍摄于云龙　夏从龙

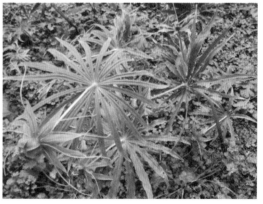

狭叶重楼

2018 年拍摄于兰坪　夏从龙

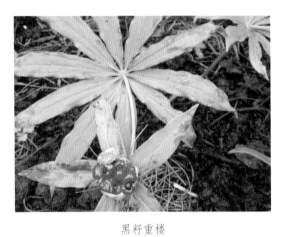

黑籽重楼

2017 年拍摄于云龙　夏从龙

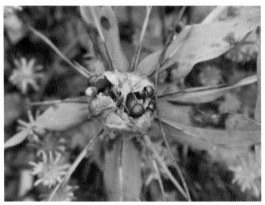

黑籽重楼（果实）

2017 年拍摄于云龙　夏从龙

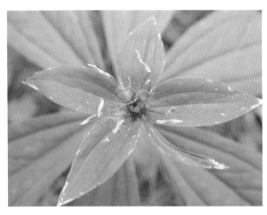

无瓣重楼

成都中医药大学　尹鸿翔　提供

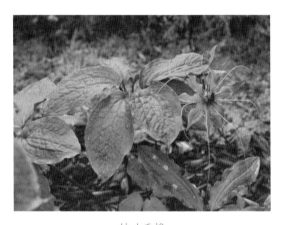

皱叶重楼

2017 年拍摄于云龙　夏从龙

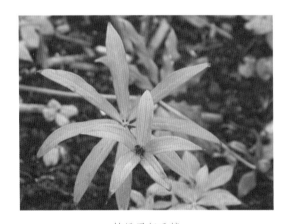

缺瓣黑籽重楼

2017 年拍摄于云龙　夏从龙

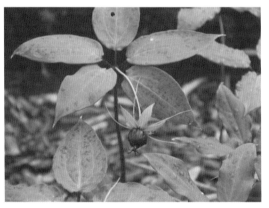

长柱重楼

2017 年拍摄于云龙　夏从龙

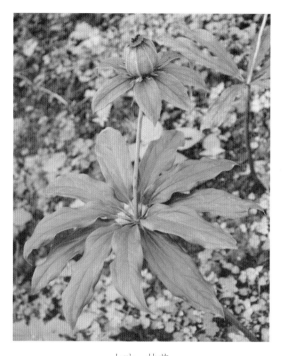

七叶一枝花

西南民族大学　刘圆　提供

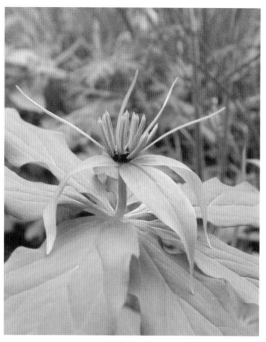

峨眉重楼

成都中医药大学　尹鸿翔　提供

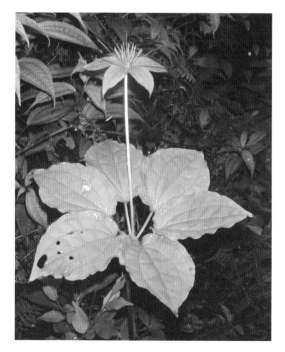

凌云重楼

成都中医药大学　尹鸿翔　提供

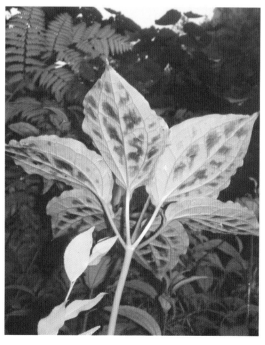

凌云重楼

成都中医药大学　尹鸿翔　提供

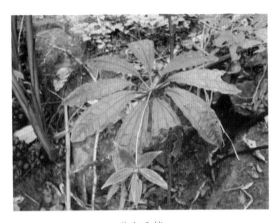

独龙重楼

西南民族大学　刘圆　提供

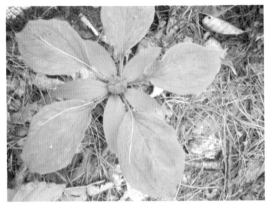

矮重楼

2018年拍摄于永平　陶爱恩

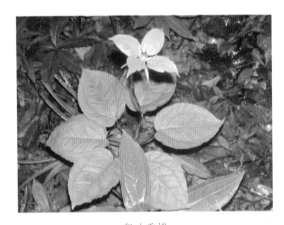

卵叶重楼

成都中医药大学　尹鸿翔　提供

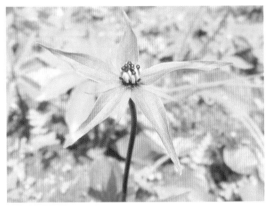

宽瓣球药隔重楼

成都中医药大学　尹鸿翔　提供

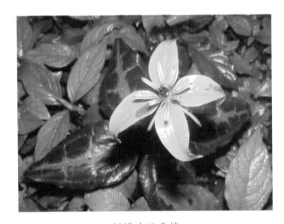

短瓣凌云重楼

成都中医药大学　尹鸿翔　提供

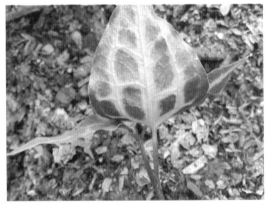

短瓣凌云重楼

成都中医药大学　尹鸿翔　提供

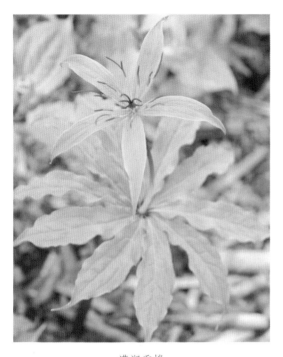

漕涧重楼

2018 年拍摄于云龙　段宝忠

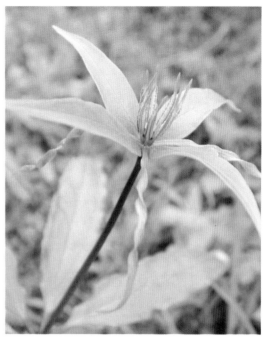

卷瓣重楼

成都中医药大学　尹鸿翔　提供

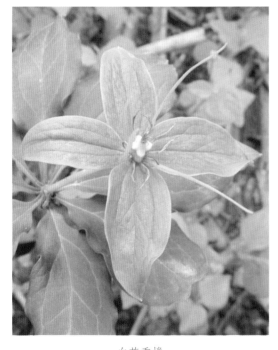

白花重楼

成都中医药大学　尹鸿翔　提供

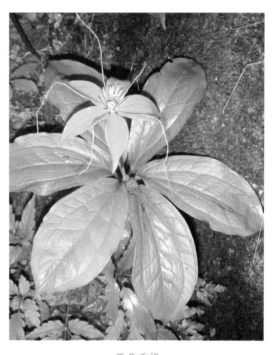

平伐重楼

成都中医药大学　尹鸿翔　提供